Fundamentos da imuno-hematologia eritrocitária

OBRA ATUALIZADA CONFORME
O **NOVO ACORDO ORTOGRÁFICO**
DA LÍNGUA PORTUGUESA.

Dados Internacionais de Catalogação na Publicação (CIP)
(Jeane Passos de Souza – CRB 8ª/6189)

Girello, Ana Lúcia
Fundamentos da imuno-hematologia eritrocitária / Ana Lúcia Girello, Telma Ingrid Borges de Bellis Kühn. – 4ª ed. atual. ampl. – São Paulo : Editora Senac São Paulo, 2016.

Bibliografia.
ISBN 978-65-5536-303-6 [Venda internacional]

1. Biologia molecular 2. Bioquímica 3. Eritrócitos 4. Genética 5. Genética molecular 6. Imuno-hematologia I. Kühn, Telma Ingrid Borges de Bellis. II. Título.

CDD-616.151079
16-381s NLM-WH150
BISAC HEA039000

Índices para catálogo sistemático:

1. Imuno-hematologia eritrocitária : Medicina 616.151079
2. Imuno-hematologia eritrocitária : Medicina NLM-WH150

Fundamentos da imuno-hematologia eritrocitária

Ana Lúcia Girello
Telma Ingrid B. de Bellis Kühn

4ª edição atualizada e ampliada

Editora Senac São Paulo – São Paulo – 2016

ADMINISTRAÇÃO REGIONAL DO SENAC NO ESTADO DE SÃO PAULO
Presidente do Conselho Regional: Abram Szajman
Diretor do Departamento Regional: Luiz Francisco de A. Salgado
Superintendente Universitário e de Desenvolvimento: Luiz Carlos Dourado

EDITORA SENAC SÃO PAULO
Conselho Editorial: Luiz Francisco de A. Salgado
Luiz Carlos Dourado
Darcio Sayad Maia
Lucila Mara Sbrana Sciotti
Jeane Passos de Souza

Gerente/Publisher: Jeane Passos de Souza (jpassos@sp.senac.br)
Coordenação Editorial/Prospeção: Luís Américo Tousi Botelho (luis.tbotelho@sp.senac.br)
Dolores Crisci Manzano (dolores.cmanzano@sp.senac.br)
Administrativo: grupoedsadministrativo@sp.senac.br
Comercial: comercial@editorasenacsp.com.br

Revisão Técnica (1ª ed.): José Alisson dos Santos
Preparação de Texto: Letícia Castello Branco
Revisão de Texto: Camila Lins, Gabriela L. Adami (coord.), Rhodner Paiva
Projeto Gráfico: Antonio Carlos De Angelis
Editoração Eletrônica: Marcio S. Barreto
Capa: José Henrique Fontelles

Apoio Cultural (1ª ed.):
DiaMed Latino América S.A.

Editora Senac São Paulo
Rua 24 de Maio, 208 – 3º andar – Centro – CEP 01041-000
Caixa Postal 1120 – CEP 01032-970 – São Paulo – SP
Tel. (11) 2187-4450 – Fax (11) 2187-4486
E-mail: editora@sp.senac.br
Home page: http://www.livrariasenac.com.br

Sumário

Nota do editor

Tema ainda de escassa bibliografia em língua portuguesa, a imuno-hematologia eritrocitária é apresentada aqui em seus fundamentos e aspectos correlatos por duas especialistas que, à graduação em biomedicina, farmácia e bioquímica, somam a experiência em serviços de hemoterapia.

Este livro se beneficia também da orientação didática que essas especialistas e autoras, Ana Lúcia Girello e Telma Ingrid Borges de Bellis Kühn, desenvolveram na prática profissional atuando em serviços de hemoterapia, instituições de ensino e na consultoria de *marketing* científico de empresas biomédicas.

O Senac São Paulo, em cuja área de educação em saúde as autoras atuaram por vários anos, coordenando e lecionando o curso técnico em hemoterapia, pós-graduação *lato sensu* e programas de aperfeiçoamento (presenciais e a distância), publica este estudo introdutório como mais uma contribuição à área do atendimento médico no país.

Prefácio da 3ª edição

A imuno-hematologia é uma ciência que, apesar dos já estabelecidos conceitos de imunologia, genética e bioquímica, intervém quando estes se inter-relacionam.

Trata-se de uma ciência bela no seu entendimento e misteriosa na sua expressão. Para tentarmos entender esse mistério e seguir suas regras abrangentes e lúdicas, é essencial voltarmos a nossa atenção ao aprendizado!

O saber pesquisado, publicado, aplicado e especialmente repassado mantém uma linguagem universal por meio das células de um tecido vivo chamado recurso humano, as quais são reprodutoras fiéis desse modelo científico e de suas respectivas metodologias e que existem graças ao aprendizado, que, na totalidade de sua expressão, tecnicamente possibilita esse repasse.

Este livro aparece em um momento histórico de avanço dessas metodologias, pleno como ferramenta de formação, realista e atual em seu conteúdo.

E, como ferramenta que, por si só, não define o conhecimento, felizmente podemos contar com a *carpintaria* nobre na formação de profissionais técnicos nessa área que certamente não foi esquecida; ao contrário, foi marcada pelo talento, experiência e conhecimento das autoras, que fizeram de sua vida o compromisso de repassar e ensinar aos artesãos dessa oficina a arte da compatibilidade...

Sander Leonardo Barcelos Amorim

Bioquímico e empresário.

Prefácio da 2ª edição

A hemoterapia conheceu nas duas últimas décadas um notável progresso que enfatiza a necessidade de constante revisão de definições, métodos e terapias empregados. Descobertas atuais permitiram identificar, bioquímica e geneticamente, a pluralidade de estruturas da membrana do glóbulo vermelho, o que destaca a importância vital da imuno-hematologia na área da saúde.

As autoras perceberam, ao longo de suas atividades profissionais, a escassez de dados nessa área e primaram pela competência que se demonstra coroada pela publicação deste livro, agora em edição atualizada e ampliada.

Na condição de professora que fui no desenvolvimento de seus estudos, tenho a satisfação de cumprimentá-las pelo esforço e dedicação empreendidos, registrando nesta oportunidade a convicção de que esta obra contém, de modo simples e conciso, informações valiosas que oferecem ao leitor condições para se integrar rapidamente aos conhecimentos básicos da imuno-hematologia.

Maria Regina Andrade Azevedo

Biomédica, mestre e doutora em análises clínicas, professora titular da disciplina de hematologia e hemoterapia da Unisa e da FMU, em São Paulo.

Prefácio

Quando o médico austríaco Karl Landsteiner descreveu, em 1901, os três primeiros grupos sanguíneos A, B e O, baseado em substâncias presentes na membrana eritrocitária, inaugurou-se o marco mais importante na história das transfusões sanguíneas.

A partir daí, por imunizações de animais com hemácias humanas, outros antígenos de grupos sanguíneos foram descritos. A metodologia utilizada era sorológica, pela detecção de aglutinação direta provocada pela reação antígeno-anticorpo. Por isso, os próximos antígenos globulares caracterizados foram aqueles capazes de provocar aglutinações diretas das hemácias, quando reagiam com seus anticorpos específicos. Numa sequência histórica, conhecemos os antígenos M, N e P_1 (1927), Rh D (1940) e Lu^a (1945).

Os demais antígenos eritrocitários só começaram a ser caracterizados com a introdução de um artifício revolucionário na sorologia dos grupos sanguíneos: o teste da antiglobulina humana. Essa técnica, desenvolvida em 1945 por Coombs, Mourant e Race, permitiu evidenciar anticorpos não aglutinantes, produzidos por aloimunizações feto-maternas ou transfusionais contra antígenos imunogênicos da membrana eritrocitária.

Com os aloanticorpos detectados, tornaram-se possíveis a imunoprecipitação e a caracterização bioquímica dos componentes membranares carreadores das estruturas antigênicas. Dessa forma, os antígenos foram sendo sistematizados em grupos sanguíneos, enquanto eram criados modelos genéticos para herança desses antígenos.

Nos últimos dez anos, com o grande desenvolvimento da biologia molecular, ampliou-se o conhecimento a respeito das proteínas da membrana eritrocitária, do seu papel fisiológico, da estrutura dos genes que as produziram, bem como das mutações nesses genes que levaram aos pontos de polimorfismos dessas proteínas membranares, que geraram os antígenos de grupos sanguíneos.

Podemos dizer que a imuno-hematologia eritrocitária é representada por um conhecimento multidisciplinar que reúne conceitos de três disciplinas: imunologia, bioquímica e genética.

O presente livro procura recuperar conceitos dessas disciplinas de base aplicados ao estudo dos grupos sanguíneos, para facilitar seu entendimento pelo leitor. Apresenta os principais sistemas de grupos sanguíneos a partir dessa visão interdisciplinar, suas implicações na prática transfusional e no controle da relação feto-materna, bem como os fundamentos sobre procedimentos técnicos no laboratório de sorologia de grupos sanguíneos.

A linguagem utilizada é simples, permitindo a compreensão do tema, mesmo por profissionais que começaram recentemente na especialidade.

É indiscutível a contribuição pessoal que as autoras trazem para um campo de saber que apresenta tantas lacunas em nosso país.

José Alisson dos Santos

Diretor Científico e de Marketing da DiaMed Latino América S.A.

Agradecimentos da 4ª edição

Após quinze anos do lançamento da primeira edição deste livro, que coincide com os vinte anos da abertura de nossa empresa (Bioline Assessoria, Consultoria e Treinamento Ltda.), acreditamos que as pessoas mais importantes a quem devemos agradecer são.... vocês, nossos leitores! Incansáveis em busca de respostas, atuando nesta área tão cheia de mistérios e responsabilidades, que nem sempre é valorizada financeiramente, mas continua sendo encantadora e desafiadora!

Esperamos que, com mais esta atualização, possamos contribuir para o processo de compreensão de tantas minúcias que compõem esta maravilhosa ciência.

E em especial, agradecemos novamente às profissionais, amigas e exemplos de pessoas generosas em compartilhar o conhecimento adquirido em tantos e tantos anos de estudo e de trabalho, que estão ali, diuturnamente com "a barriga no fogão", como diz a expressão, e que nos brindaram com suas colaborações: Karina Inácio Ladislau de Carvalho, Regina Aparecida Cardoso e Mayra Altobeli de Brito.

Agradecemos, ainda, pela parceria das empresas do segmento, que confiaram em nosso trabalho, e das consultoras, por aceitarem os desafios de andar por este país enorme, ensinado a arte de amar a hemoterapia. Em especial, um agradecimento à Silvia Leão Bonifácio e à Cristina Altobeli de Brito, por terem aceitado trabalhar no megaprojeto da Bio-Rad Laboratórios; à Carla Tschudar, à Maria do Carmo Fonseca, à Elaine Xavier, à Ana Claudia Peron e outras corajosas que já trabalharam conosco e que tornariam esta lista enorme.

Ana Lúcia agradece:

A Deus, que hoje guarda meus pais amados, Cássia Iliana Martins Girello e Mario Marcos Girello. Tenho certeza que vocês continuam aqui, vivos, ao meu lado, e em especial, dentro de mim. Vocês que me criaram e me deram a oportunidade de estudar para "ter um futuro melhor", a quem agradeço hoje por ser quem eu sou e estar onde estou.

Obrigada à minha grande-pequena família Girello, em especial Ana Paula Girello e minha sobrinha Giovanna Girello Jorge, e à família Chaves pelo amor e companheirismo. Aos meus "irmãos de coração", amigos para sempre. E a tantos amigos que fiz nesta vida, seja a lazer, seja a trabalho. Pessoas que guardo aqui, do lado esquerdo do peito, como diz a canção. Obrigada por serem a razão de eu continuar, incansável, acreditando em um mundo melhor.

E meu agradecimento muito especial ao meu fiel escudeiro e amigo de todas as horas, Roberto Saturnino Chaves, pois sem sua ajuda eu não poderia jamais ter chegado aonde cheguei. Obrigada por me amar, na alegria e na tristeza, na saúde e na doença. Desculpe por tantas horas solitárias que você continua passando! Afinal, não é preciso estarmos juntos, pois carrego você sempre dentro do meu coração.

Telma agradece:

Nesses últimos anos tenho aprendido muito sobre a gratidão. É um sentimento muito importante, que geralmente traz benefícios a quem sente. E agora, acabo de ser beneficiada por ela. Afinal, são quinze anos só de livro, fora os anos de aprendizado prévio, nas bancadas da vida.

Agradeço à minha família, aos meus pais Sueli e Paulo de Bellis e ao meu irmão Marcos e sua doce esposa, minha cunhada Juliana. Vocês me ajudaram muito na formação do meu alicerce inicial, importantíssimo para ser o que sou hoje.

Agradeço ao meu companheiro, amigo leal e confidente Gerson Raniero Kühn, que, além de me fazer feliz por sua presença e compreensão, acompanha minha jornada e aceitou junto comigo a missão de transmitir nosso amor a dois rapazinhos, Sergio Augusto e Bernardo Henrique, que me dão forças todos os dias para tentar ser melhor e dar o melhor de mim ao meu trabalho, pensando que humildemente posso contribuir um pouquinho para o desenvolvimento de uma sociedade mais justa.

Mas agora, nessa viagem no tempo que eu e minha amiga e companheira de trabalho Ana Lúcia estamos experimentando, não posso deixar de agradecer aos amigos do Hospital das Clínicas, aos alunos de todas as turmas e consultorias, e principalmente a todos os pacientes, que naquele primeiro momento precisavam da nossa colaboração profissional, mas que permitiram nosso desenvolvimento para o atendimento de muitos outros, demonstrando como a vida é uma troca constante, e permitindo "enxergar" a grandiosidade do universo e dessa força maior que chamamos de Deus. Obrigada!

Ana Lúcia e Telma Ingrid

Agradecimentos da 3ª edição

Aos nossos queridos mestres e gurus, em especial a José Alisson dos Santos, que nos presenteou com sua sabedoria e nos deixou um verdadeiro legado em vida, a quem dedicamos este livro e em quem nos inspiramos em várias passagens de sua elaboração.

Às nossas queridas amigas, e agora colaboradoras na revisão deste livro, que nos presentearam com seu conhecimento e bondade: Karina Inácio Ladislau de Carvalho Salmazi, Regina Aparecida Cardoso e Mayra Altobeli de Brito.

A Sander Barcelos Amorim, Diretor da DiaSAM Diagnósticos, pelo carinhoso prefácio da 3ª edição.

Aos profissionais e alunos da imuno-hematologia de todo o país que acreditaram em nosso trabalho e permitiram que pudéssemos editar nosso livro pela terceira vez!

Ana Lúcia agradece:

À minha mãe, Cássia Iliana Martins Girello, que já está em um lugar muito melhor. Saudades! E à minha querida família, em especial meu pai, Mário Marcos Girello, minha irmã, Ana Paula, e minha sobrinha, Giovanna, que me amparam nas horas melhores e piores.

Ao meu incansável marido, Roberto Saturnino Chaves, pelas horas que passou sozinho enquanto eu viajava a trabalho por este "Brasilzão" e que com o tempo já aprendeu até o que é Potencial Zeta!

A todos os alunos e colaboradores de serviços de hemoterapia com quem tenho convivido ao longo desses anos e que, tão nobremente, fazem desta ciência sua prática diária, pois me inspiram a querer crescer, estudar e fazer *o meu melhor* todos os dias. Obrigada por compartilharem seus conhecimentos!

A todos os meus queridos amigos de todas as horas - irmãos que a gente escolhe -, pelo amor e presença de tantos anos.

Telma também agradece:

Aos meus pais, Sueli e Paulo de Bellis, e a meu irmão Marcos, por toda a dedicação e apoio durante minha vida.

Ao meu companheiro de vida, Gerson Raniero Kühn, que me acompanha em minha jornada desde a adolescência e não desistiu de mim apesar da minha outra paixão: o trabalho!

Ao meu filho Sergio Augusto de Bellis Kühn, que ao nascer me deu mais força e estímulo de continuar vivendo e a certeza de que dividindo as nossas experiências contribuímos para a promoção de um mundo melhor.

Ao doutor Adelson Alves, que tem me ensinado muito com suas experiências, visão de futuro e sabedoria. Espero poder retribuir sua confiança.

E, por fim, a todos que têm contribuído com sua presença importante em horas boas e difíceis, amigos que não serão esquecidos jamais.

Ana Lúcia e Telma Ingrid

Agradecimentos da 2ª edição

Faz quatro anos desde a 1ª edição de *Fundamentos da imuno-hematologia eritrocitária*, e, graças a Deus, muitas pessoas importantes citadas em nossos agradecimentos continuam conosco, estimulando-nos ao crescimento e à realização como pessoas e profissionais.

Agradecemos ainda a nossos pais, irmãos, avós e amigos especiais do coração - a lista é grande!

A nossos incansáveis maridos, Roberto e Gerson, que são mais do que companheiros, verdadeiros escudeiros! E, como não dizer, ao novo estímulo na vida da Telma: o lindo "filhote" Sergio Augusto!

A nossos gurus, que sobrevivem com dignidade neste mundo da ciência: especialmente José Alisson dos Santos, com seus conhecimentos sempre renovados e sua capacidade de explicar o que parecia inexplicável.

À Gigi (Maria Regina Andrade Azevedo), que é nosso maior exemplo de como competência e simplicidade podem andar juntas! (Eu, Ana, agradeço especialmente pela convivência desses últimos dois anos, que tem sido a lição que faltava em minha vida! É uma honra inenarrável compartilhar com você a disciplina de hematologia e banco de sangue nos cursos de graduação. Espero estar à altura de sua confiança!)

À Evanisa Maria Arone e ao doutor Adelson Alves, pelas oportunidades de crescimento, pela confiança e por acreditar que a hemoterapia com qualidade vale a pena.

A todos os que de alguma forma contribuem para que a imuno-hematologia alcance seu devido patamar de importância, dentro e fora do Brasil. Correndo o risco de não contemplar pessoas maravilhosas, citamos em especial os doutores Jacob Rosemblit (eterno guru), Silvano Wendel Neto, Rita Fontão Wendel, Lílian Castilho, Jordão Pellegrino Junior; a muitos da Unicamp com os quais tivemos o prazer de compartilhar conhecimentos em jornadas do Senac (doutores Vagner de Castro, Maria Lucia Barjas-Castro e Marcelo Addas, e Maria de Fátima Locatelli...), doutora Elenice Deffune e tantos outros que temos encontrado e admirado nos congressos.

A todos os profissionais respeitados e renomados que participaram conosco das Jornadas em Hemoterapia do Senac, quase exclusivamente por amor à hemoterapia.

À Suely Stella Chinen, da pH7/Diamed, de novo pelo apoio e confiança de tantos anos. Que perdurem por muitos mais!

Aos nossos queridos alunos do Curso Técnico em Hemoterapia, e agora da pós-graduação em hemoterapia, do Senac São Paulo, que nos desafiam a crescer e esbanjam conhecimentos adquiridos! Que vocês possam fazer parte da nova geração da hemoterapia, com seriedade e competência.

Às nossas fiéis escudeiras, amigas e profissionais maravilhosas, que compartilham "do amor e da dor" de ser docentes em imuno-hematologia: Regina Aparecida Cardoso, Gisete Mendes Barros Leal e Ana Claudia Perón.

Às amigas queridas que tanto deram suor e lágrimas por seus alunos, somente por um ideal! Nosso respeito e reverência a Maria Celina da Piedade Ribeiro, Karina I. L. Carvalho Salmazi, Viviana Boccardi de Palou e a todos aqueles que lutam por um mundo melhor.

E parafraseando a doutora Lilian Castilho em uma de suas maravilhosas palestras:

> "Quem, revendo o antigo, aprende o novo
> pode ser considerado mestre."
> (*Confúcio*)

Ana Lúcia e Telma Ingrid

Apresentação

Como falar de imuno-hematologia de forma simples, clara e concisa à luz dos novos conhecimentos na era da biologia molecular?

Como falar de aglutinação, reação antígeno e anticorpo, sistemas ABO e Rh, quando somos bombardeados com tantas novas informações acerca dos *backgrounds* genéticos e dos testes moleculares rápidos para genotipagem de rotina?

Como valorizar a sorologia de grupos sanguíneos em um mercado tão escasso de informações técnicas e de trabalhos de base?

Não podemos nos esquecer ainda de que essa área está totalmente relacionada à rotina pré-transfusional, e, assim, seu desenvolvimento depende também da política nacional de sangue e da disponibilidade de estoque de hemocomponentes para estabelecermos recomendações passíveis de ser executadas.

Já estamos na 4ª edição, e o "estado da arte" tem evoluído, porém ainda carecemos de aprendizado de base. Pretendemos aqui contemplar um pouco dos avanços em bases moleculares dos sistemas de grupos sanguíneos, lembrando ao mesmo tempo que, para que um laboratório de imuno-hematologia eritrocitária seja considerado referência, é necessário apenas seriedade de propósitos, execução dos testes de forma padronizada e muita dedicação. Mas o assunto é extenso e inesgotável, por isso, sugerimos que vocês continuem estudando e se atualizando sempre!

Acreditamos que, apesar dos rumores, o futuro da imuno-hematologia resida ainda em um bom e simples teste realizado em tubo de ensaio, microplacas ou cartela de aglutinação em coluna. Somos tão entusiastas da era da modernidade quanto dos maravilhosos aglutinados da "Era Landsteiner"!

Observamos, porém, que, devido ao eminente advento dos testes moleculares, sabemos que algumas informações deste livro estarão dentro em breve defasadas ou incompletas. Sugerimos, pois, em alguns capítulos, algumas referências bibliográficas ou *sites* para que o leitor possa consultar as atualizações periodicamente. Agradecemos também críticas e sugestões através do nosso *e-mail* bioline@globo.com e do nosso site www.byoline.com.br.

1 Bases imuno-hematológicas

Colaboração: Karina Inácio Ladislau de Carvalho Salmazi

Ao final deste capítulo, você deverá ser capaz de responder às seguintes questões:

- Quais são os componentes e as funções do sistema imune?
- O que são e como ocorrem as respostas imunes celular e humoral?
- O que são respostas imunes específicas primária e secundária?

Imuno-hematologia eritrocitária é uma disciplina complexa relacionada a outras ciências biológicas, como imunologia, hematologia, genética e biologia molecular e bioquímica.

Neste capítulo, trataremos de alguns aspectos básicos de imunologia e de aspectos físico-químicos das reações entre antígenos e anticorpos nos testes sorológicos, importantes para a compreensão de aspectos práticos da rotina em imuno-hematologia eritrocitária.

Introdução à imunologia

Quando estudamos as células do sangue e suas funções fisiológicas, verificamos que os glóbulos brancos são conhecidos por sua função de defesa do organismo.

E como é que esse mecanismo se processa? Por meio do sistema imune.

- *Imunologia*: É o estudo da imunidade, em seu sentido mais amplo, e da cascata de eventos celulares e moleculares que ocorrem no organismo após a entrada de um micro-organismo ou de outras macromoléculas estranhas.

- *Imunidade*: Deriva da palavra em latim *immunitas* ou, literalmente, isenção de vários deveres cívicos e de processos legais oferecida aos senadores romanos durante seu mandato. Significa, mais amplamente, proteção contra doenças. É a reação a substâncias estranhas, inclusive micro-organismos, bem como a macromoléculas, como proteínas e polissacarídeos, sem contudo implicar uma consequência fisiológica ou patológica de tal reação. Os responsáveis pela imunidade são *células* e *moléculas* que formam o *sistema imune*.[1]

Sistema imune

Sistema imune é o conjunto das barreiras físico-químicas e celulares do organismo com função de defesa.

O papel do sistema imunológico é proteger contra agentes que podem causar doenças por meio de uma ação coordenada entre células e moléculas, a qual denominamos resposta imune.

Infecção é o nome dado à invasão do organismo por um agente patogênico, geralmente microrganismos, como fungos, bactérias e vírus. O período entre a infecção e a manifestação dos primeiros sintomas da doença é denominado *período de incubação*, que pode variar entre horas, dias e até meses.

Essa infecção só ocorre, porém, se houver falhas nas barreiras de proteção do organismo, às quais denominamos *imunidade inata*.

Após a invasão deverá ocorrer, então, uma ação coordenada de células e moléculas na tentativa de eliminar o agente invasor, a qual denominamos *imunidade adquirida (específica)*.

Quando os sistemas de controle de um organismo não funcionam adequadamente, em especial o sistema imune, a homeostase é comprometida. Essa mudança no equilíbrio do organismo é denominada *doença*: algumas são rapidamente combatidas; em outros casos, o sistema imune precisa combatê-las de forma mais coordenada e agressiva, a fim de reduzir seus efeitos.

Então, a proteção do indivíduo contra substâncias consideradas estranhas a ele pode ser efetuada de duas maneiras: *imunidade natural ou inata* e

---

[1] A. K. Abbas & A. H. Lichtman, *Cellular and Molecular Immunology* (5ª ed. Amsterdam: Elsevier, 2005), p. 576.

imunidade adquirida ou específica. Os mecanismos dessas respostas imunes constituem um sistema integrado de defesa do hospedeiro, no qual numerosas células e moléculas funcionam cooperativamente.

a) *Imunidade natural ou inata*: Pode ser definida como uma limitada capacidade de distinguir um agente invasor de outro, agindo quase do mesmo modo contra a maioria dos agentes infecciosos. No processo de evolução, notamos que os organismos passaram a responder contra agentes estranhos de maneira mais específica. Geralmente, os invertebrados respondem aos agentes estranhos englobando-os e destruindo-os por meio da liberação de moléculas. Também nos vertebrados essa resposta (denominada resposta imune inata) ocorre, e é realizada por células fagocitárias (dendríticas, macrófagos, neutrófilos), proteínas plasmáticas (principalmente as do sistema complemento - que estudaremos em mais detalhes no capítulo 2 - e citocinas) e barreiras físicas e químicas, tais como o epitélio e as substâncias antimicrobianas produzidas nas superfícies epiteliais. Essa ação independe do antígeno e é imediata e na maioria das vezes não específica, podendo não ocorrer o surgimento das células de memória imunológica.

b) *Imunidade adquirida ou específica*: Os mecanismos de defesa mais discriminativos e especializados, que denominamos resposta imune específica ou adquirida, são encontrados geralmente em vertebrados e ocorrem por estimulação do sistema imune por uma substância reconhecida como não própria (*non-self*) ao organismo, classicamente denominada antígeno, que consegue atravessar as barreiras de entrada. Por meio desta, o indivíduo imunizado passa a ter um papel ativo na resposta a esse antígeno. Os linfócitos são as células responsáveis pela defesa específica contra as substâncias estranhas, e a resposta é dada especificamente a determinado agente, e são formadas células de memória que poderão ser ativadas em um segundo contato com o mesmo agente.

A imunidade específica ou adquirida será descrita mais detalhadamente no item "Resposta imune específica: breve relato", deste capítulo.

Ambos os mecanismos estão integrados na defesa do hospedeiro. A imunidade inata proporciona defesa inicial contra micro-organismos e também induz a resposta específica. Como exemplo, a resposta inflamatória, muitas vezes associada a processos infecciosos, é um "aviso" para que haja o desencadeamento de respostas imunes específicas.

Funções do sistema imune

Através das ações do sistema imune, garante-se a homeostasia, pela proteção contra agentes invasores e pela discriminação entre substâncias estranhas (*não próprias*) e comuns (*próprias*) ao organismo.

a) *Defesa e proteção*: Específica e inespecífica. Pode ser benéfica ao organismo, por exemplo, na proteção contra agentes invasores; ou não, por exemplo, no caso do desencadeamento de resposta auto-imune, em que a perda da autotolerância imunológica promove o aparecimento de patologias autoimunes, caracterizadas por reações imunológicas anormais.

b) *Homeostasia*: Capacidade de distinguir o que é próprio (*self*) do que não é próprio (*non-self*).

c) *Vigilância*: Pela capacidade de detecção e destruição de células neoplásicas.

Células e tecidos do sistema imune

Órgãos linfoides

São tecidos especializados que têm como função gerar e maturar as células do sistema imune. Estes órgãos linfoides são divididos em primários e secundários (figura 1).

- *Primários*: Timo e medula óssea.
- *Secundários*: Linfonodos (gânglios linfáticos), baço, tonsilas (amígdalas), apêndice vermiforme.

Tecido linfoide

O tecido linfoide é formado por células chamadas *linfócitos*. O sistema imunológico executa suas funções através de suas células, seus produtos e células acessórias.

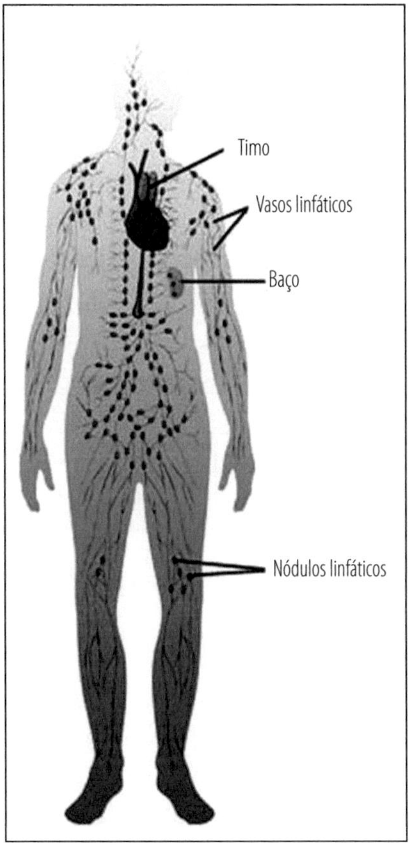

Figura 1. Distribuição dos tecidos e órgãos linfoides no corpo humano.

Linfócitos

Os linfócitos consistem em populações heterogêneas de células que diferem entre si em origem, tempo médio de vida, áreas preferenciais de assentamento nos órgãos linfoides, estruturas de superfície e função. Podem ser divididos em subpopulações, mas são indistinguíveis morfologicamente à microscopia óptica.

As subpopulações são: T, B e NK ou *natural killer* (matadoras naturais). Podemos distingui-las pelo método de citometria de fluxo pelos marcadores de membranas ou antígenos, surgidos durante o processo da linfopoese e que, a partir de 1986, receberam o nome de Cluster of Differentiation (CD).

Tipos de linfócitos:

- *Linfócitos virgens*: São denominados linfócitos *naive* e não foram ativados por antígenos. Estão no estágio G0 da divisão mitótica.

São pequenos linfócitos que possuem mitocôndrias, lisossomos e ribossomos. Uma vez que entrem em contato com antígenos, direta ou indiretamente, tornar-se-ão linfócitos ativados, que entrarão no estágio G1 da divisão mitótica, o que acarretará um aumento citoplasmático e de RNA, e passarão a ser chamados linfoblastos.

- *Linfócitos B (Lb)*: São assim chamados pois se demonstrou em aves que eles se originavam da bolsa (ou bursa) de Fabricius. Nos mamíferos, em que não existe órgão equivalente, estes se originam da medula óssea, e as células imaturas migram para órgãos linfoides secundários. No baço, essas células se organizam conforme tamanho, localização microanatômica, marcadores de superfície e função. Os linfócitos B apresentam anticorpos de superfície, IgM ou IgM + IgD (que servirão como receptores de antígenos) e vários antígenos em diferentes estágios de maturação, como CD10, CD19, CD21, CD23. Existem duas subpopulações: B1, a grande maioria das células B1 expressam o CD5 somente 5% a 10% dos linfócito B (Lb) são CD5+ e geralmente são responsáveis pela produção de anticorpos IgM contra autoantígenos, ou seja, são autoanticorpos contra estruturas do próprio organismo; e B2, ou seja, CD5-. São as únicas células capazes de produzir anticorpos. As imunoglobulinas, quando produzidas pelos linfócitos B efetores, são denominadas anticorpos e circulam no plasma sanguíneo. Quando permanecem ligadas a sua membrana, fazem papel de receptores, ou seja, farão o reconhecimento direto do antígeno, para posterior internalização e processamento, e serão expressos na superfície membranar associados a proteínas do MHC. Nesse caso, o linfócito B funciona como Célula Apresentadora de Antígeno (APC).
- *Linfócitos T (Lt)*: Os linfócitos T, ou seus precursores, originam-se da medula óssea e migram para o timo, onde amadurecem sob influência dos hormônios tímicos. Subdividem-se em subpopulações diversas, como Lt citotóxicos, *helper* ou auxiliares e supressores. Os linfócitos T expressam diferentes proteínas na membrana:

  Helper (auxiliares) = CD 4+ (CD3+ CD8-)

  Citotóxicos/Supressores = CD8+ (CD3+ CD4-)

  A proporção de CD4+ para CD8+ na maioria dos tecidos é de 2:1.

As células T CD4+ são importantes mediadores na resposta imune, agindo na coordenação de outros componentes celulares do sistema imune. Os linfócitos T helper (auxiliares) e T citotóxicos têm uma afinidade incomum para antígenos, pois reconhecem somente antígenos peptídicos ligados a proteínas codificadas por gene do complexo de histocompatibilidade principal (MHC) e expressas nas superfícies de outras células, por exemplo macrófagos e células dendríticas, que terão a função e serão denominadas células apresentadoras de antígenos (APC). Em resposta à estimulação antigênica, as células T secretam citocinas, cuja função é promover a proliferação e diferenciação das células T, bem como de outras células como linfócitos B, macrófagos e NK. As citocinas também recrutam e ativam leucócitos inflamatórios.

- *Células natural killer (NK)*: Não expressam marcadores para células T ou B, portanto foram inicialmente chamadas de nulas. São grandes linfócitos com numerosos grânulos citoplasmáticos, também denominados Linfócitos Lu, e apresentam CD16 e CD56, receptores para Fc de IgG.

Células acessórias

- *Sistema Monocítico Fagocitário (SMF)*: Em diversos locais no organismo podemos encontrar tecidos linfoides. Podem estar (ou apresentar-se) "acumulados" formando os nódulos linfáticos, que se interpõem entre os vasos linfáticos do organismo, ou fazer parte do parênquima de órgãos como o baço, o timo ou as amígdalas (tonsilas). Alguns órgãos como os pulmões, o fígado, o cérebro e a pele não possuem tecido linfoide, mas têm uma grande população de macrófagos preparados para atuar e fazer a "limpeza" do local. A essa população de células fagocitárias denominamos SMF.
- *Células Apresentadoras de Antígenos (APC)*: Convertem os antígenos proteicos em peptídeos e apresentam os complexos peptídeo-MHC de modo que podem ser reconhecidas pelas células T, fenômeno esse denominado *processamento do antígeno*. Algumas células acessórias funcionam como APCs e podem, além de apresentar antígenos, fornecer outros estímulos para a célula T. Esses estímulos coestimuladores são exigidos para a completa ativação fisiológica das células T.

Entre as APCs mais conhecidas, destacam-se as células dendríticas e os fagócitos mononucleares, como monócitos e macrófagos.

a) *Células dendríticas*: A primeira descrição data de 1868 realizada por Paul Langerhans. As células dendríticas compreendem uma variedade de células cuja principal função é apresentação de antígenos, identificando-os para posterior apresentação aos linfócitos CD4+. A função é ativar resposta imune especialmente na região paracortical dos nódulos linfáticos. Existem dois tipos dessas células com diferentes funções e propriedades: as *células dendríticas interdigitantes*, presentes no interstício da maioria dos órgãos e abundantes nas áreas de linfonodos e do baço; e as dispersas por toda a epiderme, onde são chamadas *células de Langerhans*. As células dendríticas são definidas como uma população celular *Lineage Cocktail* 1 negativa (Lin 1^{-}), ou seja, uma população que reage negativamente a esse marcador, constituído por uma combinação de proteínas de superfície expressas em linfócitos, monócitos, eosinófilos e neutrófilos (CD3, CD14, CD16, CD19, CD20, CD56). Entretanto, essas células expressam positivamente, e em altos níveis, moléculas MHC classe II, caracterizadas pelo marcador anti-HLA-DR. Assim, a definição fenotípica das células dendríticas tem sido amplamente difundida.

   Como forma de distinguir as subpopulações distintas de células dendríticas presentes no sangue periférico humano, são geralmente utilizados os anticorpos monoclonais CD11c e CD123. As células caracterizadas como CD11c+ e $CD123^{-}$ têm aparência monocítica e são denominadas células dendríticas mieloides. Já as $CD11c^{-}$ e CD123+ possuem estrutura morfológica similar às células plasmáticas e, dessa forma, são denominadas células dendríticas plasmocitoides.

b) *Granulócitos*: Por exemplo, eosinófilos, basófilos e neutrófilos, glóbulos brancos especializados em determinadas funções de defesa do organismo.

As células do sistema imune são altamente organizadas, e cada tipo de célula age de acordo com sua função. Desse modo, algumas são responsáveis por receber ou enviar mensagens de ataque ou de supressão, outras apresentam o "inimigo" às células do sistema imunitário, outras apenas atacam com o intuito de matar, e outras produzem substâncias que neutralizam esses "inimigos" ou neutralizam substâncias secretadas por esses organismos. Para assegurar imunidade sistêmica, linfócitos efetores e de memória são retidos nos sítios de entrada dos antígenos.

Definições importantes

- *Tolerância imunológica*: Uma das propriedades mais importantes do sistema imune é a discriminação entre substâncias estranhas (não próprias) e comuns (próprias) ao organismo. A falta de resposta à estimulação antigênica é denominada tolerância imunológica e ocorre por inativação funcional ou morte de linfócitos específicos induzidas pelo antígeno, culminando na incapacidade de resposta àquele antígeno. Os antígenos que induzem tolerância são chamados *tolerógenos*.
- *Autotolerância*: A tolerância aos autoantígenos é uma propriedade também fundamental do sistema imune, e sua falta induz a doenças autoimunes. Normalmente todos os autoantígenos agem como tolerógenos.
- *Vigilância*: Capacidade de detecção e destruição de células neoplásicas, ou seja, células próprias que sofreram alterações que comprometem a função.
- *Resistência*: É o conjunto de mecanismos corporais dos seres vivos para defesa contra a invasão e multiplicação de agentes infecciosos ou contra efeitos nocivos de seus produtos tóxicos.

Resposta imune específica: breve relato

Na resposta imune específica, o organismo do indivíduo passa a ter *papel ativo* na produção da resposta. É a resposta coletiva e coordenada das moléculas e células responsáveis pela imunidade à introdução de substâncias estranhas (antígenos). Divide-se em três tipos:

a) *Imunidade ativa*: Estimulada quando o indivíduo é exposto a uma substância estranha (antígeno). Exemplo: vacinas, que promovem a sensibilização do indivíduo.

b) *Transferência adotiva*: Imunidade conferida pela transferência de algumas células ou soro de outro indivíduo previamente imunizado. Exemplo: soroterapia.

c) *Hipersensibilidade*: Reações imunes anormais ou excessivas que causam dano ao organismo. Exemplos: alergias, respostas autoimunes.

A resposta imune específica é iniciada pelo reconhecimento dos antígenos estranhos pelos linfócitos, que respondem se diferenciando e proliferando em células efetoras, cuja função principal é a eliminação do antígeno, e também com a formação de células de memória.

A fase efetora da resposta imune específica requer também a participação de vários mecanismos de defesa da imunidade inata, como sistema complemento, células fagocitárias e resposta inflamatória. Ambas são, em grande parte, mediadas por substâncias proteicas denominadas citocinas.

A resposta imune específica amplifica e potencializa os efeitos da imunidade inata.

Portanto, cada resposta imune é uma intrincada e complexa sequência de eventos envolvendo diversos tipos celulares. Na resposta humoral, os linfócitos B respondem aos antígenos produzindo células secretoras de anticorpos; na resposta celular, os linfócitos T agem diretamente contra o agente.

Temos dois tipos de mecanismo de resposta imune específica: celular e humoral, mediados por tipos distintos de linfócitos.

Resposta humoral

A produção humoral gera anticorpos (moléculas efetoras) e é mediada por linfócitos B que se transformam em plasmócitos. Estes são proteínas capazes de se ligar especificamente ao antígeno, neutralizando-o.

As linfocinas ativam os linfócitos B, que poderão seguir duas vias: a diferenciação em plasmócitos, que secretarão substâncias conhecidas como anticorpos, que se ligam especificamente ao antígeno, inativando-o, ou proliferando-se em células de memória.

A resposta humoral é o principal mecanismo de eliminação de agentes extracelulares, por exemplo bactérias. Os anticorpos ligam-se aos elementos e promovem sua inativação e eliminação, enquanto para agentes intracelulares, por exemplo vírus, ocorre principalmente a resposta celular, pois os antígenos estão inacessíveis aos anticorpos.

Resposta celular

Acontece quando a própria célula (linfócito T) vai ao encontro do antígeno.

Na resposta imune celular, os responsáveis são os linfócitos T, produzidos na medula óssea e maturados no timo, e agem em cooperação com linfócitos B e macrófagos. É a resposta de *célula para célula*, ou seja, eles promovem a destruição do agente estranho que está dentro dos fagócitos ou destroem a célula infectada. Essa resposta é predominante quando os antígenos são vírus, protozoários, fungos e em casos de rejeição a transplantes e células tumorais. As linfocinas ativam os linfócitos T citotóxicos (conhecidos também por CD8), que secretam substâncias citolíticas que destruirão o antígeno, ou poderão proliferar-se em células de memória e/ou ativar neutrófilos (células brancas do sangue), gerando uma reação inflamatória.

A regulação do sistema imune depende de uma rede complexa de células, mas no centro do processo está o papel das células CD4+. A teoria imunológica sugere que há quatro tipos de respostas imunes: Th1, Th2, Th3 e Th17.

1. *Th1* (promove resposta celular): Quando a célula apresentadora de antígenos, como células dendríticas, apresentar o antígeno à Th1, teremos como resposta a produção das citocinas interleucina-2 (IL-2), interferon-gama (IFN-gama) e interleucina-12 (IL-12), e a resposta será mediada por células (ou seja, resposta imune do tipo celular), reprimindo a Th2.
2. *Th2* (promove a resposta humoral): Caso a célula apresente Th2, teremos a produção das interleucinas 4 (IL-4), IL-5 e IL-10, culminando com a ativação dos linfócitos B e a secreção de anticorpos, inibindo a resposta Th1.
3. *Th3*: As células T regulatórias (Treg) expressam fator de transcrição *forkhead xBo P3* (FOXP3), que está presente naturalmente no sistema imune. Essas células são indispensáveis para a manutenção da tolerância e da homeostasia imune. Têm função de regular a atividade das células T e previnem autoimunidade. São identificadas pelos marcadores CD4+CD25+FOXP3+.
4. *Th17*: São importantes na produção de IL-17, do qual são uma citocina pró-inflamatória, bem como na defesa contra infecções,

recrutando neutrófilos e macrófagos para os tecidos infectados. Até o momento foi demonstrado que essa produção de IL-17 é realizada pelas células T CD4+.

As substâncias produzidas pelos linfócitos T são responsáveis pela rejeição aos transplantes, e as produzidas pelos linfócitos B, pelas reações transfusionais hemolíticas.

Células (linfócitos) de memória: Após uma primeira exposição a determinado antígeno, os linfócitos T e B podem proliferar e se diferenciar em células efetoras ou de memória. Os linfócitos de memória possuem os mesmos receptores antigênicos da célula original e, portanto, podem responder imediatamente àquele antígeno em exposições subsequentes.

Fases da resposta imune

Tanto na resposta celular quanto na humoral, temos fases distintas:

- *Reconhecimento*: Fase iniciada pelo reconhecimento de antígenos estranhos (parte deles, denominada epítopo ou determinante antigênico) pelos linfócitos. Podem ser proteínas, polissacarídeos, lipídios ou outras substâncias químicas extracelulares. Esses linfócitos específicos se desenvolveram sem necessidade de estimulação prévia. Existem clones de linfócitos capazes de reconhecer muitos antígenos.
- *Ativação*: Proliferação dos linfócitos antígeno-específicos e amplificação da resposta imune. As células começam a se diferenciar e a se transformar em células efetoras para eliminação do antígeno ou, ainda, em células de memória imunológica. Os linfócitos B transformam-se em plasmócitos e secretam anticorpos. Os linfócitos T são ativados por pequenas sequências peptídicas das proteínas estranhas e diferenciam-se em outros linfócitos, que podem atrair células fagocitárias ou eliminar diretamente as substâncias estranhas, por exemplo proteínas virais.
- *Efetora*: Nessa fase, as células efetoras originadas da ativação executam sua função, muitas vezes com auxílio de outras células e substâncias.

Em cada fase desse processo, os linfócitos e as *células apresentadoras de antígeno* (APC) podem relacionar-se com outros sistemas, conhecidos como sistema complemento (que culmina com a destruição do antígeno), sistema das cininas (que produzem substâncias farmacologicamente ativas) e sistema fibrinolítico (que inicia processo inflamatório).

Hipótese da seleção clonal: como o sistema imune consegue reconhecer tão vasto número de antígenos e responder a eles?

Para muitos, pode parecer que os anticorpos são construídos "sob medida" para os antígenos que provocaram sua formação, como se fosse possível enxergá-los, analisá-los e assim construir um modelo perfeito de anticorpo que se ajuste ao antígeno, ou melhor, a seus epítopos. Esta era a ideia dominante até a década de 1940: a de que o antígeno agia como um modelo para a produção de anticorpos, o que ficou conhecido como a hipótese de "instrução", descrita por Jerne (Niels Kai Jerne - 1911-1994).

Em 1957, o imunologista australiano Frank Macfarlane Burnet propôs um modelo que ele denominou seleção clonal, ampliando e melhorando a teoria de Jerne. Burnet propôs que cada *linfócito* possui em sua superfície *imunoglobulinas* específicas, que refletem a especificidade do anticorpo e que mais tarde serão sintetizadas quando a célula for ativada por um antígeno. O antígeno serve, então, como um estímulo seletivo, ocasionando uma duplicação e diferenciação preferencial, *clonando* os linfócitos que já possuem receptores para aquele antígeno específico. Esses clones de antígenos específicos ocorrem antes e independentemente da exposição aos antígenos, o que equivale a dizer que possuímos clones específicos de linfócitos T e B para inúmeros antígenos na circulação; quando o antígeno encontra esses clones, induz à proliferação e diferenciação em células efetoras e de memória, iniciando a resposta imune.[2]

Burnet escreveu ainda sobre a teoria em seu livro de 1959, *The Clonal Selection Theory of Acquired Immunity*. Sua teoria predisse quase a totalidade das principais características do sistema imunológico como o entendemos atualmente, incluindo as doenças autoimunes, de tolerância imunológica e de mutação somática.

---

[2] F. M. Burnet, "A Modification of Jerne's Theory of Antibody Production Using the Concept of Clonal Selection", em *CA Cancer J Clin.*, 26 (2):119-121, mar.-abr. 1976.

Todos os indivíduos apresentam numerosos linfócitos gerados clonalmente, e cada clone, derivado de um único precursor, é capaz de reconhecer um determinante antigênico e responder a ele. Um indivíduo pode reconhecer até 10^9 ou 10^{11} determinantes antigênicos diferentes!

Os epítopos de um antígeno são reconhecidos separadamente por diferentes linfócitos que possuem receptores específicos. A resposta imune a um antígeno será então policlonal, ou seja, vários clones de linfócitos serão ativados.

Cinética dos anticorpos

Resposta primária: Determinada após o primeiro contato com determinado imunógeno. Suas principais características são:

- A necessidade de um tempo maior para a produção de anticorpos: a primeira exposição ao antígeno pode levar a uma aloimunização primária com produção de baixos níveis de anticorpos, geralmente da classe IgM, detectáveis dentro de três a quatro semanas após o estímulo. A resposta primária é caracterizada pela detecção, no soro do indivíduo, de crescentes quantidades de anticorpos específicos.
- A produção de anticorpos nessa fase é lenta e moderada e depende do estado imunológico do indivíduo, do tipo e da quantidade de antígeno, etc. Após o contato com o antígeno ocorrerá um período de latência (fase LAG), antes do aparecimento dos anticorpos na circulação, que pode variar de semanas a meses. Essa fase é também conhecida como "janela imunológica". A produção alcança um patamar estável por um período (platô) e depois declina até concentrações basais. Pequenas concentrações de anticorpos IgG são produzidas.
- Linfócitos de memória são produzidos.

Resposta secundária: Determinada após a segunda exposição ao mesmo antígeno. Principais características:

- Um tempo menor de fase LAG para produção de altos níveis de anticorpos predominantemente IgG, detectáveis dentro de um a dois dias.

- As células de memória clonadas durante a resposta primária iniciam rapidamente a proliferação dos linfócitos efetores.
- Os anticorpos resultantes de uma resposta secundária têm maior avidez pelo antígeno que os anticorpos resultantes da resposta primária e são produzidos contra doses significativamente inferiores do antígeno.
- O período de detecção desses anticorpos no soro é extenso, e o declínio do título dos anticorpos é muito lento.
- A resposta secundária pode acontecer mesmo após anos da resposta primária.

Antígenos

Classicamente, são definidos como substâncias reconhecidas pelo organismo como "não próprias" (*non-self*) a um organismo e que podem estimular a formação de anticorpos. Mais amplamente podem ser definidos como qualquer substância que pode ser ligada especificamente a uma molécula de anticorpo ou receptor de células T. Exemplo: os antígenos eritrocitários poderão ser reconhecidos como não próprios pelo sistema imune do receptor de concentrado de hemácias e induzir à formação de anticorpos, combinando-se especificamente a eles (figura 2).

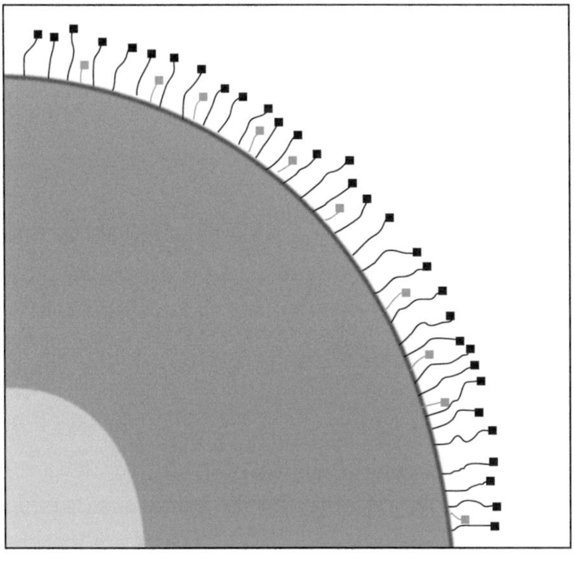

Figura 2.
Representação esquemática dos antígenos eritrocitários (DiaMed-Latino América).

Propriedades

- *Imunogenicidade*: Capacidade de estimular a produção de anticorpos. Os antígenos que possuem essa característica são denominados *imunógenos*.

Fatores que influenciam na imunogenicidade

A habilidade de estimular a resposta imune depende da natureza da substância, de sua complexidade estrutural e do modo da imunização (via, dose, presença de adjuvantes), além das características de cada indivíduo (genéticas, etárias, etc.).

- *Da natureza e complexidade da substância*: Quase toda espécie de molécula biológica, incluindo simples metabólitos intermediários, açúcares, lipídios, autacoides e hormônios, e também macromoléculas (carboidratos complexos, fosfolipídios, ácidos nucleicos e proteínas) podem servir como antígenos. Entretanto, somente as macromoléculas iniciam a ativação linfocítica necessária à resposta imune. Portanto:
  - *Imunógenos*: Macromoléculas maiores que 10.000 daltons capazes de estimular resposta imune, induzindo à formação de anticorpos e se combinando a eles. Todos os imunógenos são antígenos, porém nem todos os antígenos são imunógenos. A maioria dos imunógenos é de origem proteica (glico ou lipoproteica). Polissacarídeos também são bons imunógenos. Já ácidos nucleicos e lipídios são pouco imunogênicos.
  - *Tolerógenos:* Como já vimos, os antígenos que induzem tolerância imunológica, ou seja, que não estimularão a resposta imune, são chamados *tolerógenos*.
  - *Hapteno*: São pequenas moléculas (peso molecular abaixo de 10.000 daltons) que possuem somente a capacidade de antigenicidade, mas não a de imunogenicidade (não estimulam a produção de anticorpos). Algumas drogas, como a penicilina, agem como hapteno. Para serem imunogênicas geralmente são ligadas a moléculas proteicas maiores denominadas *carreadoras*. Exemplo: vacinas conjugadas para *Haemophilus influenza* foram desenvolvidas com o objetivo de obter antígenos de maior peso molecular, formando-se complexos indutores de resposta imuno-

lógica T-dependentes. Baseiam-se na associação polissacarídeo capsular bacteriano, unido através de ligação covalente a substâncias proteicas que funcionam como carreadores para favorecer a imunogenicidade.[3]

Definições importantes

- *Epítopo ou determinante antigênico*: De modo geral, as macromoléculas são muito maiores do que a região de ligação de antígeno (porção Fab) das moléculas de imunoglobulinas, como veremos mais adiante. Apenas as regiões mais polares e expostas da molécula de antígeno são capazes de estimular a formação de anticorpos pelos linfócitos B e de ligarem-se a eles. Por isso, um anticorpo liga-se somente a uma porção específica da macromolécula, denominada *epítopo* ou *determinante antigênico*. Cada antígeno pode ter um ou mais epítopos, sendo que cada um deles pode se ligar a determinado anticorpo (figura 3). A proteína RhD, na qual encontramos o antígeno D do sistema Rh, apresenta vários epítopos, como veremos no capítulo 7.

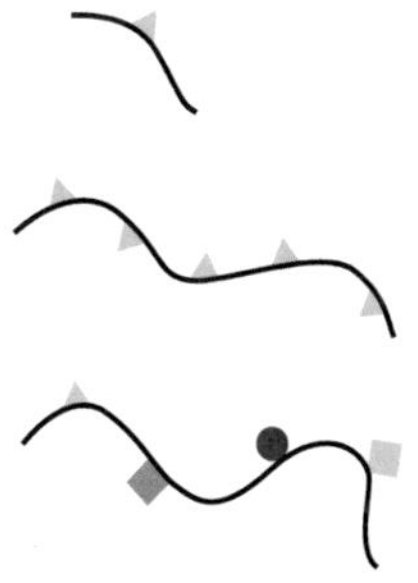

Descrição	Exemplo
1 epítopo	Haptenos
Muitos epítopos de mesma especificidade (multivalentes)	Polissacarídeos
Muitos epítopos de diferentes especificidades (polivalentes)	Proteínas

Figura 3. Representação esquemática dos epítopos ou determinantes antigênicos em diversas substâncias.
Fonte: Traduzido de http://www.lia.ufsc.br/Zanetti_Ant.ppt, acesso em 25-4-2006.

- *Via de administração:* A imunogenicidade aumenta dependendo da via de administração dos antígenos. Para estabelecer qual a via de administração (oral, subcutânea, muscular ou endovenosa) mais eficiente, são feitos testes em animais, determinando-se assim a via de maior indução de imunogenicidade.

---

[3] Disponível em http://www.casadevacinasgsk.com.br/doencas/hib/efecacia.asp, acesso em 15-4-2006.

- *Adjuvantes imunológicos*: São ajudantes, ou seja, substâncias que aumentam, estimulam, ativam, potenciam ou modulam a resposta imune em nível celular ou humoral. Os agentes clássicos (adjuvante de Freund, BCG, *Corynebacterium parvum*, etc.) contêm antígenos bacterianos. Alguns são endógenos (exemplos: histamina, interferon, fator de transferência, interleucina-1). Seu modo de ação pode ser inespecífico (resultando em responsividade imune aumentada a uma ampla variedade de antígenos) ou específico para o antígeno (isto é, afetando um tipo restrito de resposta imune a um grupo reduzido de antígenos).

  Exemplo: Adjuvante de Freund é uma solução antígena emulsificada em óleo mineral. A forma completa é feita de micobactérias neutralizadas dessecadas, usualmente *M. tuberculosis*, suspensa na fase óleo. É eficaz na estimulação da imunidade mediada por células e potencializa a produção de certas imunoglobulinas em alguns animais. A forma incompleta não contém micobactérias. No entanto, esse adjuvante não pode ser utilizado em formulações para vacinas humanas. Por outro lado, adjuvantes como adenovírus ou DNA estão sendo utilizados na maioria das vacinas produzidas hoje.

Gaston Ramon, veterinário francês, descobriu, durante a década de 1920, que combinar o toxoide do tétano ou o toxoide da difteria com uma variedade de substâncias (até mesmo tapioca, lecitina, óleo, saponina ou farelo de pão) aumentava a resposta das *antitoxinas* (anticorpos) em magnitude e duração.

Fonte: http://br.merial.com/vacinologia/Adjuvants/overview.htm, acesso em 15-4-2006.

- *Antigenicidade*: Capacidade de interagir especificamente com o produto da resposta imune, seja ela humoral (que termina em produção de anticorpos específicos), seja celular (que culmina com a ativação dos linfócitos T).

Anticorpos policlonais e monoclonais

- A resposta imune humoral é mediada por anticorpos, que são proteínas formadas por plasmócitos. Plasmócito é o linfócito B diferenciado e capaz de secretar anticorpos ativamente. Anticorpos também podem ser chamados de gamaglobulinas ou imunoglobulinas (Ig).

O sangue contém muitos anticorpos diferentes, cada um derivado de um clone de linfócitos B, e cada um com sua estrutura própria e especificidade contra determinado antígeno. Os anticorpos são, então, produtos de uma *resposta policlonal*, ou seja, da ativação de vários clones de linfócitos B, denominados *anticorpos policlonais*. Portanto, cada linfócito B produz anticorpos de uma única especificidade.

Uma das maiores descobertas na área, descrita por Georges Kohler e Cesar Milstein em 1975, é a de que tumores monoclonais derivados de linfócitos B, denominados mielomas, produzem apenas um tipo de anticorpo, denominado monoclonal. A fim de promover uma seleção dos anticorpos a ser produzidos, o método passou a ser realizado *in vitro* a partir da fusão celular ou hibridização de células somáticas entre um linfócito B normal produtor de anticorpo e uma linhagem de mieloma, agora chamadas hibridomas, que produzirão apenas um tipo de anticorpos: os *anticorpos monoclonais*. De larga utilização laboratorial e industrial, foi a chave das descobertas moleculares das estruturas das imunoglobulinas.

Podemos encontrar anticorpos na fase líquida do sangue (plasma ou soro), na superfície dos linfócitos B, ligados às membranas de algumas células efetoras, tais como monócitos e *natural killer*, e em fluidos secretórios, como leite e muco. Quando o sangue coagula, consome os fatores proteicos pró-coagulantes, e o líquido resultante é denominado *soro*.

O nome *antissoro* deriva desse processo, em que o soro resultante está repleto de anticorpos.

As reações imunológicas entre antígenos e anticorpos realizadas em laboratório denominamos *sorologia*.

A quantidade de anticorpos no soro pode ser medida por diluições seriadas; é, portanto, denominada *título*.

- *Anticorpos anti-imunoglobulinas*: Anticorpos são proteínas e, portanto, podem ser antigênicos. Por exemplo, podemos imunizar animais com anticorpos humanos, e estes serão reconhecidos como estranhos; anticorpos antianticorpos humanos serão formados contra regiões específicas da molécula de Ig. Esse princípio foi utilizado na produção do soro de Coombs, ou soro de antiglobulina humana, que discutiremos no capítulo 4.

Funções das imunoglobulinas

Anticorpos são produzidos com a função principal de neutralizar e eliminar o antígeno que estimulou sua produção. Esse processo de eliminação é feito de diversas formas, mediante a fixação do complemento, opsonização, reação anafilática (desgranulação de mastócitos), neutralização da substância e aglutinação. A função efetora dos anticorpos é desencadeada com a ligação destes com o antígeno. Dos vários efeitos biológicos conhecidos, seguem os mais importantes:

- *Neutralização do antígeno*: Muitos agentes como toxinas, drogas, vírus, bactérias e parasitas iniciam a lesão celular após a adesão à superfície da célula-alvo. Os anticorpos podem impedir essa ação ligando-se a determinantes antigênicos do agente, neutralizando a ação tóxica ou infecciosa.
- *Opsonização*: Tanto os fagócitos mononucleares quanto os neutrófilos expressam receptores para as porções Fc das moléculas de IgG. A ligação dos anticorpos IgG às células facilita a ação dessas células fagocitárias.
- *Ativação dos fatores de complemento*: Essas proteínas séricas (complemento) são ativadas enzimaticamente em cascata, podendo promover a lise osmótica da célula-alvo. Geralmente as IgG e os IgM podem iniciar esse processo.
- *Anticorpos de membrana dos linfócitos B são receptores para antígenos*: Essa ligação inicia a proliferação celular e secreção de anticorpos específicos pelas células B (ver item "Resposta humoral", neste capítulo). Na membrana dos linfócitos B podemos encontrar diferentes isótipos de cadeias pesadas das Ig. Por exemplo, células B imaturas expressam IgM, células B maduras não estimuladas podem expressar IgM e D, e células de memória imunológica podem expressar qualquer isótipo.
- *Citotoxicidade mediada por células dependentes de anticorpos*: Várias populações de leucócitos além dos linfócitos T citotóxicos, entre eles os neutrófilos, eosinófilos e as células *natural killer* (NK), são capazes de

lisar células-alvo. Muitas vezes é necessário que essas células estejam recobertas por IgG, em processo denominado dependente de anticorpos (*Antibody Dependent Cell Mediated Citotoxicity* – ADCC).

Estrutura da molécula de imunoglobulina

Todas as moléculas de anticorpos são semelhantes estruturalmente. Apesar disso, podem ser separadas em classes e subclasses, tomando-se por base as pequenas diferenças quanto às características físico-químicas, como tamanho, solubilidade e comportamento como antígenos.

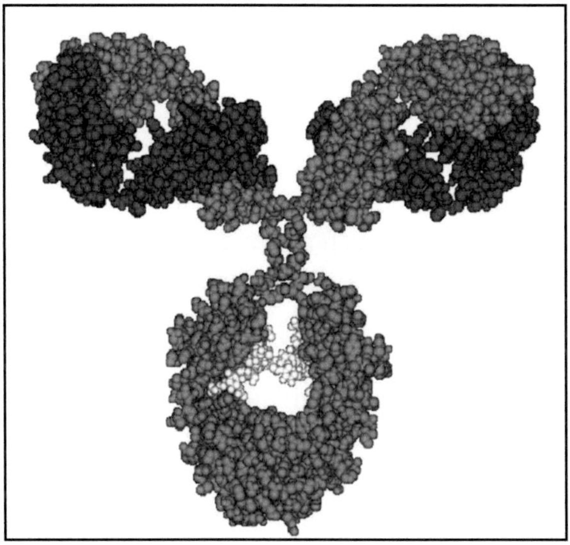

FIGURA 4. MODELO ESPACIAL DE UMA MOLÉCULA DE IMUNOGLOBULINA.

A estrutura básica da molécula de imunoglobulina consiste em quatro cadeias polipeptídicas, sendo duas cadeias leves (L) e duas cadeias pesadas (H), unidas por pontes dissulfídricas formando uma proteína globular em forma de Y. Tanto a cadeia pesada quanto a cadeia leve são formadas por uma região variável e uma região constante.

A haste do Y é denominada *Fragment crystallizable* (fragmento Fc) e é responsável pela atividade biológica dos anticorpos. Os "braços" dessa molécula são denominados *Fragment antigen binding* (fragmentos Fab) e constituem a região de ligação com o antígeno.

As moléculas de imunoglobulinas apresentam diferenças na sequência de aminoácidos nas porções Fab, em regiões hipervariáveis denominadas *regiões determinantes de complementaridade* (CDR), que formam uma superfície complementar para o epítopo no antígeno e determinam a especificidade do anticorpo.

A diversidade nesses sítios de ligação ao antígeno garante que haja um repertório quase ilimitado de especificidades de anticorpos.

O número de diferentes tipos de anticorpos que podem ser feitos por um animal é muito grande, pelo menos um milhão. Isso nos leva a perguntas importantes: como são produzidas as diferentes sequências da região variável? E *quando* e *como* a diversidade é gerada?

O número de genes de região variável na linhagem germinativa é muito pequeno para ser a única fonte de diversidade dos anticorpos. Obviamente, parte dessa diversidade deve ser gerada durante o tempo de vida de um animal na diferenciação de seus linfócitos.

A recombinação permite produzir uma extraordinária diversidade de anticorpos a partir de uma quantidade relativamente pequena de capacidade codificadora no DNA. Há duas famílias distintas de cadeias leves, chamadas de *kappa* e *lambda*, que diferem nas sequências de suas regiões constantes. Para cada um dos três tipos de cadeias polipeptídicas (cadeia pesada, cadeia leve *kappa* e cadeia leve *lambda*), a diversidade nas regiões variáveis é gerada por um mecanismo semelhante à recombinação. Os genes para esses polipeptídios estão divididos em segmentos e agregados contendo versões múltiplas de cada segmento existente no genoma. Uma versão de cada segmento é unida para criar um gene completo.

Classes dos anticorpos

A classe de um anticorpo é definida pela estrutura de sua cadeia pesada; algumas dessas classes possuem vários subtipos, e esses determinam a atividade funcional de uma molécula de anticorpo. As cinco classes (isótipos) principais de imunoglobulinas (Ig) são IgM, IgD, IgG, IgA e IgE, designando-se suas cadeias pesadas pelas letras gregas minúsculas correspondentes *mu, delta, gama, alpha e epsilon*, respectivamente. Possuem um dos tipos de cadeia pesada e um tipo de cadeia leve (*kappa* ou *lambda*). Essas imunoglobulinas diferem em tamanho, cargas elétricas, composição de aminoácidos e no conteúdo de carboidratos.

Na tabela 1, descrevem-se as características básicas das imunoglobulinas.

Tabela 1. Estrutura básica das imunoglobulinas

Tipo de cadeias	2 leves (L)		2 pesadas (H)		
	kappa (κ) lambda (λ)		IgG: gama (γ) IgM: mu (μ) IgA: alpha (α) IgD: delta (δ) IgE: epsilon(ε)		
Pontes dissulfeto	Intracadeia Intercadeia				
Regiões	Variáveis (V): VL e VH Constantes (C): CL e CH				
Fragmentos	Fab (*antigen binding*): região de ligação com antígeno Fc: região cristalizável				
Classes	IgG	IgM	IgA	IgD	IgE
Subclasses	IgG 1, 2, 3 e 4		IgA 1 e 2		

- *IgM*: Perfaz aproximadamente 10% do conjunto de imunoglobulinas. Molécula pentamérica, de peso molecular 900.000 daltons. As cinco cadeias são ligadas entre si por pontes dissulfeto e por uma cadeia polipeptídica inferior chamada de cadeia J. Tem grande capacidade de ativar o sistema complemento, mas não atravessa a barreira placentária. É geralmente denominada anticorpo "frio" (a fixação do anticorpo sobre o antígeno é máxima em baixa temperatura, por exemplo 4 °C, mais fraca a 25 °C e frequentemente nula a 37 °C). É produzida nas respostas primárias, pela ativação dos linfócitos B, em primeira exposição a determinado antígeno. Tem a capacidade de ligar-se a receptores de frações Fc de células fagocitárias. É a imunoglobulina de superfície de células B, realizando a função de receptor de antígenos (figura 5).
- *IgG*: Principal imunoglobulina sérica, perfazendo cerca de 75% de todas as imunoglobulinas. Molécula monomérica, de peso molecular 160.000 daltons, que tem a capacidade de atravessar barreira placentária, pela ligação a receptores Fc das células placentárias. Algumas subclasses têm maior capacidade de ativar o sistema complemento, como IgG 1 e 3, exceto IgG 4. Com a ativação do complemento, há geração de quimiotaxia de neutrófilos, aumento da permeabilidade vascular e amplificação da resposta inflamatória. Provoca a opsonização da célula-alvo. Tem capacidade de ligação a receptores Fc de monócitos, macrófagos, polimorfonucleares, que provoca uma aderência e melhor internalização do antígeno por essas células fagocitárias.

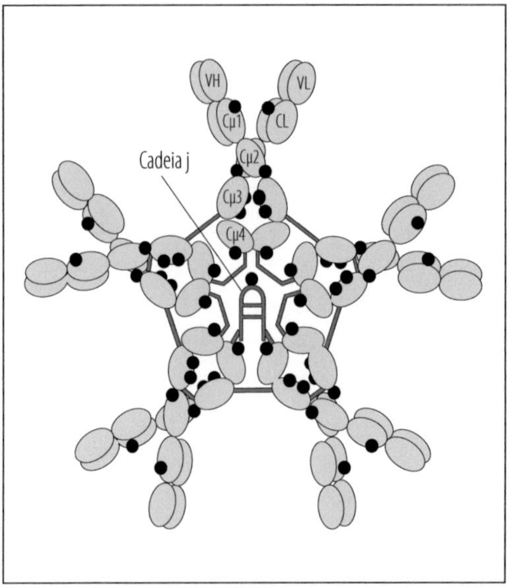

Figura 5. Modelo espacial de uma molécula de IgM (DiaMed-Latino América).

É produzida em respostas secundárias (segunda exposição a determinado antígeno), geralmente denominada anticorpo "quente", pois a fixação do anticorpo sobre o antígeno é máxima a 37 °C (figura 6).

Ao tratar as moléculas de IgG com enzimas proteolíticas, obtêm-se diferentes fragmentos que se correspondem com diferentes domínios funcionais.

Se forem tratadas com papaína, as cadeias pesadas se rompem, obtendo-se três fragmentos peptídicos: dois *fragment antigen binding*

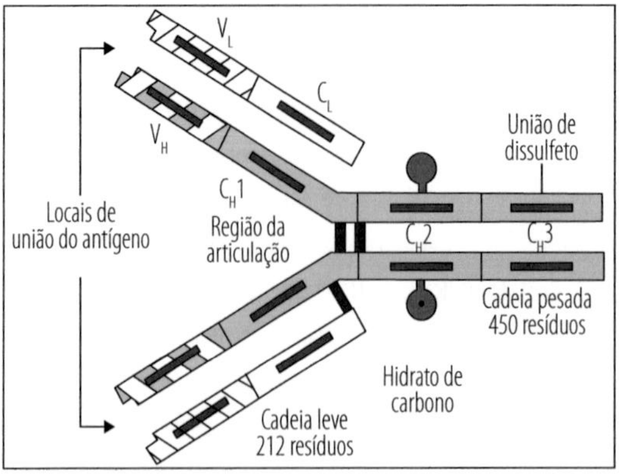

Figura 6. Modelo espacial de uma molécula de IgG (DiaMed-Latino América).

(fragmentos Fab) e um *fragment crystallizable* (fragmento Fc). Cada fragmento Fab é capaz de se unir a uma molécula de antígeno.

Se forem tratadas com pepsina, os fragmentos Fab permanecem ligados, nomeando-se fragmento F(ab')2, e um fragmento Fc ligeiramente diferente ao do caso anterior.

- *IgD*: Perfaz menos de 1% do total de imunoglobulinas plasmáticas. A função biológica precisa dessa classe de imunoglobulina é ainda incerta. A IgD é coexpressa com a IgM na superfície de quase todas as células B maduras.
- *IgA*: É a imunoglobulina predominante nas secreções mucosserosas como saliva, colostro, leite e secreções traqueobronquiais e geniturinárias.
- *IgE*: É encontrada nas membranas superficiais dos mastócitos e basófilos em todos os indivíduos. Essa classe de imunoglobulina sensibiliza as células nas superfícies das mucosas conjuntiva, nasal e brônquica. A IgE pode, ainda, ter papel importante na imunidade contra os helmintos, embora nos países desenvolvidos esteja mais comumente associada a reações alérgicas como asma e febre do feno.

Classificação dos anticorpos de acordo com a origem

- *Heteroanticorpos*: Anticorpos produzidos contra antígenos advindos de indivíduos de espécies diferentes. Exemplo: produção de soro de antiglobulina humana (Coombs) por imunização de coelhos por anticorpos humanos.
- *Aloanticorpos*: Produzidos contra antígenos reconhecidos como "não próprios" ao indivíduo, mas provenientes de indivíduos da mesma espécie. Exemplo: imunização por transfusão sanguínea.
- *Autoanticorpos*: Produzidos contra antígenos do próprio indivíduo, em geral antígenos de alta incidência na população. Exemplo: doenças autoimunes, como Anemia Hemolítica Autoimune (AHAI).

Classificação dos anticorpos de acordo com o estímulo

- *Imunes*: Formam-se após ativação do sistema imune. Exemplo: após transfusão ou gravidez, contra algum antígeno reconhecido como "não próprio".

- *Naturais*: No sistema ABO, por exemplo, anticorpos formam-se contra antígenos não presentes no indivíduo, sem necessidade de contato prévio com o antígeno. Sabe-se que as bactérias que começam a colonizar o trato intestinal a partir do nascimento possuem açúcares nas paredes celulares; consequentemente são essas bactérias que vão estimular a formação dos anticorpos anti-A e anti-B. Também ocorre imunização por meio da alimentação, exposição à poeira, etc.
- *Regulares*: Sua ocorrência é esperada. Exemplo: no caso dos anticorpos ABO.
- *Irregulares*: Sua ocorrência não é esperada. Exemplo: anticorpos formados após aloimunização por transfusão.

Classificação dos anticorpos de acordo com o comportamento em testes imuno-hematológicos

- *Completos*: Promovem aglutinação de hemácias em meio salino. Exemplo: anticorpos IgM.
- *Incompletos*: Reagem com o antígeno, porém não produzem aglutinação das hemácias. Precisam de um meio artificial que promova a aglutinação para visualização da reação antígeno anticorpo. Exemplo: anticorpos IgG.

A maioria dos anticorpos completos e naturais é da classe IgM, e os incompletos e imunes, da classe IgG ou IgA.

Resposta imunológica em aloimunização eritrocitária

A transfusão é um evento que acarreta tanto benefícios quanto riscos ao receptor. Entre os riscos, a reação transfusional é qualquer intercorrência resultante da transfusão sanguínea, durante ou após sua administração.[4]

As reações imunológicas à *transfusão eritrocitária* compreendem basicamente a *aloimunização* a antígenos eritrocitários (formação de anticorpos) e a *hemólise* por incompatibilidade.

Os antígenos das membranas celulares, como os antígenos de *histocompatibilidade* (sistema HLA) e os antígenos dos *grupos sanguíneos*

---

[4] Hospital Sírio-Libanês, *Guia de condutas hemoterápicas do Comitê Transfusional*, 2005, pp. 93-118 (publicação interna).

eritrocitários (em particular os dos sistemas Rh, Kell, Duffy e Kidd) são os mais imunogênicos de nossa espécie.

A formação de anticorpos contra antígenos eritrocitários é o primeiro efeito imunológico a ser reconhecido após transfusão de glóbulos vermelhos.

Pacientes politransfundidos frequentemente desenvolvem aloanticorpos.

Pelo fato de os antígenos de grupos sanguíneos estarem presentes na parte externa da membrana eritrocitária, eles são extremamente importantes na medicina transfusional, uma vez que a ausência de um antígeno pode levar à aloimunização de um indivíduo após transfusão de hemácias com o respectivo antígeno e aumentar seu risco transfusional nas transfusões subsequentes. Esse efeito indesejável é classificado como reação transfusional imune crônica.[5]

Pacientes que recebem transfusão de sangue e componentes sanguíneos podem desenvolver anticorpos a uma centena de antígenos eritrocitários. Esses pacientes podem apresentar reações transfusionais hemolíticas imediatas ou tardias, com destruição intra/extravascular das hemácias, devido a anticorpos regulares (exemplo: ABO) ou irregulares não detectados em testes pré-transfusionais.

O risco de aloimunização é de aproximadamente *1% por unidade transfundida.*

Os anticorpos irregulares ocorrem aproximadamente em até 3,0% dos pacientes de um hospital geral. Em determinados pacientes, porém, esse risco é maior, estimado em:

Politransfundidos: 7% - 10%

Falciformes: 6% - 36%

Talassêmicos: 3% - 10%[6]

Os anticorpos podem ser encontrados no *soro/plasma* dos indivíduos ou *ligados à membrana eritrocitária*, como veremos no capítulo 5.

Ocorrem principalmente por sensibilização após transfusão, gestação ou, ainda, podem ser de ocorrência natural.

---

5 *Ibidem.*

6 P. D. Issit & D. J. Anstee, *Applied Blood Group Serology* (4ª ed. Durham: Montgomery Scientific, 1999).

Reação Transfusional Imune Hemolítica (RTIH)

O efeito imune indesejável mais grave diretamente associado às transfusões é aquele que resulta em hemólise do sangue transfundido, devido a anticorpos pré-formados presentes no plasma do receptor. A hemólise pode ser imediata (intra ou extravascular) ou tardia (extravascular).

Segundo a legislação vigente:

> Seção XIII Das Reações Transfusionais
> Art. 207. As reações transfusionais imediatas serão avaliadas e acompanhadas pelo serviço que realizou a transfusão.
> § 1º Consideram-se reações transfusionais imediatas aquelas que ocorrem até 24 (vinte e quatro) horas depois de iniciada a transfusão.
> (...)
> Art. 211. As complicações ou reações transfusionais tardias serão avaliadas e acompanhadas.[7]

Consequentemente, as reações tardias serão aquelas que poderão ocorrer após este período, especialmente de 7 a 20 dias após realizada a transfusão.

Reação Transfusional Imune Hemolítica Imediata (RTIHI)

- *Intravascular*: Na RTIHI com hemólise intravascular, há ativação do sistema complemento com formação do complexo de ataque à membrana, levando à destruição das células dez minutos após iniciada a transfusão. A maioria desses casos está relacionada à incompatibilidade ABO, uma vez que os anticorpos anti-A e anti-B ativam o sistema do complemento e estão presentes em altas concentrações no plasma. Outros anticorpos envolvidos: mais raramente foram relatados casos na literatura de anti-PP_1P_k, anti-V, anti-Le^a.[8]
- *Extravascular*: Algumas vezes anticorpos do sistema Kidd e Duffy podem ativar o sistema complemento somente até C3, marcando as células para fagocitose pelos macrófagos do baço e/ou fígado, como veremos nos capítulos 9 e 10. Geralmente, anticorpos IgG subclasses 3 e 1 têm essa capacidade.

---

[7] Portaria MS/GM nº 158, de 4 de fevereiro de 2016. Diário Oficial da União; Poder Executivo, Brasília, DF, 5 fev. 2016. Seção 1, p. 37-57.

[8] P. D. Issit & D. J. Anstee, *Applied Blood Group Serology*, cit.

Reação Transfusional Imune Hemolítica Tardia (RTIHT)

Os anticorpos mais implicados na reação transfusional hemolítica tardia são os dirigidos contra antígenos dos sistemas Rh (34%), Kidd (30%), Duffy (14%) e Kell (13%). Aloanticorpos desenvolvidos contra outros antígenos eritrocitários ocorrem em menos de 1% da população.[9]

Essa reação pode ser evitada, pois os anticorpos podem ser detectados nos testes pré-transfusionais. Por isso, é importante utilizar métodos padronizados e sensíveis.

Fundamentos dos testes imuno-hematológicos

As reações *in vivo* entre antígenos e anticorpos produzem *imunocomplexos* que não são visíveis. A necessidade de investigar as reações imunológicas *in vitro* levou ao desenvolvimento de uma variedade de *métodos*, com o objetivo de detectar e quantificar as reações antígeno-anticorpo.[10]

Em imuno-hematologia, procuramos pesquisar *in vitro* a interação entre antígenos e anticorpos, seja para pesquisa dos antígenos (exemplo: na fenotipagem direta ABO), seja para pesquisa de anticorpos regulares (exemplo: ABO) ou irregulares (exemplo: anti-C) no soro dos indivíduos, por meio do *método de aglutinação de hemácias* ou *hemaglutinação*, que culmina com a formação de aglutinatos de hemácias sensibilizadas por anticorpos.

Para isso, devemos conhecer as duas etapas desse processo: *a reação entre antígeno e anticorpo* propriamente dita *(etapa de sensibilização)* e o *fenômeno da hemaglutinação (etapa da visualização)*, para que possamos compreender e aplicar seus fundamentos no dia a dia.

Podemos ainda alterar algumas condições, para incrementar a formação e visualização desses aglutinatos.

Características bioquímicas da reação antígeno × anticorpo

a) A principal característica da interação agXac é a *especificidade*, definida pela reatividade complementar entre os sítios de ligação do

---

9 P. L. Mollison *et al.*, *Blood Transfusion in Clinical Medicine* (10ª ed. Londres: Blackwell Scientific, 1997).

10 L. Melo & J. A. Santos, "A reação de aglutinação aplicada aos grupos sanguíneos", em *STD*, vol. 2, Belo Horizonte, 1996.

anticorpo e os determinantes antigênicos que induziram a sua formação; ou, ainda, como a capacidade de o sítio de ligação do anticorpo reagir com um único determinante antigênico. Várias moléculas de anticorpos podem reagir com um único antígeno composto de vários epítopos antigênicos.

b) *Reações cruzadas* podem ocorrer por similaridade de epítopo(s) na estrutura de antígenos complexos, o que provocará a reação de determinado anticorpo com diferentes antígenos que apresentem a similaridade de epítopo(s) mencionada.

c) Ocorre por uma multiplicidade de *reações químicas não covalentes*, e, portanto, individualmente fracas. Mas o somatório das reações, como *pontes de hidrogênio*, *forças eletrostáticas*, *Van der Walls* e *ligações hidrofóbicas*, confere à reação uma considerável força de coesão.[11]

- *Forças eletrostáticas*: Atração entre grupamentos iônicos de cargas elétricas opostas situadas nas cadeias laterais das proteínas.
- *Pontes de hidrogênio*: Ocorrem entre grupos hidrofílicos (OH, NH_2, COOH); são ligações fracas e reversíveis.
- *Ligações hidrofóbicas*: Da mesma forma pela qual as gotas de óleo em água se fundem para formar uma gota maior, os grupos hidrofóbicos não polares, tais como cadeias laterais de valina, leucina e fenilalanina, tendem a associar-se em meio aquoso. Quando os grupos hidrofóbicos de duas proteínas se unem para expelir moléculas de água entre eles, a superfície livre em contato com a água fica reduzida, havendo então força de atração. Calcula-se que essas forças representem até 50% da força total de ligação antígeno X anticorpo.[12]
- *Forças de Van der Walls*: São forças intermoleculares que dependem da interação entre as nuvens de elétrons externas. São comparadas a uma perturbação temporária de elétrons numa molécula, formando um dipolo que induz a uma perturbação dipolar na outra molécula, passando a haver uma força de atração entre os dipolos.

---

[11] L. Melo & J. A. Santos, "A reação antígeno-anticorpo e o complemento em imunologia eritrocitária", em *STD*, Belo Horizonte, 1996.

[12] I. M. Roitt, *Imunologia* (5ª ed. São Paulo: Atheneu, 1998).

d) As reações antígeno-anticorpo obedecem ao conceito de *chave-fechadura*, pelo qual os sítios de ligação são *complementares e específicos*. As forças descritas anteriormente dependem da aproximação de ambas as moléculas (antígeno e anticorpo), assumindo então grande magnitude. Tendo formas complementares de nuvens de elétrons no sítio combinatório do anticorpo e no determinante de superfície do antígeno, as moléculas podem se encaixar perfeitamente como chave e fechadura.

e) Essa reação apresenta também a propriedade de *reversibilidade*, podendo dissociar-se prontamente, dependendo da força de ligação (definida pela constante de equilíbrio da reação) e da quantidade de energia que fornecermos ao sistema. Os processos de eluição podem ocorrer principalmente se fornecermos calor ao sistema, modificarmos o pH e/ou força iônica ou utilizarmos solventes orgânicos (como éter e clorofórmio). Esse é o princípio dos métodos de eluição, utilizados especialmente em casos de testes de *antiglobulina humana positivos*, conforme descreveremos no capítulo 4, "Teste de antiglobulina humana".

f) A força da reação de um único determinante antigênico e um único sítio de ligação do anticorpo é denominada *afinidade*. É possível quantificar essa energia de fixação utilizando o princípio de ação das massas e a consequente determinação das constantes de equilíbrio e afinidade.

Sucintamente, representaremos a equação:

$Ag + Ac \leftrightarrow AgAc$

$(Ag)\ (Ac)\ k' = (AgAc)\ k$

em que

(Ag) = concentração de antígenos (Mol/L)

(Ac) = concentração de anticorpos (Mol/L)

K e K′ = constantes de associação de dissociação do complexo Ag-Ac

g) *Avidez* é a força resultante da ligação entre um antígeno com muitos determinantes ou epítopos e anticorpos multivalentes.

h) *Anticorpos frios e quentes*: Compreendendo a termodinâmica da reação agXac, é possível entender por que os anticorpos são classificados em frios ou quentes.

- Toda reação agXac é *exotérmica*, ou seja, libera calor. Portanto, a *entalpia da reação* é negativa.
- *Anticorpos frios*: Uma variação da entalpia fortemente negativa indica uma reação com muita liberação de calor. Então, podemos concluir que na reação entre partes iguais de ag e ac, a fixação do anticorpo ao antígeno é máxima em baixas temperaturas, cerca de 4 °C, decrescendo com a elevação até 37 °C. Geralmente uma IgM tem maior afinidade pelo antígeno a 4 °C (temperatura ótima), decrescendo com a elevação da temperatura, como já dissemos. Exemplos: anti-I, -i, anticorpos ABO.
- *Anticorpos quentes*: Ao contrário, quando existe menor variação de entalpia, a reação libera menos calor e a afinidade do anticorpo por seu antígeno específico é baixa em qualquer temperatura de reação (4 °C a 37 °C). Os anticorpos IgG geralmente demonstram esse comportamento e são mais bem detectados em 37 °C. Exemplos: anticorpos contra antígenos do sistema Rh, Kell, Kidd.

  Alguns anticorpos IgM podem apresentar grande amplitude térmica, reagindo também em 37 °C.

Fenômeno da aglutinação de hemácias (hemaglutinação)

A aglutinação é um fenômeno de mecanismo complexo, que leva à formação de grumos de células que denominamos *aglutinatos*. A aglutinação pode ser de dois tipos:

- *Não específica ou panaglutinação*: Corresponde à aglutinação de hemácias normais, sem anticorpos específicos ligados aos antígenos, por interferência de substâncias presentes no meio, como macromoléculas (polibreno, ficol, dextran, etc.), íons metálicos (sílica coloidal) e compostos carregados ou neutros. Essas substâncias alteram o equilíbrio iônico e a constante dielétrica do meio, baixando o Potencial Zeta da suspensão globular até um ponto crítico, em que a aglutinação dos glóbulos ocorre. Exemplo: aglutinação decorrente de reações realizadas em tubos de ensaio mal lavados, impregnados por detergentes.

- *Específica*: Uma suspensão de hemácias em solução fisiológica (NaCl a 0,85%) constitui um sistema estável, ou seja, os glóbulos mantêm certa distância uns dos outros. Essa estabilidade é devida ao equilíbrio entre as cargas elétricas das hemácias e a nuvem iônica que as circunda, e pode ser alterada pela introdução de anticorpos específicos, que se fixarão aos antígenos da membrana eritrocitária, neutralizando cargas elétricas e provocando a aglutinação das hemácias.

Atenção: O *modelo das pontes entre anticorpos*, que podemos encontrar descrito em alguns livros, preconiza que a reação específica provoca a formação de uma *malha* em que os anticorpos se ligam aos sítios antigênicos de outras células vizinhas. Esse modelo, porém, não consegue explicar a ocorrência de reações não específicas na ausência desses anticorpos. Portanto, remetemos ao modelo físico-químico, que tentaremos descrever no item "Potencial Zeta", a seguir. O fator mais importante a ser considerado é a distância média que separa as hemácias em suspensão. Essa distância pode ser diminuída pela adição de anticorpos ou outras substâncias ao meio, até um ponto crítico em que a aglutinação ocorre. Observe o exemplo no modelo 1 na página a seguir.

Potencial Zeta

Em estudos de migração eletroforética, as hemácias comportam-se como partículas *eletronegativas*. Os grupos carboxílicos ($COOH^-$) das *sialoglicoproteínas* integrantes da membrana eritrocitária são os maiores responsáveis por essa eletronegatividade.

Como cargas iguais se repelem, os eritrócitos em suspensão permanecem separados uns dos outros em meio salino. Os eletrólitos contidos no meio envolvem cada hemácia como uma nuvem de íons positivos, que se torna menos densa à medida que se distancia do glóbulo.

A diferença de potencial criada entre a nuvem de cátions atraídos pelas cargas elétricas negativas da membrana eritrocitária e o meio é chamada Potencial Zeta (PZ) (figura 7).

Modelo 1: Esquema representativo do fenômeno da hemaglutinação

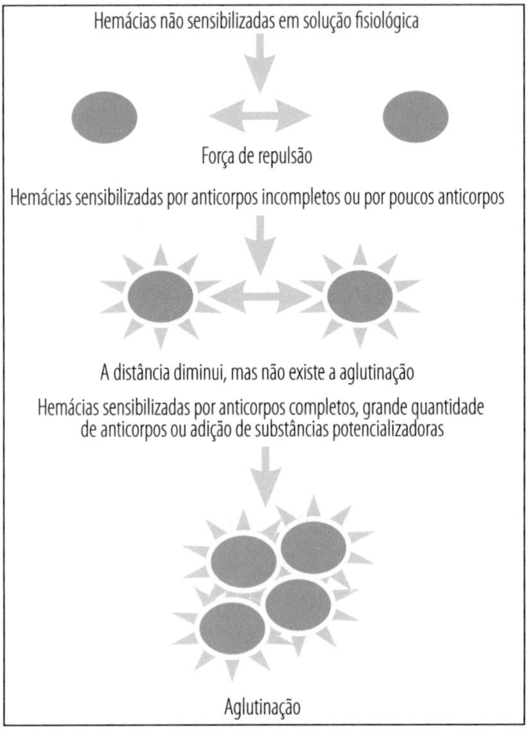

Portanto, a força de repulsão entre as hemácias depende do PZ.

W. Pollack desenvolveu a seguinte fórmula para o Potencial Zeta:

$$Z = \frac{\gamma}{D\sqrt{\mu}}$$

em que:

Z = Potencial Zeta

γ = eletronegatividade da hemácia

D = constante dielétrica do meio

μ = força iônica do meio

Diminuindo-se, lentamente, o PZ do sistema, constata-se que a aglutinação ocorre em determinado valor, que é o Potencial Zeta Crítico (PZC).

O PZ de um sistema pode, então, ser modificado de duas maneiras:

a) Redução da carga elétrica das hemácias (μ):

- *Por fixação de anticorpos*: Como os epítopos dos anticorpos são carregados positivamente, quando se fixam à membrana eritrocitária neutralizam as cargas negativas dos antígenos específicos, reduzindo o PZ.
- *Por tratamento enzimático*: Pela adição de enzimas proteolíticas, como a bromelina, papaína, ficina, tripsina, que removem fragmentos de proteínas da membrana, clivando glicoproteínas da superfície celular. Trataremos mais das enzimas no capítulo 5, "Pesquisa e identificação de anticorpos irregulares".

As enzimas expõem alguns antígenos membranários, principalmente ABO e Rh, e outros como P, I, Lewis e Kidd, mas destroem antígenos MNS, Duffy e Xg^a.

b) Variação da composição do meio:

- Por adição de substâncias macromoleculares, como albumina bovina, PEG (polietilenoglicol), polibreno, que alteram a constante dielétrica do meio (D).
- Modificação da Força Iônica (δ), utilizando, por exemplo, LISS (Solução de Baixa Força Iônica).

A aglutinabilidade de um sistema é tanto maior quanto mais baixo for o valor do Potencial Zeta.

c) Outros fatores influenciam na indução à hemaglutinação, como:

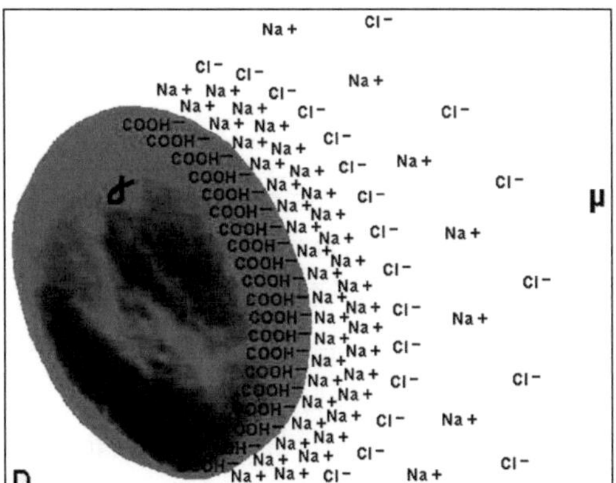

$$\text{Potencial Zeta} = \frac{\gamma}{D\sqrt{\mu}}$$

Figura 7. Representação esquemática de eritrócito em solução fisiológica (NaCl 0,85%).

- *pH*: A constante de equilíbrio é influenciada pelo pH. A ligação dos anticorpos aos antígenos eritrocitários é ótima em pH entre 6,5 e 7,5.
- *Temperatura*: Os anticorpos possuem características próprias. Por exemplo, os anticorpos IgM e as crioaglutininas reagem melhor entre 4 °C e 22 °C, e os IgG a 37 °C, como já explicamos.
- *Concentração dos anticorpos*: A estrutura básica de uma imunoglobulina é um monômero e possui dois sítios de ligação com o antígeno na porção variável. É importante que se mantenha a relação ótima entre quantidade de anticorpos e antígenos nos testes imuno-hematológicos, para que não ocorram falsos resultados. Por exemplo, excesso de anticorpos provoca o efeito prozona, e nenhuma aglutinação é observada. Da mesma maneira, excesso de antígenos pode produzir uma sensibilização insuficiente para alterar o Potencial Zeta ao ponto crítico. Portanto, recomendamos observar sempre a indicação dos manuais de Procedimentos Operacionais Padronizados (POP) e/ou bulas dos reagentes utilizados na rotina, para que essas quantidades sejam respeitadas.
- *Localização e número de sítios antigênicos*: A localização do antígeno e sua quantidade na membrana do eritrócito são importantes para propiciar melhor acesso dos anticorpos específicos e, portanto, uma reação de aglutinação mais intensa. Isso é observado principalmente quando:
  - Os antígenos se expressam fracamente, como no caso de subgrupos ABO ou ainda antígenos D fracos (ver capítulos 6, "Sistemas ABO (ABO 001) e associados"; e 7, "Sistema Rh (ISBT 004)").
  - Hemácias de indivíduos homozigotos para determinados genes produtores de antígenos apresentam maior quantidade destes e, portanto, a reação agXac é mais forte; ao contrário, se as hemácias forem de indivíduos heterozigotos, a quantidade de antígenos expressa será menor, assim como a reação de aglutinação.
  - Antígenos pouco acessíveis na membrana eritrocitária também provocam fraca reatividade nos testes.
  - Em ambos os casos anteriores, as reações resultantes são de menor intensidade, podendo até mesmo ser negativas, sendo esse fenômeno denominado efeito de dose.

2

Sistema complemento e a hemólise

Ao final deste capítulo, você deverá ser capaz de responder às seguintes questões:

- Qual é o papel das proteínas do sistema complemento na hemólise imune?
- Como podemos distinguir a hemólise intra da extravascular, evidenciando quais anticorpos antieritrocitários poderão causá-las?
- Como podemos evidenciar a ativação da cascata do complemento nos testes imuno-hematológicos?

O que é sistema complemento?

Foi descoberto, em 1895, por Charles Bordet, que, ao observar a lise bacteriana quando em contato com soro imune fresco, percebeu que ela deixava de ocorrer quando o soro era inativado a 56 °C.

O sistema complemento (SC) consiste em uma série de proteínas, cuja maioria se encontra no plasma sanguíneo na forma inativa. Além das proteínas plasmáticas, o sistema complemento inclui diversos receptores membranários em células do sistema imunitário, que reconhecem frações específicas do complemento. Outras proteínas membranárias com funções reguladoras (DAF, MIRL) previnem o ataque do complemento contra células autólogas.

As proteínas do complemento desempenham importantes funções no processo inflamatório e "complementam" a ação dos anticorpos na destruição de uma célula-alvo - daí seu nome.

As frações plasmáticas são produzidas no fígado e por macrófagos/monócitos. As proteínas reguladoras ligadas à membrana celular são sintetizadas nas células sobre as quais estão expressas.

Nos mamíferos, o SC tem um papel importante nos mecanismos de defesa inatos e adquiridos. É um sistema antigo de defesa, já presente nos ancestrais invertebrados.[1]

---

[1] G. R. Iturry-Yamamoto & C. P. Portinho, "Sistema complemento: ativação, regulação e deficiências congênitas e adquiridas", em *Revista da Associação Médica Brasileira*, v. 47, n. 1, São Paulo, março de 2001. Disponível em http://www.scielo.br/scielo.php?script=sci_arttext&pid=S0104-42302001000100029&lng=en&nrm=iso, acesso em 13-4-2011.

O SC participa dos seguintes processos biológicos: fagocitose, opsonização, quimiotaxia de leucócitos, liberação de histamina dos mastócitos e basófilos, vasoconstrição, contração da musculatura lisa, aumento da permeabilidade dos vasos, agregação plaquetária e citólise.

Funções biológicas do C

- *Citólise*: Frações do complemento polimerizam-se na superfície celular, formando poros, que alteram a integridade da membrana, provocando lise osmótica.
- *Opsonização*: Frações do complemento ligam-se à superfície de células/partículas estranhas, em um processo conhecido como opsonização. Os fagócitos do SMF ligam-se por receptores e promovem a fagocitose.
- *Ativação da inflamação*: Fragmentos do complemento denominados anafilotoxinas (C3a e C5a) promovem ativação de mastócitos, que liberam histamina, provocando reação semelhante à hipersensibilidade imediata. Outros alvos desses fragmentos peptídicos incluem endotélio vascular, músculos lisos e leucócitos inflamatórios.
- *Solubilização de complexos imunes*: Diminui a formação e/ou desestabiliza os já existentes.

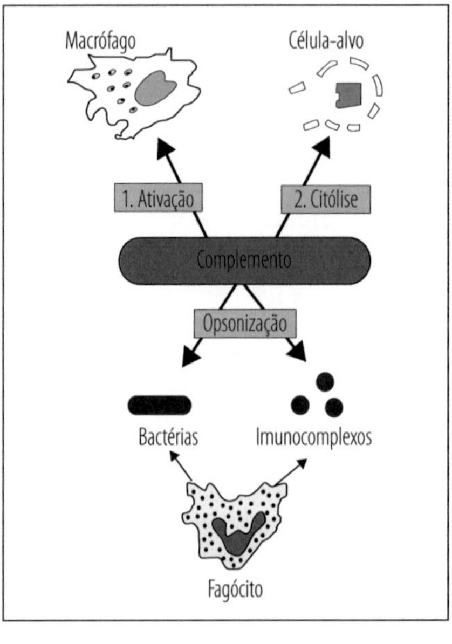

Figura 1. Representação esquemática do papel biológico do complemento.

Representação gráfica dos componentes do SC

- Os componentes da via clássica, assim como da via terminal, são designados com o símbolo "C" seguidos do número correspondente. Exemplos: C1, C4, C2, C3, C5, C6, C7, C8, C9.
- Os componentes da via alternativa, exceto C3, são designados com nomes convencionais ou símbolos diferentes. Exemplos: fator D, fator B, properdina.
- A designação dos componentes ativados (clivados) é feita por uma barra colocada sobre o símbolo da proteína ou do complexo proteico correspondente. Exemplo:

C4b2a3b (C5 convertase)

- Os produtos da clivagem enzimática são designados por letras minúsculas que seguem o símbolo de determinado componente. Exemplos: C5a, C5b.
- Quando o componente ou fragmento é inativado, é adicionada a letra "i". Exemplos: C3bi, Bbi.

Ativação do complemento

Para que o SC exerça as suas funções, deve ser ativado, originando assim uma série de fragmentos com diferentes características e funções específicas. Há uma interação das proteínas (*componentes*) do complemento, que serão sequencialmente ativadas por fragmentação enzimática e promoverão a clivagem do componente central, denominado C3.

As proteínas do complemento estão normalmente presentes na circulação, inativadas ou em baixa ativação. Portanto, quando dizemos que o *complemento foi ativado*, devemos entender que a partir de sua ativação ocorrerão reações enzimáticas de clivagem, com funções biológicas importantes.

Mecanismos de ativação e a cascata do complemento

São três os tipos de ativação: via clássica, com a ligação do anticorpo ao antígeno específico (AG-AC); via alternativa, por agentes extrínsecos;

e via da lectina, ativada pela lectina ligadora de manose (MBL) que se fixa à superfície de patógenos.

Temos, então, três vias de clivagem da proteína C3, que representa o acontecimento central no processo de ativação do sistema complemento. Essas vias geram uma enzima "C3 convertase", que converte C3 em C3b, que por sua vez ativa a sequência terminal C5...C9 do complemento capaz de provocar a lise celular (citólise).

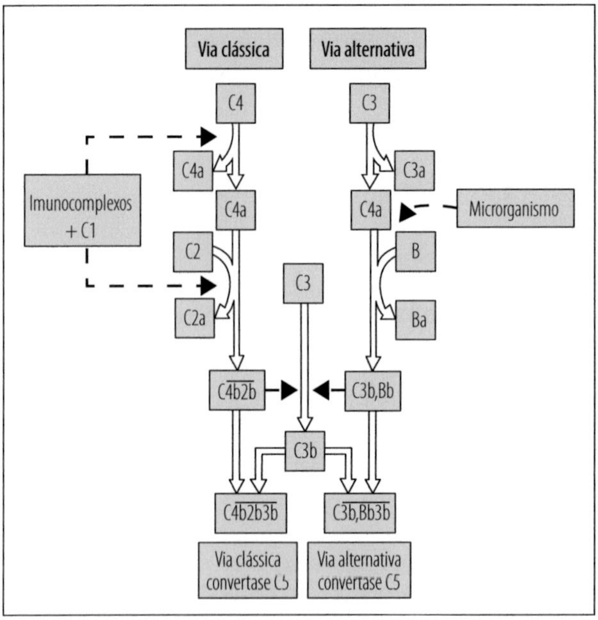

Figura 2. Representação esquemática da cascata do complemento.

- *Via clássica*:

  Esta é a via que nos interessa estudar e discutir mais a fundo, pois é a que ocorre quando há uma reação antígeno eritrocitário x anticorpo antieritrocitário, seja *in vivo* ou *in vitro*.

  Nessa via, a cascata inicia-se mais comumente com a ligação de anticorpos classe IgM ou IgG ao antígeno, formando complexos. Várias outras substâncias, tais como os complexos da proteína C-reativa (PCR), determinados vírus e bactérias gram-negativas, também podem ativar essa via. Haverá, a seguir, a fixação do componente C1 a esse complexo, e o fragmento C1q liga-se ao domínio CH2 das imunoglobulinas. Esse fragmento possui seis sítios de ligação com a Ig e pelo menos dois devem estar ligados para haver a devida estabilização.

Portanto, para a ativação do C, deve haver pelo menos duas moléculas de IgG ligadas a seus antígenos, e próximas, para que possa haver compartilhamento dos domínios CH2 (ver figura 4). A IgM, quando combinada com o antígeno, assume forma espacial adequada à fixação do complemento devido á presença de dois domínios CH2 adjacentes, tornando-se assim uma excelente molécula fixadora de frações de complemento.

Na ativação da via clássica com formação da C5 convertase, a ligação do C1q ativa C1r, que ativa a pró-enzima C1s. Então, C1s ativado cliva C4, resultando na fixação covalente do seu principal fragmento, C4b, à superfície do ativador. O componente C2 liga-se a C4b e é clivado por C1 em dois fragmentos, dos quais C2b permanece ligado a C4b, completando a montagem do complexo C4b2b, que é a C3 convertase da via clássica. Esta cliva C3, resultando na ligação de C3b à superfície do ativador e na ligação posterior de C3b à subunidade C4b2b, formando a C4b2b3b, que é denominada *C5 convertase.*

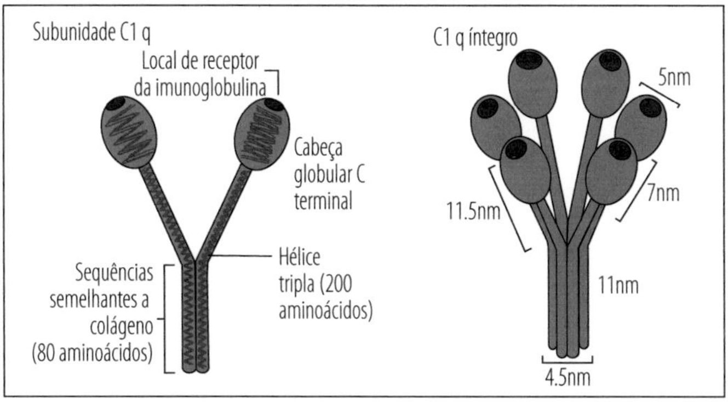

Figura 3. Representação esquemática da fração C1 do complemento.

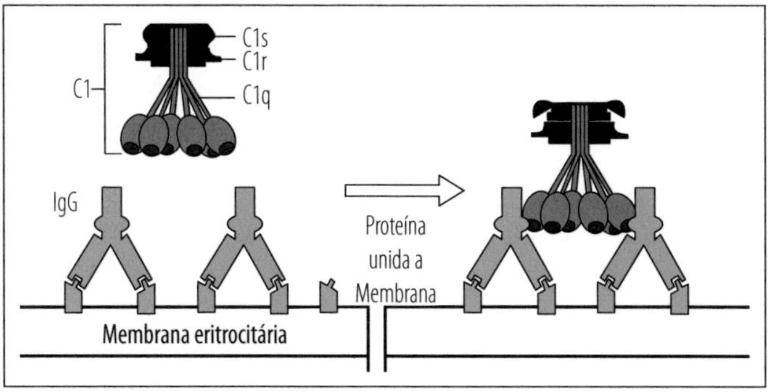

Figura 4. Representação esquemática da ativação da fração C1 do complemento, por anticorpos de classe IgG fixados à membrana eritrocitária.

- *Via alternativa*:

  Essa via foi denominada alternativa por razões históricas, por ter sido descoberta após a via clássica, em 1954, por Pillemer, que demonstrou que o complemento podia ser ativado por outros agentes, que não o complexo antígeno-anticorpo. A ativação pela via alternativa é iniciada por substâncias como lipopolissacarídios em membranas de microrganismos (LPS), polissacarídios (zimosan, inulina), agregados de imunoglobulinas, endotoxinas de bactérias gram-negativas, veneno de cobra, entre outras, que são reconhecidas por moléculas circulantes de C3 ativadas fisiologicamente por hidrólise ($C3+H_2O$).

  A ativação da via alternativa depende dos seguintes fatores: fator D, fator B, properdina e C3. Ela atua sobre fator B (pró-ativador C3), sem intervenção de C1, C2 e C4. Gera formas tanto solúveis de C3 convertase como aquelas ligadas à membrana. O complexo C3bBb atua como C3 convertase, clivando mais moléculas de C3, formando C3bBb3b, que cliva C5 em C5a e C5b. Uma vez constituída a C5 convertase, a formação do complexo de ataque (C5b6789) às membranas dos microrganismos, com a consequente lise celular, ocorre como na via clássica, descrita anteriormente.

- *Via da lectina*:

  Utiliza uma proteína similar a C1q para ativar a cascata do complemento, a lectina ligadora de manose (MBL). A MBL liga-se a resíduos de manose e outros açúcares, que recobrem superficialmente muitos patógenos. A lectina ligadora de manose é uma molécula formada por duas a seis cabeças, semelhante a C1q, que formam um complexo com duas serinas proteases, MASP-1 e MASP-2. MASP-2 é similar às proteínas C1r e C1s. Quando o complexo MBL se liga à superfície de um patógeno, MASP-2 é ativada para clivar C4, em C4a e C4b, e C2, em C2a e C2b, originando a C3 convertase da via da lectina - C4b2b.

A *formação do complexo de ataque à membrana (CAM)* é a via comum a todas as demais. A clivagem de C5 pela C5 convertase produz C5a, que é lançado no plasma onde é uma potente anafilatoxina (como C3a) e um agente quimiotático para neutrófilos; e C5b, que serve como uma âncora para a formação de uma única estrutura composta de C6, C7 e C8.

O complexo C5b-6-7-8 resultante guia a polimerização de até 18 moléculas de C9 em um tubo inserido na bicamada lipídica da membrana plasmática. Esse tubo forma um canal permitindo a passagem de íons e pequenas moléculas. Água entra na célula por osmose, e a célula sofre lise.

A cascata do complemento e a destruição celular (hemólise)

Alguns aspectos da cascata de complemento são fundamentais para compreendermos algumas situações da rotina laboratorial.

Como já dissemos, a ativação da via clássica se dá pela reação antígeno e anticorpo com capacidade de fixar complemento. Portanto, essa forma de ativação é a mais importante para a imuno-hematologia (ver figuras 5, 6, 7, 8).

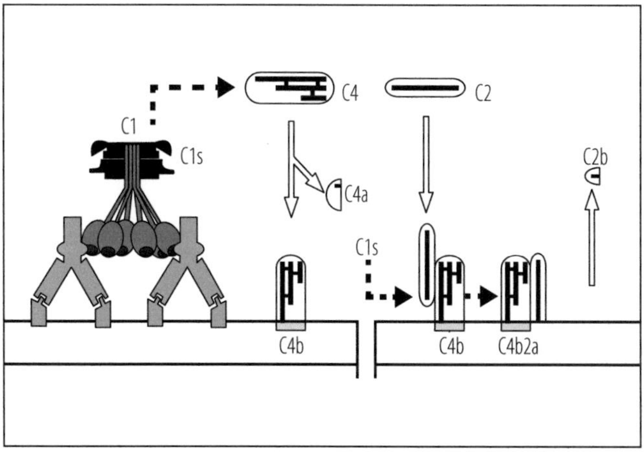

Figura 5. Representação esquemática da ativação das frações C4 e C2 do complemento.

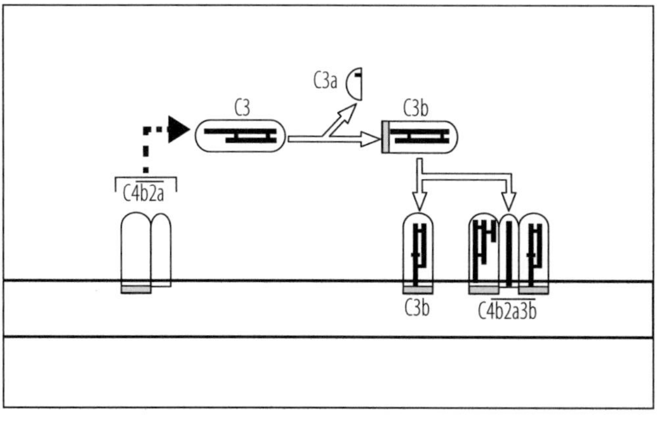

Figura 6. Representação esquemática da ativação da fração C3 do complemento, com a formação do complexo denominado C5 convertase.

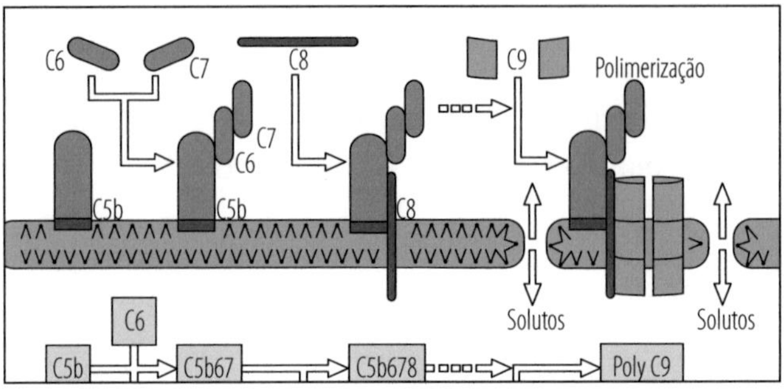

Figura 7. Representação esquemática da ativação da fração C5 do complemento.

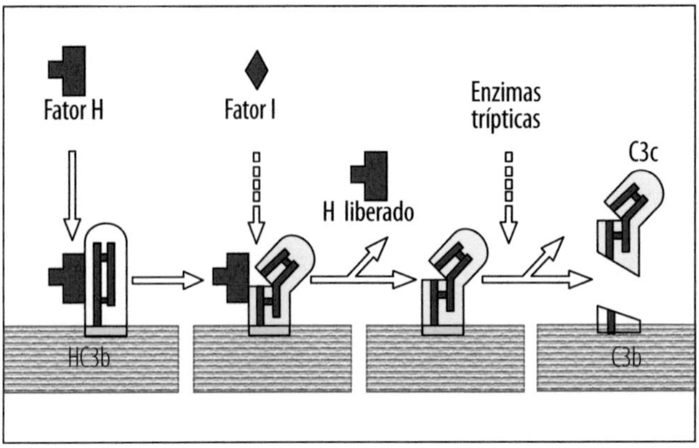

Figura 8. Representação esquemática da ativação das frações C6, 7, 8 e 9 do complemento, formando o chamado complexo de ataque à membrana (CAM).

Consequências da ativação do complemento em reações transfusionais

- *Hemólise intravascular*: Se a cascata for ativada de C1 até C9 (ver figura 8), configura-se no final o complexo de ataque à membrana (CAM), formando poros que alteram a permeabilidade, provocando lise osmótica. Exemplos: hemólise causada por aloanticorpos anti-Jk (Kidd); transfusões ABO incompatíveis.
- *Hemólise extravascular*: Ocorrerá opsonização de hemácias por anticorpos IgG com fixação de complemento, sucedendo ligação aos receptores Fc (das imunoglobulinas) pelos macrófagos; ou fagocitose de hemácias opsonizadas somente por C.

Em ambos os casos, isso ocorrerá somente se a cascata for inibida no momento da fragmentação do C3, devido à pouca quantidade de C3 formado, que sofre a ação das proteínas reguladoras (ver a seguir). É quando dizemos que a "cascata de complemento foi ativada somente até C3".

Nem sempre a ativação da cascata do complemento culmina com a formação do CAM e, consequentemente, com lise intravascular. A ativação apenas até C3 provocará a destruição extravascular, geralmente ocorrendo essa hemólise em nível de baço e fígado.

Mecanismos reguladores

A atividade do complemento precisa ser controlada para evitar uma produção excessiva de mediadores inflamatórios e danos celulares. Proteínas plasmáticas e membranárias participam desse controle, interagindo em alguma etapa do processo de ativação do complemento.

A figura 9 representa a atividade reguladora de proteínas plasmáticas, como as serino-proteases "fator H" e "fator I", que são capazes de clivar uma das cadeias do C3b fixado sobre uma membrana celular, alterando sua estrutura. Então, o C3b alterado passa a ser reconhecido por "enzimas trípticas", que retiram dele um fragmento maior que chamamos C3c. O fragmento menor C3d continua ligado à membrana celular (ligação covalente), mas não é mais reconhecido pelos macrófagos com receptores de C3b.[2]

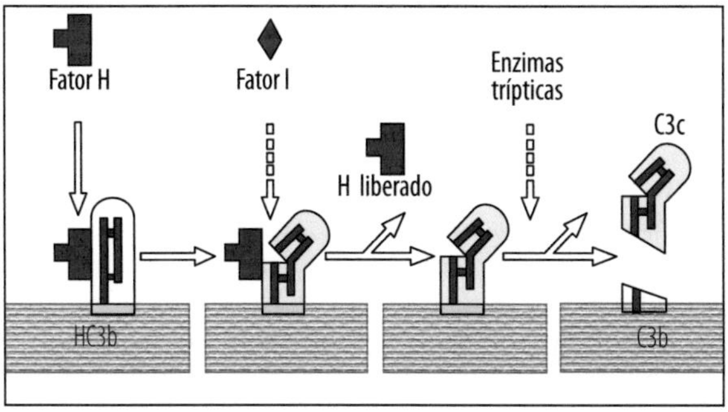

Figura 9. Representação esquemática da inibição da cascata do complemento por fragmentação do componente C3b pelos fatores H e I, formando os fragmentos C3c e C3d.

Proteínas membranárias reguladoras do complemento (CR1, DAF e MIRL) são reconhecidas quando estudamos os sistemas de grupos sanguíneos, por se tratar de proteínas que carreiam antígenos de grupos sanguíneos.

---

[2] J. A. Santos, *Curso de imuno-hematologia*, 2009. Disponível em http://pt.scribd.com/doc/48953148/Reacao-Antigeno-Anticorpo-e-o-Complemento-em-Imunohematologia, acesso em 22-2-2011.

Por exemplo, os antígenos Chido e Rogers (Ch/Rg) são as proteínas plasmáticas dos complementos C4a e C4b que são posteriormente adsorvidas à membrana eritrocitária e promovem uma superfície de interação entre antígeno e anticorpo e outro componente do complemento. Já os antígenos do sistema Cromer (Cr) residem nas proteínas conhecidas como DAF ou CD55. DAF é uma das proteínas regulatórias da ação das proteínas do SC (*down-regulation*), bem como receptora para alguns microrganismos e enterovírus.[3]

Ainda funcionam como "reguladores" da ativação do complemento por causa da extrema labilidade desses componentes a temperaturas elevadas (acima de 56 °C) e pela necessidade de formação de complexos agXac (fator limitante para ativação da cascata pela via clássica).

A presença do complemento nos testes imuno-hematológicos

O revestimento das hemácias pelas frações de complemento acontece por meio de dois mecanismos:

- Pela ativação da cascata, através da ligação de anticorpos fixadores de C e antígenos de superfície dos eritrócitos; os fragmentos resultantes da cascata ligam-se, portanto, à membrana.
- Complexos imunes do plasma ativam a cascata do C, e fragmentos dela adsorvem-se inespecificamente às hemácias. Estas acabam por fazer o papel de simples espectadoras.

Em ambos os casos, as hemácias estão revestidas por frações de C, que levarão ou não à hemólise, mas que poderão ser detectadas pelos soros de AGH poliespecíficos (ver figura 9).

Logo, os componentes de C podem ser identificados pelos reagentes AGH, mas não significar hemólise *in vivo*.

Portanto, laboratorialmente, podemos observar:

- TAD (ou Coombs direto) positivo por complemento: o componente C3d (fragmento inativo) pode estar fixado à hemácia, por alo/autoanticorpos. Em 10% a 20% dos pacientes com AHAI, o TAD pode

---

3 Disponível em http://www.ncbi.nlm.nih.gov/projects/gv/mhc/xslcgi.cgi?cmd=bgmut/systems_info&system=chrg, acesso em 14-4-2011.

estar positivo somente por causa de frações de C, especialmente em caso de baixas quantidades de anticorpos IgG, abaixo do limiar de sensibilidade do teste (que será comentado no capítulo 4).

- O complemento pode estar revestindo as hemácias lavadas, sem a presença da Ig. Exemplo: IgM dissociada durante lavagem.
- Na síndrome das crioaglutininas: os anticorpos ligam-se às hemácias na circulação superficial (baixa temperatura), fixam C e dissociam-se a 37 °C, podendo ser detectados pelos soros AGH poliespecíficos.
- Complexos imunes solúveis (C.I.) + C = ligação fraca na hemácia → dissociação do C.I. Exemplo: Acs droga-induzidos.
- Casos de septicemia por microrganismos, geralmente gram-, ou infecções localizadas podem causar ativação da cascata por via alternativa e promover a ligação de frações peptídicas do C às hemácias.
- TAD: para detecção de hemácias recobertas por C, o teste deve ser incubado por cinco minutos antes da centrifugação, utilizando soro AGH poliespecífico (ver capítulo 4).
- Componentes do C ligam-se à hemácia de coágulo → realizar TAD com amostra colhida com anticoagulante (EDTA, ACD, CPD) (ver capítulo 4).

Mecanismos de destruição dos glóbulos vermelhos

Geralmente, alo ou autoanticorpos atuam pelos mesmos mecanismos para destruição das células-alvo.

A hemólise pode ser classificada em *intra* ou *extravascular*, de acordo com o local de destruição das hemácias, mas a severidade da hemólise - e portanto o significado clínico - depende diretamente das características dos anticorpos envolvidos, como sua quantidade, especificidade, amplitude térmica, habilidade de fixar complemento e de se ligar aos receptores dos macrófagos, que está diretamente relacionada à classe e subclasse de IgG.

Portanto, o importante é determinar se os anticorpos são fixadores ou não de complemento. Isso depende essencialmente de sua especificidade, da classe e subclasse IgG (especialmente IgM e IgG 3 e 1), bem como do número e da proximidade dos sítios antigênicos.

Anticorpos antieritrocitários geralmente fixadores de C:

- anti-A, -B, -Vel, -Jk[a], -Le[a]: causam hemólise *in vivo* e *in vitro*;
- anti-Le[a], -Le[b], -P_1: podem recobrir hemácias com C, sem lisá-las;
- anti-K, -Fy[a], -Fy[b], -S, -s, -I, -i, -HI: fixam C, mas não provocam hemólise.

a) *Hemólise intravascular:*

Antígeno x Anticorpo + Complemento (C1 a C9): Hemoglobina livre

As características laboratoriais mais importantes são hemoglobinemia, hemoglobinúria, aumento da metemoglobina, diminuição da haptoglobina, icterícia e hemossiderinúria. Explicando: com a destruição das hemácias, a hemoglobina livre no plasma liga-se à alfa2 globulina (haptoglobina). A diminuição nos níveis de haptoglobina deve-se à fagocitose do complexo pelas células do sistema monocítico fagocitário (SMF). Com isso, a hemoglobina livre é oxidada à metemoglobina e excretada pelos rins, provocando o aparecimento da hemoglobinúria. A hemossiderose no epitélio tubular renal resulta da deposição da hemoglobina filtrada. A icterícia surge dos altos níveis de bilirrubina não conjugada ou de bilirrubina indireta.

Nas anemias hemolíticas, a bilirrubina sérica aparece na forma não conjugada, provocando a hiperbilirrubinemia.

b) *Hemólise extravascular:*

Fagócitos SMF (baço e fígado): Hiperbilirrubinemia

Nesse mecanismo, a fagocitose ocorre:

1) por opsonização das células-alvo por anticorpos IgG, sem ativação de complemento;
2) por meio de IgG com ativação da cascata do complemento somente até C3b;
3) somente por ligação de frações do complemento às células-alvo.

- A ligação dos anticorpos e frações de complemento funciona como sinalização para macrófagos do sistema monocítico fagocitário (SMF), que possuem receptores para frações Fc, em torno de 1×10^6 por macrófago.[4] Haverá, então, perda de flexibilidade da membrana, provocando a esferocitose. Esses glóbulos serão capturados na microcirculação, preferencialmente esplênica, provocando esplenomegalia.
- SMF pode remover até 400 ml de glóbulos por dia ligados a IgG.[5]
- O baço é até cem vezes mais eficiente que o fígado nessa remoção. Exemplo: Comprovou-se em experiência, reunindo glóbulos vermelhos Rh(D) positivos e certa quantidade de anti-Rh(D), observando os seguintes resultados:
  - 20 minutos: *clearance* pelo baço;
  - 5 horas: *clearance* pelo fígado em esplenectomizados.
- Por isso, para alguns indivíduos com AHAI a quente, a esplenectomia é indicada para diminuição do sequestro de células opsonizadas e a corticoterapia, para diminuição da produção de autoanticorpos.
- Características laboratoriais: do catabolismo das hemácias pelas células fagocitárias resultam anemia e icterícia. A Hb liberada pelas células fagocitárias liga-se à haptoglobina, diminuindo seus níveis séricos.

Como já definimos, a hemólise imune é mediada por anticorpos e pode levar à anemia, caso a medula óssea do indivíduo não consiga compensar as perdas. Comorbidades podem agravar o quadro clínico, como insuficiências renais, hepatopatias, outras doenças relacionadas à produção do sangue, entre outras. Os achados laboratoriais mais frequentes são: sinais clínicos e laboratoriais de hemólise, como icterícia, esplenomegalia (aumento do baço), reticulocitose (aumento no número dos reticulócitos no sangue circulante), eritroblastos (células jovens da linhagem eritoide) e esferócitos (hemácias esféricas). A hemólise, ou seja, a destruição das hemácias, pode ocorrer na circulação (intravascular) com aumento da hemoglobina plasmática e saturação de sua proteína de transporte – a haptoglobina. Nesses casos a hemoglobina

---

4 W. P. Arend & M. Mannik, "The Macrophage Receptor for IgG: Number and Affinity of Binding Sites", em *Journal of Immunology*, 110 (6), junho de 1973.

5 P. L. Molison *et al.*, *Blood Transfusion in Clinical Medicine* (10ª ed. Londres: Blackwell, 1997).

livre é oxidada e combina-se com a albumina, originando um composto característico denominado metemalbumina. Podemos encontrar também hemoglobinúria (hemoglobina na urina) e hemossiderinúria (hemossiderina na urina). Quando a hemólise é extravascular, os macrófagos do baço e do fígado são responsáveis pela fagocitose dos eritrócitos anormais, e o processo anêmico tem, como parâmetros bioquímicos alterados, o aumento de bilirrubina e urobilinogênio.

3 Fundamentos de genética e biologia molecular

Colaboração: Mayra Altobeli de Brito

Ao final deste capítulo, você deverá ser capaz de responder às seguintes questões:

- Como as características genéticas são passadas de geração em geração?
- Quais são os conceitos e fundamentos da genética clássica e molecular?
- Como funciona o mecanismo de síntese proteica?
- Como as mutações genéticas podem afetar o fenótipo resultante?

"... e Deus criou o homem
à sua imagem e semelhança..."

Com os avanços da ciência e a possibilidade da manipulação dos genes, o homem também será capaz de criar outros homens?

Breve histórico

O estudo da evolução molecular tem suas bases em duas disciplinas distintas: a biologia molecular e a genética de populações. Enquanto a genética de populações fornece o fundamento teórico para o estudo do processo evolutivo, a biologia molecular provê os dados empíricos necessários para o desenvolvimento dessa ciência. O estudo do DNA, utilizado mundialmente, é uma importante ferramenta tanto na resolução de casos imuno-hematológicos como na descoberta das funções das proteínas e enzimas que, direta ou indiretamente, estão relacionadas à biossíntese dos grupos sanguíneos.

A genética clássica teve início com os estudos do monge austríaco Gregor Mendel, no período de 1866 a 1871. Ele realizou experimentos utilizando inicialmente ervilhas. A partir de suas experiências formulou, então, as conhecidas leis de Mendel, que demonstram como a hereditariedade pode ser estudada experimentalmente.

> Gregor Johann Mendel (Heizendorf, 20-7-1822 – Brno, 6-1-1884), monge agostiniano, botânico e meteorologista austríaco. Conhecido como o "pai da genética", propôs que a presença de características (tais como a cor) das flores se deve à existência de um par de unidades elementares de hereditariedade, agora conhecidas como genes.

Entre 1884 e 1888 foram descritos detalhes sobre os processos de divisão celular; o núcleo foi identificado como o portador do material genético; e foi formulada a hipótese de que as características eram transmitidas às células filhas através dos cromossomos.

Os estudos e publicações de Mendel permaneceram no anonimato até que, em 1900, um grupo liderado por Hugo De Vries, Carl Correns e Erich Tschermak retomou seus estudos.

Em 1903, Walter Sutton e Theodore Boveri propuseram que os cromossomos continham os genes. A teoria da herança através dos cromossomos explicou muitas das observações de Mendel.

Em 1909, W. Johannsen apresentou a primeira definição de gene, como a unidade básica da informação genética, partindo da teoria cromossômica de W. Sutton, proposta em 1903.

Estabelecidas as bases experimentais da hereditariedade, a partir de 1910 outro grupo de pesquisa (T. H. Morgan, C. Bridges, A. Sturtevant e H. Muller) descobriu o organismo ideal para o desenvolvimento de suas pesquisas: a mosca de fruta *Drosophila melanogaster*. Com esses estudos, compreendeu-se o modo pelo qual diferentes combinações de genes trabalham juntas no controle da herança de características individuais, e desenvolveram-se técnicas e métodos padrão de análise genética, incluindo os que mapeiam as posições dos genes nos cromossomos.

A partir de 1930, reconhecendo-se os genes como entidades físicas moleculares, biólogos iniciaram novos estudos por métodos bioquímicos e biofísicos. Surgiu, então, um novo ramo da genética, a *biologia molecular*.

O modelo atual da molécula de ácido desoxirribonucleico (DNA), em forma de dupla hélice, surgiu em 1953 a partir das observações de James Watson e Francis Crick e de estudos anteriores da biofísica britânica Rosalind Franklin sobre a molécula. A estrutura do polinucleotídeo já era conhecida, mas não bem compreendida.

> Watson e Crick descreveram o "modelo da dupla hélice" para a estrutura da molécula de DNA. O trabalho publicado em 1953 na revista *Nature* valeu-lhes o Nobel de Fisiologia/Medicina de 1962, juntamente com Maurice Wilkins.

Francis Crick descreveu, em 1958, o processo da expressão gênica, no qual se postulou a transferência de informações do DNA para outra molécula – o ácido ribonucleico (RNA). Essa teoria foi batizada de *dogma central*, como veremos mais adiante.

A transmissão de caracteres é controlada pelos genes

Os organismos vivos são estruturas complexas e completas e transmitem suas características de geração em geração através dos genes. Isso quer dizer que, quando geramos descendentes, transmitimos a eles todas as nossas informações genéticas.

Algumas características, por exemplo os grupos sanguíneos, são herdadas por expressão de genes únicos, enquanto outras são controladas pela combinação de diversos genes.

Assim, a **biologia molecular** é o estudo dos genes e sua interação celular.

O DNA está nos cromossomos e contém genes

- Uma célula humana contém em torno de 30 mil genes, arranjados em pares de cromossomos.
- Genoma é o conjunto de genes de um indivíduo e contém mais de 4 bilhões de bases nitrogenadas no DNA.

Conceitos de genética clássica

- *Cromossomos*: É importante saber que os cromossomos não são moléculas compostas apenas de ácidos nucleicos, mas sim de outras moléculas, como as proteínas (histonas). São estruturas espiralizadas, responsáveis pela transmissão das características hereditárias, pois ao longo delas existem os *genes*. Cada cromossomo contém milhares de genes. Os cromossomos podem ser visualizados quando a célula inicia seu processo de divisão celular, em que ficam mais espessos e encurtados, com cada filamento visível individualmente. Nas células em interfase eles se encontram desespiralizados e são, então, denominados *cromatina*. Os cromossomos contêm todas as "dicas" para a criação e manutenção da vida. São mais de 3 bilhões de bases no DNA, dos quais *apenas 10% a 15%* são partes de genes.
- *Genes*: São trechos de DNA que contêm instruções (códigos) para formação de proteínas. Essa informação está contida na sequência

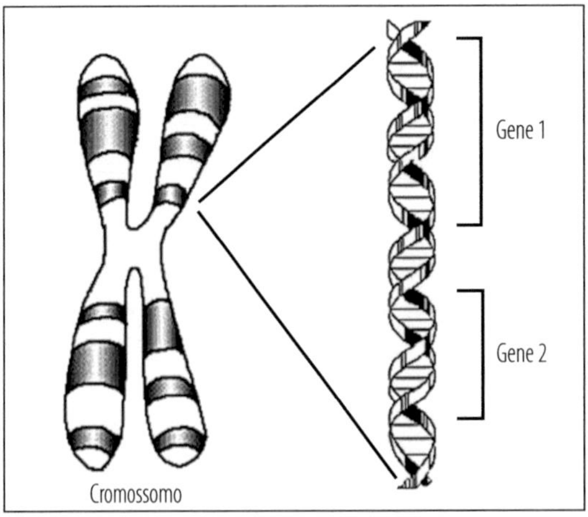

Figura 1. Representação esquemática de cromossomo, genes e DNA.

de nucleotídeos (ver adiante). Os genes variam de tamanho e podem conter de, aproximadamente, 75 nucleotídeos a mais de 2.300 quilobases! As instruções dos genes influenciam em quase tudo: estatura, forma de processar os alimentos, resposta às infecções e medicamentos, entre muitas outras coisas. Apesar de todas as nossas células possuírem o mesmo genoma, nem todos os genes estão ativos em cada célula. É isso o que diferencia as células, as torna especializadas e as faz produzir somente aquilo de que necessitam, pois muitos dos genes permanecem "desligados" por mecanismos de regulação de expressão gênica.

***Curiosidade*:**

Como podemos mensurar os genes? A unidade básica da dupla hélice de DNA é o par de bases nitrogenadas. O comprimento de uma molécula de DNA é geralmente descrito pelos seus pares de bases, ou pb. Por exemplo: 100 pb, 3.000 pb. Uma quilobase, designada pela sigla kb, corresponde a 1.000 pb, e uma megabase, ou Mb, a 1.000.000 pb ou 1.000 kb.

***Importante*:**

Os genes codificam a informação necessária para a síntese de proteínas. Por sua vez, as proteínas influenciam, em grande parte, o fenótipo final de um organismo. Um único gene poderá produzir múltiplos produtos, dependendo de como a transcrição é regulada.

A figura 2 mostra como o DNA nuclear – molécula que contém os *genes* – é "empacotado" para formar os *cromossomos* em uma célula eucarionte.

- *Locus*: É a posição precisa que um gene ocupa no cromossomo.
- *Genes alelos*: As células possuem cromossomos em duplas, ou homólogos. Esses cromossomos carregam versões alternativas (diferentes) dos mesmos genes, que são chamados de alelos. Eles estão sempre na mesma posição, ou *locus*, dos cromossomos homólogos. Controlam a mesma característica, mas geralmente somente um deles se expressa. Na espécie humana, frequentemente, os genes possuem dezenas de diferentes alelos, mas sempre encontraremos apenas dois alelos de cada gene por célula. Tais diferenças surgem dos processos de alteração do genoma (ver item "Mutações").

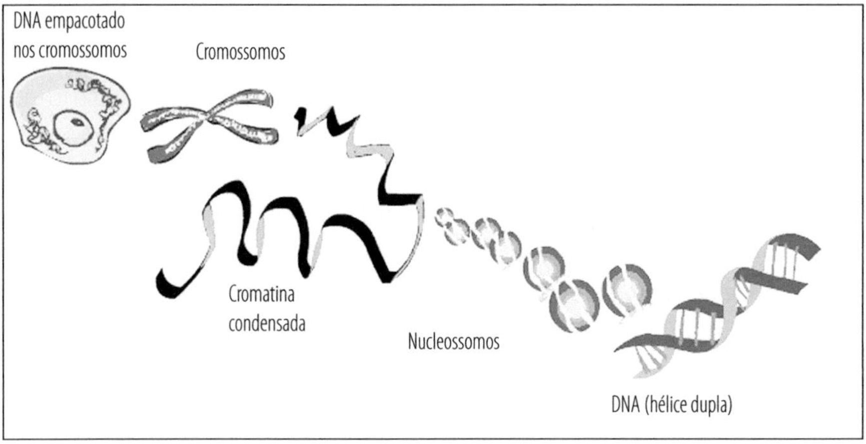

Figura 2. O DNA nuclear (molécula que contém os genes) é "empacotado" para formar os *cromossomos*, em uma célula eucarionte.

Fonte: EAD em Imuno-hematologia Laboratorial Senac-SP.

- *Centrômero*: É o ponto do cromossomo que se deve aderir a um microtúbulo do fuso mitótico para coordenar a migração desse cromossomo até um dos polos da célula durante o processo de *divisão celular*.
- *Cariótipo*: É o número, o tamanho e a forma dos cromossomos de células diploides. É uma análise que se faz do conjunto de cromossomos de uma espécie. Normalmente, os cromossomos são isolados dos linfócitos (glóbulos brancos do sangue), fotografados, ampliados e comparados aos cromossomos normais (figura 3). Uma alteração nesse padrão pode indicar anomalias genéticas. Exemplo: A síndrome de Down corresponde a uma trissomia do cromossomo 21.
- *Células diploides*: Células que contêm um par de cada cromossomo, herdado dos dois progenitores. Nas células do corpo de quaisquer seres vivos, encontramos um número definido de cromossomos característico para cada espécie. Uma célula humana possui 46 cromossomos (diploide = 2n) em seu genótipo (23 pares). Entre eles, 22 homólogos *autossômicos* e 2 *determinantes do sexo* (X e Y).

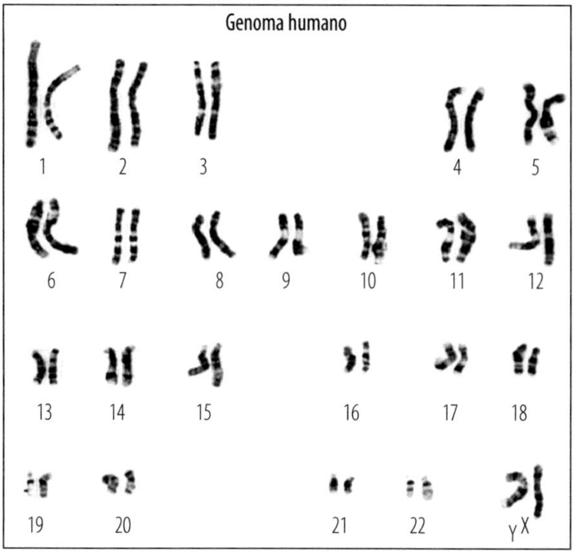

Figura 3. Representação do cariótipo humano, com 23 pares de cromossomos.

Tabela 1. Número de cromossomos em células diploides (2n) de algumas espécies

Espécie	**Número de cromossomos**
Cebola	16
Mamão	18
Cão	78
Boi	60
Sapo	22
Café	44
Drosófila	8

Obs.: O número 2n é encontrado em todas as células somáticas e germinativas.

- *Células haploides*: Células que contêm apenas um dos cromossomos homólogos de cada par. As células germinativas dão origem aos *gametas sexuais masculinos* (espermatozoides) e *femininos* (óvulos), que apresentam número cromossômico haploide (n). Para chegar a esse número reduzido, as células sofrem um processo de divisão denominado *meiose*, para que, depois da fecundação, o ovo mantenha o número diploide (2n), característico da espécie. O conjunto de genes que especificam todos os caracteres que podem ser expressos em um organismo recebe o nome de *genoma* da espécie. Assim, o genoma do homem é igual a 23 pares de cromossomos.

- *Cromossomos sexuais*: Existe uma importante diferença entre as células masculinas e as femininas. Nas mulheres, as células diploides sempre carregam um par de cromossomos denominados *X*. Em homens, temos um cromossomo X e um *Y*. A combinação deles determina o sexo do indivíduo. Portanto, mulheres terão genótipo XX e homens XY. Mas esses cromossomos sexuais não apenas determinam sexo: existem vários outros genes contidos neles. Algumas características são exclusivas de cromossomos do tipo X e outras do tipo Y. Teremos, portanto, alguns fenótipos herdados dos cromossomos sexuais (herança ligada a sexo). Ex.: *daltonismo* e *hemofilia*.
- *Autossomos ou cromossomos autossômicos*: São aqueles que não determinam o sexo.

Teorias modernas sobre genes

A transmissão de caracteres é controlada pelos genes. Os genes são segmentos de DNA que produzem uma molécula de RNA funcional e codificam proteínas. A partir dessas observações, formulou-se a hipótese de que a "cada gene corresponderia uma proteína" (teoria do dogma central, contestada posteriormente). Essas proteínas representam os fenótipos. Assim:

- *Genótipo*: Coleção de genes alelos herdados dos progenitores. Somente alguns alelos são expressos; outros permanecem *mascarados;* ambos, entretanto, são passíveis de ser transmitidos aos sucessores.
- *Fenótipo*: Todas as características morfológicas, bioquímicas e fisiológicas em um indivíduo. Em parte são determinadas pelos genes, em parte correspondem à interação do indivíduo com o meio (influência de fatores externos). Por exemplo: exercício e dieta podem modificar a conformação corpórea do indivíduo, alterando suas características herdadas.

Como já vimos, genes alelos não são necessariamente idênticos. De acordo com a primeira lei de Mendel,

> [...] alelos de um gene existem em pares e são segregados separadamente para os gametas (óvulo e espermatozoide) durante a meiose. Portanto, cada gameta possui apenas um alelo de cada gene.

Assim, podemos ainda ter situações de herança genética constituída por alelos múltiplos que se refere a uma série, constituída de três ou mais alelos, pertencentes a um mesmo gene. No caso do grupo sanguíneo ABO em humanos, por exemplo, veremos que existem muitas variantes dos genes, e que todos mantêm uma relação de codominância. Os principais alelos são A^1, B^1 e O^1, que darão origem aos quatro grupos sanguíneos: A, B, AB e O.

Quando, nas células de um indivíduo, os genes alelos para determinado caráter não são idênticos, o indivíduo é denominado *heterozigoto* para esse caráter. Quando são idênticos, ele é denominado *homozigoto* para o caráter.

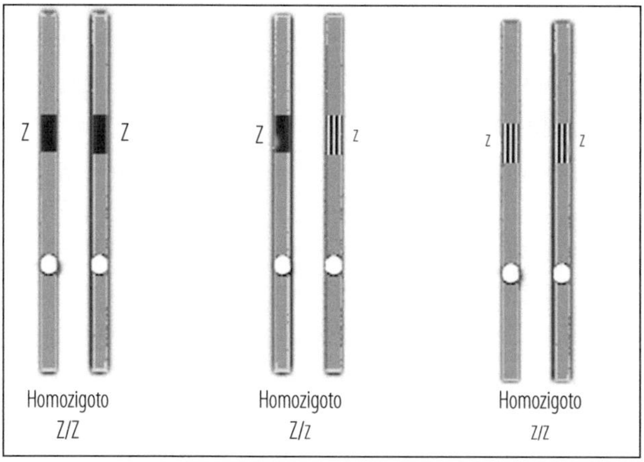

Figura 4. Representação esquemática de genes alelos em cromossomos homólogos.

Como esses genes alelos se relacionam?

- *Alelos dominantes e recessivos*: Quando dois alelos coexistem numa mesma célula, muitas vezes somente um deles produz seus efeitos, gerando fenótipo (*alelo dominante*). O outro alelo não será expresso (*alelo recessivo*).
- *Alelos codominantes*: Como nos grupos sanguíneos, por exemplo, os dois genes são expressos igualmente, produzindo fenótipos. Exemplo: genes *A* e *B* no mesmo cromossomo = fenótipo AB na hemácia.
- *Dominância incompleta*: Quando nenhum dos alelos se sobrepõe ao outro e surge uma característica fenotípica intermediária. Exemplo: flores vermelhas boca-de-leão cruzadas com brancas, resultando flores rosadas.

Após o advento do Projeto Genoma, com o sequenciamento de 100% do genoma humano, surgiu uma dúvida: como um número pequeno de genes (30 mil) poderia determinar tantas proteínas e características em um único organismo?

Essa observação reforça a ideia de que *um único gene possa dar origem a inúmeras proteínas*, contrariando o postulado anterior "um gene, uma proteína".

Esse fato pode ser explicado pelo processo de *splicing* alternativo, que será visto mais adiante, ainda neste capítulo.

Estudo dos ácidos nucleicos

Essas unidades foram assim denominadas devido à crença de que só existissem no interior do núcleo celular, o que já se sabe *não* ser verdadeiro. Há dois tipos de ácidos nucleicos: *DNA* e *RNA*, compostos orgânicos formados por *nucleotídeos* (figura 5).

- *DNA (ácido desoxirribonucleico)*: É uma molécula polimérica, em forma de dupla hélice, que carrega todas as informações genéticas (genes). Essas informações derivam da combinação das bases nitrogenadas que compõem os nucleotídeos. Os dois filamentos da molécula de DNA têm sentidos inversos, ou seja, um polinucleotídeo aponta para a direção 5' - 3', e outro para 3' - 5'. Cada fita de DNA é formada por quatro nucleotídeos (bases), sendo duas purinas - *adenina* (A) e *guanina* (G) - e duas pirimidinas - *citosina* (C) e *timina* (T). Essas bases alinham-se de forma específica e complementar: G à C e A à T. O código genético (figura 6) é

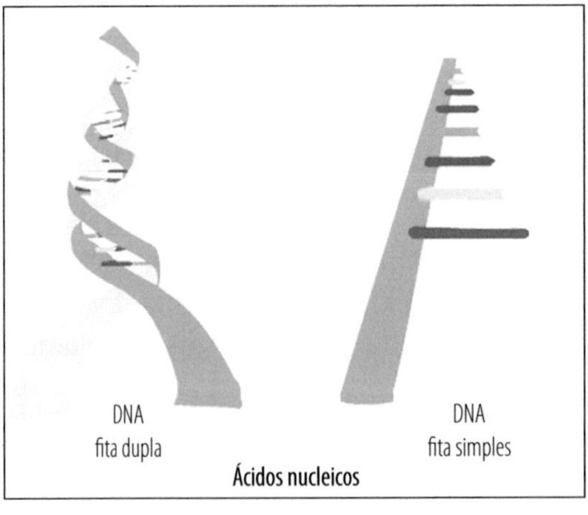

Figura 5. Representação esquemática dos ácidos nucleicos.

determinado pela sequência dessas quatro bases ao longo da fita de DNA. O estado inicial do DNA é uma fita dupla. Durante o processo biológico de duplicação do cromossomo, que antecede a divisão celular, e na transcrição do gene em RNA, que antecede a síntese proteica, as fitas de DNA separam-se (desnaturação) para serem copiadas. Após esse evento (transcrição ou duplicação do cromossomo), o DNA retorna ao estado nativo (as fitas se hibridizam novamente). O processo de desnaturação observado nas situações biológicas aqui mencionadas pode ser induzido *in vitro*, por tratamento do DNA com solução alcalina ou por aumento da temperatura. Assim, semelhante ao que ocorre biologicamente, o processo de desnaturação é revertido por correção do pH ou redução da temperatura.

- *RNA (ácido ribonucleico)*: O RNA é uma macromolécula de ácido nucleico muito semelhante ao DNA. Difere quimicamente deste no açúcar (*ribose*) e nas bases pirimídicas (citosina e *uracila*). O RNA não é uma dupla hélice como o DNA, mas sim unifilamentar.

Primeira letra	Segunda letra: U	Segunda letra: C	Segunda letra: A	Segunda letra: G	
U	UUU UUC Fenilalanina UUA UUG Leucina	UCU UCC UCA UCG Serina	UAU UAC Tirosina UAA UAG Cód. de parada (*Stop codon*)	UGU UGC Cisteína UGA Cód. de parada UGG Triptófano	U C A G
C	CUU CUC CUA CUG Leucina	CCU CCC CCA CCG Prolina	CAU CAC Histidina CAA CAG Glutamina	CGU CGC CGA CGG Arginina	U C A G
A	AUU AUC AUA Isoleucina AUG Metionina (Iniciação)	ACU ACC ACA ACG Treonina	AAU AAC Asparagina AAA AAG Lisina	AGU AGC Serina AGA AGG Arginina	U C A G
G	GUU GUC GUA GUG Valina	GCU GCC GCA GCG Alanina	GAU GAC Ácido Aspártico GAA GAG Ácido Glutâmico	GGU GGC GGA GGG Glicina	U C A G

Figura 6. O código genético.

- *Localização*: O DNA encontra-se nos cromossomos, dentro do núcleo celular e em organelas citoplasmáticas, como mitocôndrias e cloroplastos. O RNA está nos cromossomos, no nucléolo e no citoplasma. O DNA e o RNA são encontrados juntos em todas as células dos seres vivos, exceto nas partículas virais (acelulares), que geralmente possuem RNA ou DNA.
- *Nucleotídeos*: São unidades estruturais dos ácidos nucleicos, formadas por bases nitrogenadas púricas, como adenina e guanina, e pirimídicas, como citosina e timina (no DNA) ou uracila (no RNA), açúcar (desoxirribose no DNA e ribose no RNA) e ácido fosfórico. As bases nitrogenadas funcionam como um alfabeto, e é a partir delas que montamos as informações ou o código genético. Os nucleotídeos se polimerizam para formar as moléculas de DNA e RNA, unindo-se por ligações denominadas fosfodiéster, ou seja, ligações entre os carbonos, mais átomo de oxigênio e fósforo. Tais ligações são orientadas no sentido do carbono 3 ao carbono 5 (*ligação* 3' - 5') (figura 7).
- *Pareamento de bases*: Cada ácido nucleico (DNA ou RNA) contém quatro bases nitrogenadas, que possuem capacidade de pareamento específico. Exemplos: A-T, C-G no DNA e A-U, C-G no RNA.

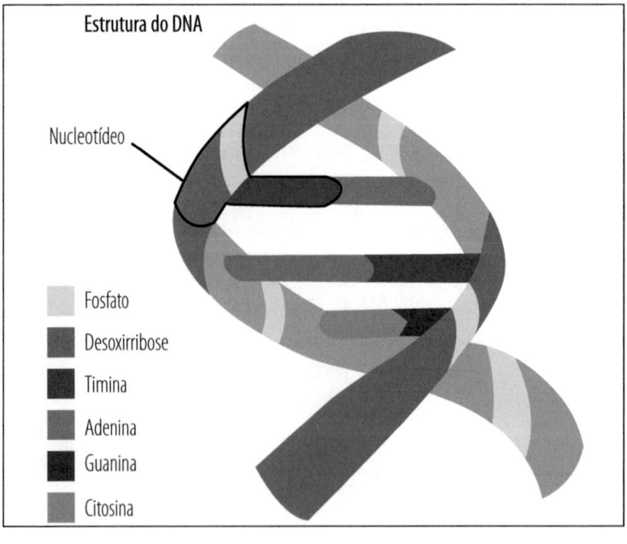

FIGURA 7. ESTRUTURA DA MOLÉCULA DE DNA E REPRESENTAÇÃO DOS NUCLEOTÍDEOS.

Curiosidade:

Nos seres humanos, os genes mitocondriais e nucleares podem seguir códigos genéticos diferentes. Esses genes contidos nas mitocôndrias são uma herança exclusivamente materna, já que no momento da fecundação apenas o núcleo celular masculino é fundido ao óvulo. Há poucos genes mitocondriais codificadores de proteínas; são aproximadamente treze.

No início da última década, o DNA mitocondrial passou a fazer parte do arsenal biotecnológico utilizado para a identificação humana: um indivíduo pode ser identificado pela comparação do seu DNA mitocondrial com aqueles de seus parentes genéticos maternos.

Investigadores de Berkeley usaram estudos com essas moléculas para traçar ancestrais humanos. Concluíram que todos esses DNAs mitocondriais partiram de uma única mulher, que se postula ter vivido 200 mil anos atrás, provavelmente na África. O ancestral africano foi chamado pela imprensa de Eva Mitocondrial.

Atualmente, a análise do DNA mitocondrial é a metodologia de escolha para a identificação humana a partir de ossos e dentes obtidos de restos humanos antigos; investigações criminais em que as únicas evidências são pelos sem bulbos; ou quando somente DNA altamente degradado é obtido de evidências biológicas e para estudos antropológicos e evolutivos, pois são muito resistentes à degradação.

Dogma central "um gene, uma proteína" e as teorias modernas

Durante a década de 1950 ocorreram descobertas muito significativas para a biotecnologia: a estrutura do DNA foi descrita, estabelecendo-se o "dogma central da biologia molecular", e, partindo de culturas de células e tecidos *in vitro*, foi possível regenerar indivíduos idênticos àqueles de onde foram retiradas as células (fumo, cenoura e girino).

O dogma central da biologia molecular foi descrito em 1958 por Francis Crick na tentativa de relacionar o DNA, o RNA e as proteínas.

Segundo ele, o DNA é o guardião do patrimônio genético do organismo, expresso em um código combinado de quatro letras: A, T, C e G. A partir do DNA podemos formar mais DNA, pelo processo de replicação, e RNA, pelo processo de transcrição. Assim, todas as características do indivíduo estarão garantidas pela posterior tradução em *proteínas*. Portanto, o fluxo seria unidirecional:

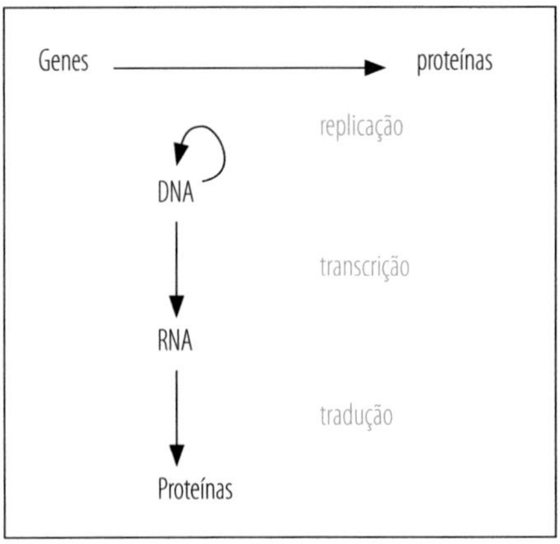

FIGURA 8. REPRESENTAÇÃO ESQUEMÁTICA DO DOGMA CENTRAL: *UM GENE, UMA PROTEÍNA.*

Poderíamos então dizer que organismo é um conjunto organizado de proteínas e que as características desse organismo são produto das informações contidas no DNA?

Não, pois sabemos hoje que:

- Em alguns vírus e plantas, o RNA também pode sofrer replicação.
- O RNA viral, através de uma enzima denominada transcriptase reversa, pode ser transcrito em DNA.
- Em outros casos, o DNA pode diretamente traduzir proteínas específicas sem passar pelo processo de transcrição; porém, o processo ainda não está bem claro.

Todos esses achados contrariam o dogma central. No entanto, uma coisa é certa: não se pode sintetizar DNA e RNA a partir de proteínas. Assim, mesmo tendo seu conceito ampliado, a *unidirecionalidade* persiste:

Ácidos nucleicos → proteínas

Expressão gênica

Como já mencionamos, o DNA e o RNA são encontrados juntos em todas as células dos seres vivos, com exceção de partículas virais (acelulares), que geralmente possuem RNA ou DNA. Novos achados, no ano de 2000, indicaram a existência de vírus com ambos os materiais genéticos.

- *Replicação do DNA em eucariontes*: Antes da divisão celular, a molécula de DNA copia a si mesma, em um processo denominado replicação. Ocorre abertura da fita dupla e duplicação de cada uma das fitas, denominada duplicação semiconservativa. Assim, as informações serão passadas às novas células filhas. Esse processo complexo requer o envolvimento de diversas moléculas (entre elas enzimas) e condições físico-químicas favoráveis, ambos vitais para a perpetuação da espécie.

  A compreensão desse processo é importante para que possamos entender posteriormente a técnica de PCR (Reação em Cadeia da Polimerase): a replicação do DNA é catalisada por enzimas denominadas DNA-polimerases, que sintetizam a nova fita de DNA, utilizando como molde (*template*) a fita complementar da molécula existente.

  E como o DNA é transformado em proteínas? Como as informações nele contidas podem ser traduzidas em sequência específica de aminoácidos?

A ordem dos nucleotídeos no DNA corresponde a *receitas* em um *livro de instruções* por meio do código genético.

- A célula transforma esse código em proteína, *transcrevendo* essas informações por intermédio da cópia pelo *RNA mensageiro* (RNAm), utilizando-se de *palavras de três letras (trincas)* denominadas *códons*.
- Essas *palavras* (códons) vão orientar a seleção de determinado aminoácido.
- O *RNA transportador* carreará esses aminoácidos aos *ribossomos*, que, como em uma *máquina de escrever*, vão traduzi-los em uma sequência específica de aminoácidos.
- A *proteína* foi então formada.

Ou seja, *a síntese do RNA a partir do DNA* ocorre a partir de um filamento molde do DNA, que orienta a formação de um filamento complementar de RNA, num processo denominado transcrição. A síntese do RNA é catalisada por uma molécula de RNA-polimerase e a transcrição inicia-se em determinadas regiões do DNA, chamadas de promotoras. É uma pequena sequência de nucleotídeos reconhecida por um RNA-polimerase como o ponto ao qual se deve ligar para iniciar a transcrição. Os promotores ocorrem logo anteriormente aos genes e possuem sequências muito similares para ser reconhecidos pela mesma enzima. O RNA-polimerase migra ao longo da molécula de DNA, desenrolando a dupla hélice, enquanto liga sequencialmente ribonucleotídeos à extremidade 3', dando início à síntese de RNA, sempre sintetizado no sentido 5' para 3'. O término da cadeia a ser sintetizada também é reconhecido pelo RNA-polimerase. Tal reconhecimento pode ser feito de maneira direta ou com o auxílio de um fator acessório proteico denominado *rô,* necessário ao reconhecimento do sinal de término. O término da transcrição resulta na dissociação do RNA-polimerase do DNA e na liberação do RNA transcrito, que agora está pronto para desempenhar seu papel como produto final da transcrição gênica, ou como mensageiro para síntese de polipeptídeos, mediante outro processo denominado *tradução.*

- *Pareamento de bases:* Existe uma relação de complementaridade entre as bases contidas no DNA e no RNA, e isso ocorre especialmente no momento da transcrição. No DNA, o pareamento é sempre A-T, C-G. No RNA, no lugar de timina (T) encontramos uracila (U) e, portanto, o pareamento de DNA com o RNA mensageiro será: A-U, C-G. Esse pareamento é possível devido à afinidade química existente entre os nucleotídeos da fita a ser formada, que se dispõem de acordo com a ligação (pontes de hidrogênio) entre as bases nitrogenadas e os nucleotídeos da fita molde, e é denominado fitas complementares. Tal processo é mediado por atividade enzimática.

Os genes encontram-se interrompidos e não são uma sequência linear contínua. Tal descoberta constituiu uma das mais importantes da genética molecular.

Antes do advento das técnicas do DNA recombinante, a análise dos RNAs transcritos sugeriam uma falta de correspondência entre o mapa genético do DNA e a molécula transcrita do RNAm. Com o aprimoramento dessas técnicas, tornou-se evidente que os RNAs transcritos primários eram *encurtados* de alguma maneira pela *eliminação de segmentos internos* antes de ser enviados ao citoplasma para a síntese proteica. Estudos em eucariontes têm mostrado que os segmentos de DNA codificadores de determinada proteína são interrompidos por sequências intercalares denominadas *íntrons*, cuja função ainda é pouco conhecida. Durante o processo de formação do RNAm, este sofre uma série de reações de corte e reunião, chamada *splicing*, quando determinados trechos são cortados e eliminados e o restante, reunido novamente. Ou seja, nesse processo natural, os íntrons são descartados do RNAm e as regiões codificadoras de proteínas, os *éxons*, são reunidas. Assim o RNAm está pronto para ser decodificado, formado agora por uma sequência totalmente colinear para determinada proteína.

- *Proteínas*: Estão entre as substâncias mais complexas do organismo vivo e podem constituir mais da metade do peso seco de uma célula. São sequências determinadas de aminoácidos ou polímeros. Existem centenas de diferentes proteínas, com funções específicas: estruturais (exemplos: cabelo, unhas), enzimas catalisadoras de reações químicas, controladoras da permeabilidade das membranas, reguladoras da concentração de metabólitos, defesa, entre outras funções.
- *Aminoácidos*: Existem mais de vinte diferentes tipos, que podem arranjar-se diferentemente em sequências, segundo informações genéticas. São constituídos de átomos de carbono, oxigênio e hidrogênio, com pelo menos um grupamento amina (NH_2). A ligação química entre os aminoácidos adjacentes denomina-se ligação peptídica, e a cadeia, polipeptídeo. O organismo não pode produzir aminoácidos, mas pode convertê-los em outros. Então, aminoácidos essenciais da dieta, em torno de dez diferentes tipos, e outros dez ou mais, convertidos por reações químicas, são utilizados na formação das proteínas.

Lembretes:

- *Íntrons*: Regiões da molécula de DNA que não correspondem à informação biológica.
- *Éxons*: Regiões codificantes dos genes descontínuos.

- *Splicing*: A transcrição produz uma cópia fiel do filamento molde do gene. Isso significa que se o gene contiver íntrons, ou seja, trechos que não contêm informações biológicas, então o transcrito primário incluirá cópias deles. Entretanto, esses íntrons precisam ser removidos, e as regiões de éxons do transcrito, ligadas umas às outras antes da tradução. Esse processo de remoção de íntrons é denominado *splicing* ou *recomposição*.

Que mecanismo faz o *splicing* da molécula de RNAm antes de ela ser enviada ao citoplasma?

O modelo mais aceito hoje é o chamado *modelo de alça*, em que a molécula é quebrada com a ajuda de determinadas proteínas, formando-se uma alça intermediária no corte dos transcritos primários de RNAm. Essa alça, que corresponde ao íntron a ser eliminado, será clivada em determinado ponto e, posteriormente, as duas pontas dos éxons serão unidas, e a alça será descartada.

Todo esse processo de formação do RNAm e do descarte dos íntrons é muito importante para a compreensão, por exemplo, das técnicas de mapeamento e sequenciamento genômico. Sabemos que as técnicas mais utilizadas fazem o sequenciamento do DNA apenas sobre os éxons, as "regiões codificadoras de proteínas", descartando-se os íntrons. Isso não quer dizer que esses íntrons, equivocadamente denominados "DNA-lixo", não têm função alguma. A não inclusão dos íntrons teve apenas a finalidade prática de acelerar o sequenciamento do DNA. A função dos íntrons ainda é pouco conhecida; talvez possa estar relacionada ao controle da expressão de determinados genes.

Alguns genes perderam suas funções

Alterações aparentemente pequenas nas sequências de nucleotídeos de um gene podem destruir completamente o significado da função biológica, deixando seu código genético "embaralhado", não mais legível. Por exemplo, ocorre no sistema Rh, em que o surgimento de um pseudogene em afrodescendentes faz com que possuam o gene *RHD*, mas não expressem a proteína RhD na membrana das hemácias.

Como visto antes, atualmente se acredita que um único gene dê origem a inúmeras proteínas devido a um mecanismo denominado *splicing* alternativo ou recomposição alternativa.

O *splicing* alternativo permite que uma única fita de RNA mensageiro recém-sintetizado sofra diversas possibilidades de processamento, aumentando consideravelmente o número total possível de proteínas.

Essa teoria mostra que um mesmo RNAm pode dar origem a diferentes proteínas de acordo com o *splicing* alternativo que clivará o RNAm e unirá os fragmentos em diferentes ordens e tamanhos, originando diferentes proteínas a partir de um mesmo gene. Em outras palavras, nesse processo de remoção dos íntrons do RNAm o gene pode sofrer um processamento alternativo, ou seja, formar variadas combinações de éxons e assim produzir moléculas diferentes de RNAm, cada qual codificando um tipo de proteína diferente.

Dessa forma, a remoção de íntrons parece não ser um mero artefato, como se pensava, mas, ao contrário, tem um importante significado biológico. Erros no processo de *splicing* são responsáveis por mutações genéticas e, até mesmo, por tumores cancerígenos.

Durante o *splicing* do RNA, um éxon que contém a informação para a montagem de uma região de uma proteína pode ser excluído, gerando uma proteína não funcional. Em outras palavras, o gene é desligado. Assim, certos genes ativos em uma célula hepática podem estar desligados em uma célula muscular e vice-versa. Como o *splicing* é um processo complexo, a mutação de um nucleotídeo na junção éxon-íntron pode gerar um produto alterado. Estima-se que erros no processo de *splicing* causem 10% das doenças genéticas.

Esse mecanismo é denominado "*splicing* alterado". No processo de *splicing*, o sítio doador de *splice* é sempre a sequência GT e corresponde aos dois primeiros nucleotídeos da região 5' de cada íntron. O sítio receptor de *splice* é sempre a sequência AG e corresponde aos dois últimos nucleotídeos da região 3' de cada íntron. Em alguns casos, os dois últimos nucleotídeos da região 3' do éxon também podem estar envolvidos nesse processo. A alteração de um único nucleotídeo em um desses sítios pode alterar o *splicing* de modo que gere a retirada do éxon anterior ou posterior a esse sítio, dependendo se essa mutação ocorreu no sítio doador ou receptor de *splice*. Fenótipos variantes no sistema MNS (S-s+ U^{var}) e fenótipos nulls no sistema Kidd, como o fenótipo Jk(a–b–), são exemplos desses mecanismos.

Muitos antígenos de grupos sanguíneos pertencentes a um mesmo sistema surgiram a partir desse mecanismo; outros surgiram por mutações genéticas (veja a seguir).

Com o término da transcrição, temos a formação de três tipos de RNA, que atuam em conjunto em um novo processo: a tradução. O RNAm é a cópia do DNA com todas as informações genéticas que serão agora *traduzidas* em proteínas. Cada trinca de bases nitrogenadas dos nucleotídeos do RNAm é o código que será reconhecido, chamado de códon. O *RNAt* é a molécula que transportará o aminoácido específico do citoplasma para suas posições ao longo do molde de RNAm. Uma molécula de RNAt tem em geral oitenta nucleotídeos de comprimento, e sua estrutura tridimensional é complexa, com dobras em forma de alça que permitem o pareamento ao longo de seu comprimento. Sabemos que o RNAt apresenta sítios específicos. O sítio que reconhece o códon do RNAm é chamado *anticódon*, pois suas bases são complementares a esse último. Em geral o códon 5'-AUG-3' marca a posição onde a tradução deve começar em um RNAm, o *start* códon ou iniciador. Assim como existe o códon iniciador, o que finaliza é chamado de *stop* códon, sendo um dos três códons (5'-UAA-3'; 5'-UAG-3'; 5'-UGA-3') no código genético, e marca a posição em que a tradução do RNAm deve ser interrompida.

O *RNAr* é uma das moléculas que compõem o ribossomo, organela celular responsável pela leitura do RNA mensageiro. A tradução ou a síntese de proteínas pode ser vista como reações químicas que ocorrem entre *aminoácidos*, moléculas de RNAt, RNAm, ribossomos, fatores proteicos adicionais, enzimas e íons inorgânicos.

Assim, quantas bases nitrogenadas definem um aminoácido?

Concluímos que três nucleotídeos (três bases nitrogenadas formando o códon) correspondem a um aminoácido. Fazendo-se as combinações de três bases nitrogenadas existentes, chegamos a um total de 64 códigos (códons) possíveis. Porém, sabemos que existem pouco mais de *vinte aminoácidos*, normalmente encontrados em proteínas celulares. Assim, o código genético é dito *degenerado*, pois, pelo excesso de combinações possíveis, ou seja, 64 trincas de nucleotídeos, concluímos que alguns aminoácidos são especificados por duas ou mais trincas diferentes (dois ou mais códons).

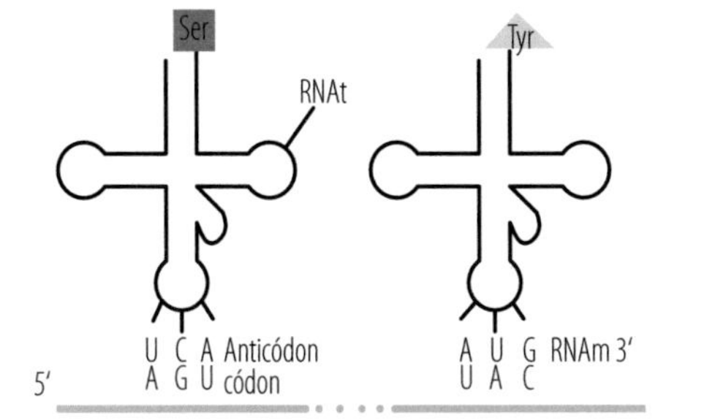

2ª base no códon

1ª base no códon	U	C	A	G	3ª base no códon
U	Phe	Ser	Tyr	Cys	U
	Phe	Ser	Tyr	Cys	C
	Leu	Ser	STOP	STOP	A
	Leu	Ser	STOP	Trp	G
C	Leu	Pro	His	Arg	U
	Leu	Pro	His	Arg	C
	Leu	Pro	Gln	Arg	A
	Leu	Pro	Gln	Arg	G
A	Ile	Thr	Asn	Ser	U
	Ile	Thr	Asn	Ser	C
	Ile	Thr	Lys	Arg	A
	Met	Thr	Lys	Arg	G
G	Val	Ala	Asn	Gly	U
	Val	Ala	Asn	Gly	C
	Val	Ala	Glu	Gly	A
	Val	Ala	Glu	Gly	G

Figura 9. O código genético: tradução.

Mecanismos de alteração do genoma

Nenhum ser vivo é exatamente igual ao outro, nem mesmo gêmeos univitelinos.

No término do Projeto Genoma, concluiu-se que os humanos possuem cerca de *30 mil a 40 mil genes*, apenas duas vezes mais que um verme ou uma mosca. Centenas de genes parecem ter sido herdadas de bactérias. Apesar de sabermos hoje que diferimos muito pouco geneticamente dos demais organismos, há uma grande e aparente diversidade de espécies no mundo.

No século XIX o inglês Charles Darwin propôs a teoria de que as espécies evoluíam por meio da seleção natural, isto é, as espécies que conseguiam adaptar-se e sobreviver reproduziriam, criando descendentes cada vez mais desenvolvidos em relação ao ambiente. Naquela época, porém, Darwin não tinha conhecimento da genética e dos conceitos de mutação, pois apenas décadas depois Gregor Mendel desenvolveu as leis da genética. A incorporação desses novos conceitos promoveu o surgimento do neodarwinismo (teoria sintética), que considera outros fatores também como evolutivos: mutação, recombinação, seleção natural, migração e oscilação genética.

Assim, a sobrevivência de uma espécie pode ser prolongada por meio de mudanças genéticas adaptativas, mas também requer certa estabilidade genética.

Antes de uma célula se dividir, ela passa pelo processo de duplicação do DNA, quando podem ocorrer "acidentes químicos", que promovem mudanças nas mensagens originais. A maioria das mudanças espontâneas pode ser corrigida por um processo de reparação do DNA. Mas, se a reparação falha, podem surgir mudanças permanentes denominadas mutações, classificadas em *mutações cromossômicas* (quebra ou rearranjo dos cromossomos) e *mutações gênicas*.

Outro mecanismo genético importante para a diversidade gênica da espécie é a recombinação, que reorganiza os genes já existentes nos cromossomos, no processo de reprodução sexuada.

Recombinação genética

Recombinação genética é o mecanismo primário de reorganização genética possível pela reprodução sexuada, que se realiza em duas fases consecutivas:

- *Gametogênese*: Formação de gametas (células haploides – óvulo e espermatozoide);
- *Fecundação*: União do gameta masculino com o feminino com combinações diferentes das células originais.

A gametogênese é responsável por grande parte da variabilidade intraespecífica em decorrência da segregação independente proposta na segunda lei de Mendel: durante a gametogênese, a célula germinativa diploide sofre meiose, produzindo quatro gametas – células haploides que contêm um cromossomo de cada par de homólogos. Com a segregação independente (separação) dos cromossomos, temos vários tipos de gametas. Na espécie humana, por exemplo, em que há 23 pares de cromossomos, estatisticamente temos um valor aproximado de 70 trilhões de zigotos possíveis após a fecundação. Dessa forma, a probabilidade de dois irmãos serem iguais é praticamente nula.

Todas as considerações feitas até agora não incluíram a ocorrência de recombinação gênica, que aumenta a variabilidade genotípica, uma vez que estabelece novas combinações entre os genes e aumenta o número de tipos diferentes de gametas.

Durante a meiose pode ocorrer a recombinação gênica, ou seja, a troca de segmentos homólogos entre cromátides não irmãs de um par de cromossomos homólogos, produzindo variações genéticas nas células germinativas resultantes.

Mutações

Uma mutação é definida como qualquer alteração permanente do DNA, durante a duplicação dessa molécula. Pode ocorrer em qualquer célula, tanto em células da linhagem germinativa como em células somáticas. Tais alterações envolvem mutações cromossômicas (quebra ou rearranjo dos cromossomos) e mutações gênicas. Existem vários tipos de mutações, inclusive as denominadas letais, em que uma parte fundamental do DNA é atingida.

Essas mutações podem ter efeitos diversos nas proteínas resultantes, desde a inativação de uma proteína crucial, produzindo morte celular, a mutações silenciosas, sem nenhum efeito visível, e muito raramente poderá surgir um gene melhorado e com função nova; nesse caso, dizemos que é uma mutação positiva, e o gene mutado poderá até mesmo substituir o gene original na população através de seleção natural.

Mutações gênicas são mudanças repentinas que ocorrem nos genes, ou seja, é o processo pelo qual um gene sofre uma mudança estrutural. As mutações distinguem-se das aberrações por serem alterações em nível de ponto, envolvendo a eliminação ou substituição de um ou poucos nucleotídeos da fita de DNA. Podem ocorrer em qualquer tipo de célula, seja da linhagem germinativa, seja somática. Essas mutações podem ou não provocar o aparecimento de um novo fenótipo.

Entre os tipos de mutação na sequência de DNA podemos citar:[1]

1. *Deleções e inserções*: Causadas pela inserção ou deleção de um ou mais pares de bases.
   - *Deleção e inserção de códons*: Quando o número de bases envolvidas não é múltiplo de três, a mutação altera a leitura da tradução a partir do ponto de mutação, resultando em uma proteína com sequência de aminoácidos diferentes.

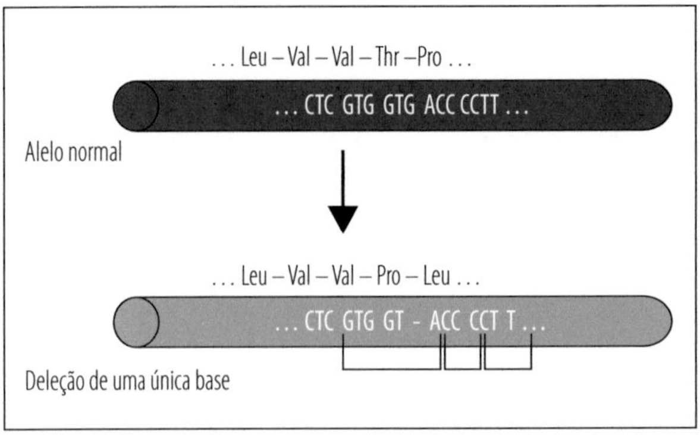

Figura 10. Esquema da mutação genética por deleção de uma base nitrogenada.

Quando o número de bases envolvidas é múltiplo de três, a mutação resulta numa proteína com a adição ou falta de aminoácidos.

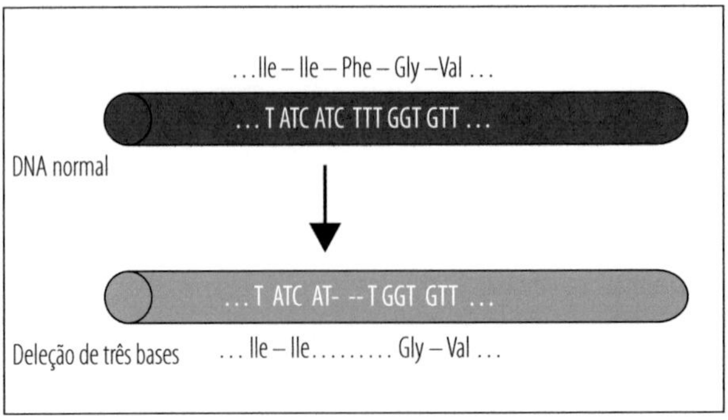

Figura 11. Esquema da mutação genética por deleção de três bases nitrogenadas.

Quando ocorre a inserção de elementos repetitivos há o interrompimento das sequências codantes.

- *Mutações em sequências promotoras*: Envolvem mutações nas sequências promotoras CAT e TATA box.

[1] As figuras 10, 11, 13, 14 e 15 estão disponíveis em http://www.virtual.epm.br/cursos/genetica/htm/mutacao.htm, acesso em 28-6-2006.

2. *Inversão*: Alteração da sequência em uma molécula de DNA pela remoção de um segmento, seguida de sua reinserção em orientação oposta.
3. *Translocação*: Troca de partes do DNA de forma recíproca entre cromossomos não homólogos.

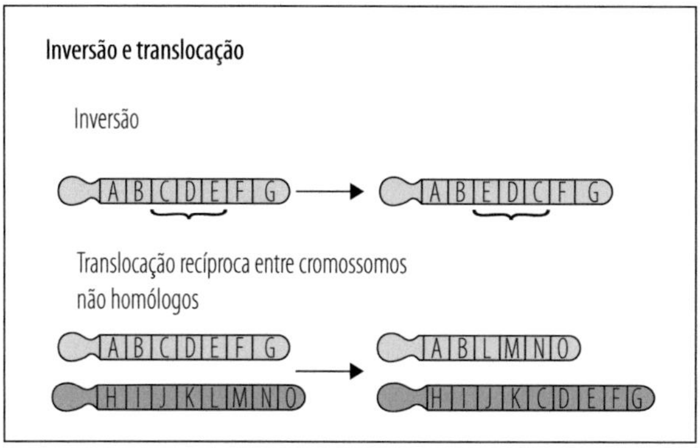

Figura 12. Esquema da mutação genética por inversão e translocação.

4. *Substituição de nucleotídeos*: A substituição de um único nucleotídeo (ou mutação de ponto) numa sequência de DNA pode alterar o código de uma trinca de bases e levar à substituição de uma trinca de bases por outra.
   - *Mutações de sentido trocado ou* missense: Alteram o "sentido" do filamento codificador do gene ao especificar um aminoácido diferente.
   - *Mutações sem sentido ou* non-sense: Normalmente a tradução do RNAm cessa quando um códon finalizador (UAA, UAG e UGA)

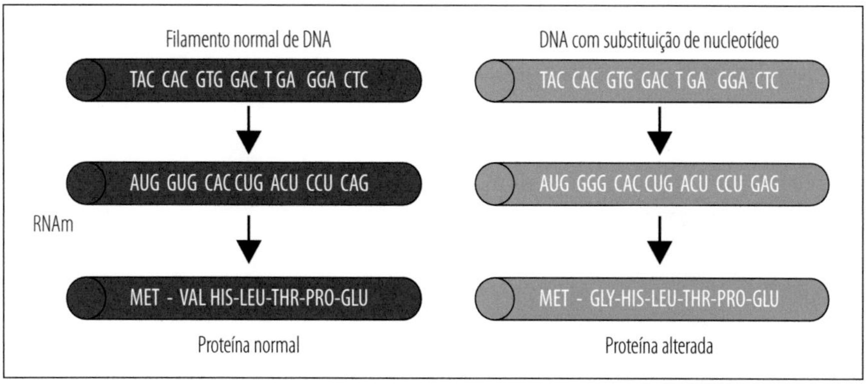

Figura 13. Esquema da mutação de ponto do tipo *missense*, com substituição de um nucleotídeo na sequência, gerando proteína alterada.

é alcançado. Uma mutação que gera um dos códons de parada (*stop* códons) é denominada mutação sem sentido ou *non-sense*.

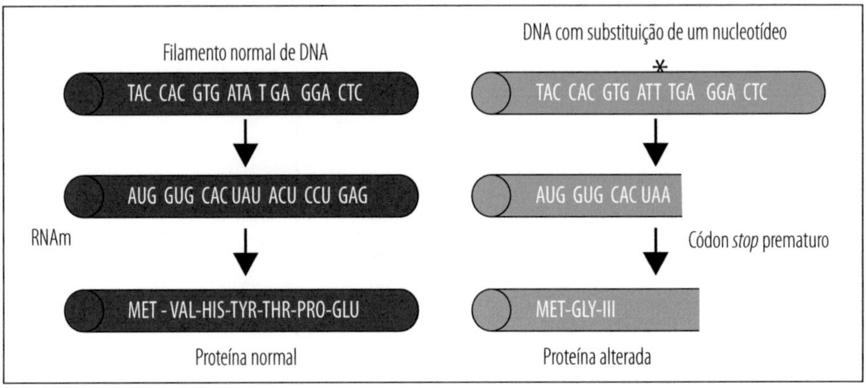

Figura 14. Esquema da mutação de ponto do tipo *non-sense*: aparecimento de um *stop* códon prematuro.

- *Mutação silenciosa*, em que, apesar da substituição do nucleotídeo, não há alteração na sequência de aminoácidos na proteína.
- *Mutações no processamento do RNAm*: O mecanismo normal pelo qual os íntrons são excisados do RNA não processado; e os éxons, unidos para formar um RNAm maduro, dependem de determinadas sequências de nucleotídeos localizadas nos sítios aceptor (íntron/éxon) e doador (éxon/íntron). As mutações podem afetar as bases necessárias no sítio doador ou aceptor da emenda, interferindo na emenda normal do RNA naquele sítio, ou podem envolver substituições de bases dos íntrons, possibilitando a criação de sítios doadores ou aceptores alternativos que competem com os normais durante o processamento do RNA.

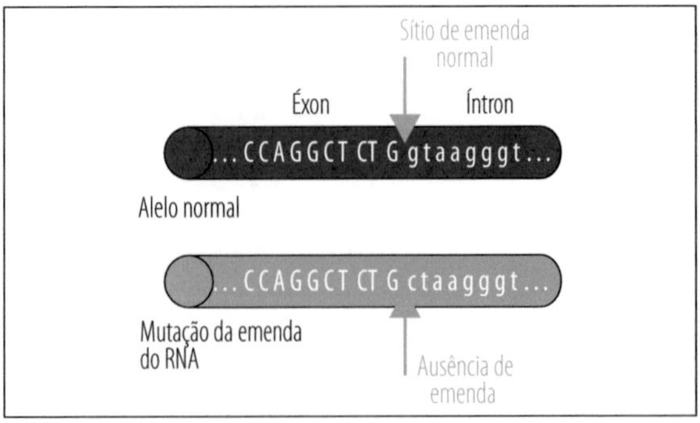

Figura 15. Esquema da mutação no processamento do RNAm.

Aberrações cromossômicas

Podem ser numéricas ou estruturais e envolver um ou mais autossomos, cromossomos sexuais ou ambos. As aberrações cromossômicas numéricas incluem os casos em que há aumento ou diminuição do número do cariótipo normal da espécie humana, enquanto as aberrações cromossômicas estruturais incluem os casos em que um ou mais cromossomos apresentam alterações em sua estrutura.

A síndrome de Down ou trissomia do 21 é, sem dúvida, o distúrbio cromossômico e a forma de deficiência mental congênita mais comuns.

Síntese dos antígenos dos grupos sanguíneos

Os sistemas de grupos sanguíneos são caracterizados pela presença ou ausência de antígenos na membrana eritrocitária. Esses antígenos possuem características polimórficas bem definidas como parte integrante dos componentes da membrana.

Os antígenos eritrocitários são herdados geneticamente e definidos por sequências de aminoácidos específicas, constituindo uma proteína, carboidratos ligados a essas proteínas ou a lipídios. A diversidade dos antígenos de grupos sanguíneos, como qualquer outro traço biológico, encontra-se no material genético.

As proteínas são produtos diretos dos genes.

Lipídios e carboidratos não são codificados diretamente pelos genes. A determinação genética que caracterizará sua morfologia e função será realizada por meio da ação de diferentes enzimas.

Atualmente, os sistemas sanguíneos englobam cinquenta genes responsáveis em determinar 1.718 formas alélicas.[2]

Os genes que codificam 29 das proteínas que contêm os antígenos de grupos sanguíneos possuem a sua localização e sequência conhecidas (figura 16), com exceção do gene que codifica os antígenos do sistema P, que, apesar de já ter seu cromossomo específico conhecido, ainda não foi clonado.

---

[2] Ver http://www.ncbi.nlm.nih.gov, acesso em 3-6-2016.

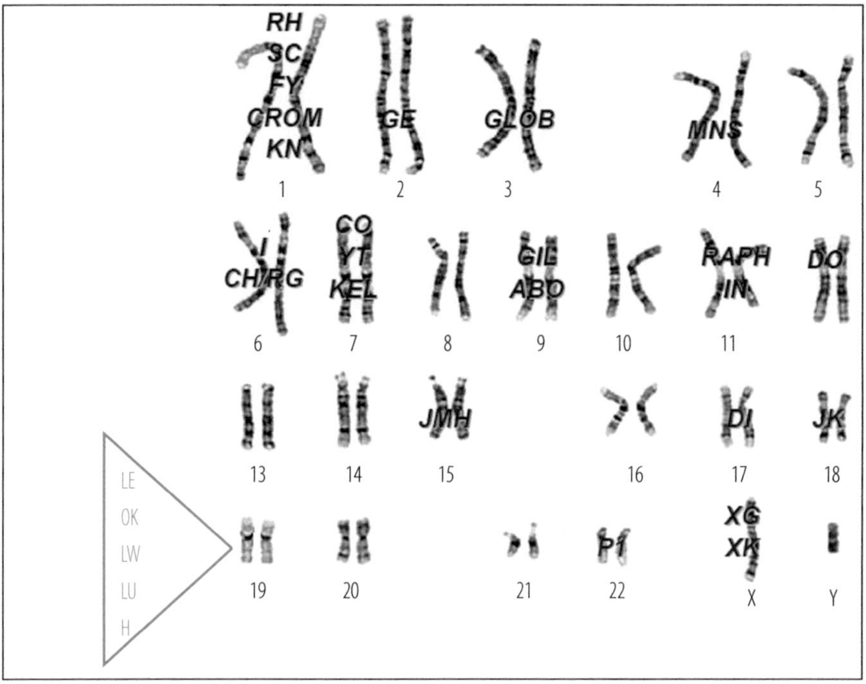

Figura 16. Localização dos genes dos grupos sanguíneos nos cromossomos humanos.
Fonte: Jill R. Story, Molecular Basis of Blood Group Genes, 2007.

Os polimorfismos de grupos sanguíneos originam-se predominantemente de mutações de ponto em um único nucleotídeo (SNPs) que codificam os sistemas de grupos sanguíneos. Mas recombinações gênicas, deleções e inserções também podem ocorrer.

A ocorrência natural de fenótipos variantes dos antígenos eritrocitários, principalmente nos sistemas ABO, Rh e MNS, pode causar alterações qualitativas e quantitativas na expressão dos antígenos na membrana eritrocitária, o que contribui para aumentar a complexidade desses sistemas.

O estudo e o entendimento desses antígenos são essenciais na prática transfusional, uma vez que o desenvolvimento de anticorpos contra esses antígenos pode se tornar um grande problema na clínica, principalmente nos casos em que os pacientes são portadores de doenças que requerem transfusões sanguíneas periódicas.

Os testes de hemaglutinação detectam o produto do gene. Já a genotipagem detecta o código genético, podendo ser uma excelente ferramenta quando os testes de hemaglutinação não apresentam eficiência; em casos de pacientes com Teste da Antiglobulina Humana (ou Coombs direto) positivo; quando há a presença de hemácias do doador ainda circulantes no receptor; ou quando há ausência de antissoros comerciais dirigidos a antígenos de baixa incidência, por exemplo.

No capítulo dedicado aos sistemas de grupos sanguíneos, você vai entender melhor sobre a base molecular dos antígenos e de suas estruturas bioquímicas.

Saiba mais:

International Society of Blood Transfusion:
http://www.isbt-web.org/

Blood Group Antigen Mutation Database:
http://www.bioc.aecom.yu.edu/bgmut/index.php

HUGO Gene Nomenclature Committee:
http://www.gene.ucl.ac.uk/nomenclature/

Alguns assuntos complementares indicados para melhor compreensão do texto:

- Citologia básica
- Leis de Mendel
- Herança genética e heredogramas
- Divisão celular (meiose e mitose)
- Projeto Genoma Humano

4 Teste de antiglobulina humana

Ao final deste capítulo, você deverá ser capaz de responder às seguintes questões:

- O que é soro de antiglobulina humana e como ele é produzido?
- Qual a diferença entre teste direto e teste indireto de antiglobulina humana?
- Qual a diferença entre soro AGH monoespecífico e soro AGH poliespecífico?
- O que é hemácia controle de AGH e quando ela deve ser utilizada?
- Por que devemos seguir rigorosamente os passos preconizados nas técnicas que utilizam o soro de AGH?

> Coombs, Mourant e Race, após alguns anos do descobrimento dos anticorpos anti-Rh, descreveram o teste de antiglobulina (TAG ou AGH), que utilizava o soro antiglobulina humana, preparado em coelhos, para detectar anticorpos Rh "incompletos", ou seja, incapazes de produzir aglutinação eritrocitária em meio salínico. O TAG foi então utilizado para detectar a sensibilização *in vivo* das hemácias, ajudando o diagnóstico da doença hemolítica do recém-nascido e anemia hemolítica autoimune. Hoje, o TAG provavelmente é o teste mais universalmente aplicado em imuno-hematologia...[1]

Mesmo após o descobrimento dos antígenos de grupo sanguíneo ABO em 1900 por Landsteiner, e a consequente "compatibilização ABO" antes da realização de transfusões de hemácias, ainda persistiam casos em que, apesar de respeitar-se o "tipo sanguíneo", ocorriam reações transfusionais. E, nos testes laboratoriais realizados pelas técnicas sorológicas existentes na época, a aglutinação entre as supostas "aglutininas e aglutinógenos" não era observada.

Carlos Moreschi, em 1908, descreveu o princípio do teste de antiglobulina humana. Mas foi somente em 1945 que Robin Coombs, Arthur Mourant e Rob Race introduziram o teste na rotina laboratorial. Eles descreveram

---

1 G. Garraty, "Editorial", em *Transfusion*, junho de 2000.

os procedimentos para detecção desses anticorpos (aglutininas) que não causavam aglutinação de hemácias diretamente, considerados "incompletos", ou seja, não aglutinantes em meio salínico. É a descoberta mais relevante para a medicina transfusional, somente precedida pela descoberta do sistema ABO. Foi a partir daí que conseguimos detectar inúmeros anticorpos em indivíduos sensibilizados e, portanto, descrever os demais sistemas de grupos sanguíneos.[2]

Princípio do teste

Como já foi dito (capítulo 1), a aglutinação das hemácias ocorre quando existe uma diminuição das forças de repulsão das hemácias, ou seja, diminuição da diferença de potencial elétrico (Potencial Zeta) até determinado valor, denominado Potencial Zeta Crítico (PZC).

Os anticorpos aglutinantes, quando ligados aos antígenos específicos, são capazes de diminuir essas forças de repulsão, a ponto de atingir o Potencial Zeta Crítico e, assim, promover a aglutinação das hemácias em meio salino. Os anticorpos não aglutinantes, quando ligados aos antígenos específicos, na maioria das vezes, não diminuem as forças de repulsão a ponto de atingir esse valor mínimo (Potencial Zeta Crítico), não permitindo que as hemácias aglutinem, apesar da diminuição da diferença de potencial elétrico. Assim, para visualizar a reação antígeno-anticorpo nessas condições, utilizamos o soro de antiglobulina humana, que diminui ainda mais o Potencial Zeta até o ponto crítico, promovendo a aglutinação.

Geralmente os anticorpos IgG não são aglutinantes, enquanto os anticorpos IgM são aglutinantes. Porém, é importante ressaltar que não é somente a classe do anticorpo que determina se ele é aglutinante ou não. O número de sítios antigênicos nas hemácias pode também ser um ponto decisivo para que as hemácias aglutinem, conforme modelo exposto no capítulo 1, item "Fenômeno da aglutinação de hemácias (hemaglutinação)".

O soro de antiglobulina humana foi produzido a partir da sensibilização dos animais (cabras ou coelhos) com injeções de imunoglobulinas

---

2 Até 1945 só eram conhecidos os sistemas ABO, P1PK, MNS e Rh.

humanas, ocorrendo, assim, a produção de anticorpos contra as frações Fc dessas imunoglobulinas. Portanto, esse soro, também conhecido como soro de Coombs, contém *anticorpos humanos* (por isso é chamado soro de antiglobulina humana - AGH).

O *teste de antiglobulina humana* utiliza o soro de antiglobulina humana, cujas moléculas se combinam com a fração Fc do anticorpo sensibilizante. As duas porções Fab dos anticorpos contidos no soro AGH formam, então, uma ligação entre os anticorpos adjacentes, produzindo o fenômeno da aglutinação (ver figura 1).

Ao contrário, células que não apresentem anticorpos ligados não serão aglutinadas pelo soro AGH.

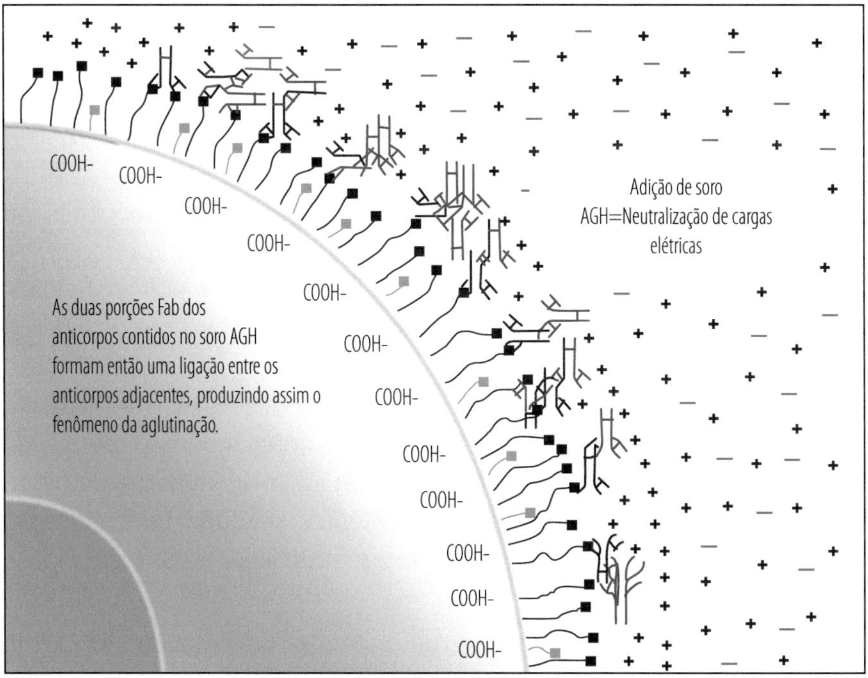

Figura 1. Princípio do teste de antiglobulina humana (AGH).

Fonte: J. A. Santos, *Curso de imuno-hematologia*. Parte II: Reação antígeno-anticorpo e o complemento em imuno-hematologia (compreendendo a sorologia de grupos sanguíneos). 2009. Disponível em http://pt.scribd.com/doc/48953148/Reacao-Antigeno-Anticorpo-e-o-Complemento-em-Imunohematologia, acesso em 22-2-2011.

Geralmente a intensidade de aglutinação observada é proporcional à quantidade de globulinas adsorvidas.[3]

Como esses anticorpos podem reagir com qualquer imunoglobulina humana (não somente as antieritrocitárias), no teste de antiglobulina humana é necessário lavar as hemácias após a etapa de sensibilização e antes de acrescentar-se o soro de AGH, a fim de remover qualquer traço de soro ou plasma, deixando-as recobertas apenas com os anticorpos específicos.

Tipos de reagentes de antiglobulina humana

Inicialmente, os soros foram produzidos a partir da injeção de imunoglobulinas humanas em animais, e portanto, o soro de AGH obtido era composto por anticorpos policlonais e heterólogos. Posteriormente, utilizando a tecnologia dos hibridomas, foi possível produzir anticorpos monoclonais, e portanto mais específicos e carente de anticorpos heterólogos. Então, quanto à origem, é possível adquirir soros de AGH *policlonais* ou *monoclonais*.

Quanto à especificidade desses anti-anticorpos, os soros de antiglobulinas humanas (AGH ou soro de Coombs) podem ser classificados em:

- *Poliespecíficos*: Podem ser de origem policlonal, monoclonal ou mistos. Contêm anticorpos contra IgG humana e contra frações de complemento C3 (C3b e/ou C3d). Podem conter pouca atividade contra IgM e IgA. Como a maioria dos anticorpos com significado clínico é da classe IgG, a maior função do reagente é detectar a presença desses anticorpos. A detecção de frações de complemento faz-se importante em casos de teste de antiglobulina direto (TAD ou Coombs direto), principalmente em anemia hemolítica autoimune. São utilizados na rotina em testes de pesquisa e identificação de anticorpos, diretos ou indiretos, e em testes de compatibilidade pré-transfusional.
- *Monoespecíficos*: Podem ser de origem policlonal ou monoclonal. São preparados especificamente contra determinada classe de Ig ou fração do complemento, como IgG, IgA, IgM, C3 ou C4.

---

3 American Association of Blood Banks, *Technical Manual* (13ª ed. Bethesda: American Association of Blood Banks, 1999).

Teste de antiglobulina humana

O teste de antiglobulina pode ser realizado de duas maneiras:

- *Teste da antiglobulina indireto (TAI, PAI ou Coombs indireto)*: Pesquisa a presença de *anticorpos livres no soro/plasma*. É frequentemente utilizado para pesquisa e identificação de anticorpos irregulares e testes de compatibilidade pré-transfusional (provas cruzadas).[4] A sensibilidade do teste pode ser aumentada por procedimentos que modificam a primeira etapa da reação (sensibilização das hemácias), como adição de albumina ou outras macromoléculas ao meio, meios de baixa força iônica (LISS) ou tratamento enzimático (capítulo 5).
- *Teste da antiglobulina direto* (*TAD ou Coombs direto*): É utilizado para demonstrar a ligação *in vivo* de anticorpos e/ou frações de complemento às hemácias. Esse teste é utilizado para estudo da doença hemolítica do recém-nascido, anemia hemolítica autoimune, na hemólise induzida por drogas e ainda nas reações hemolíticas pós-transfusionais (capítulo 5).

E o que é o reagente controle de Coombs ou hemácia controle de AGH? Trata-se de hemácias comercialmente adquiridas, recobertas (sensibilizadas) por anticorpos IgG, as quais devem ser adicionadas aos testes de antiglobulina, realizados por técnicas convencionais (em tubos de ensaio), que resultarem *negativos* em sua fase final, segundo os padrões determinados nos manuais e normas técnicas vigentes. Presta-se à detecção das antiglobulinas que devem estar livres no sobrenadante, já que não se ligaram aos anticorpos do soro/hemácia-teste, resultando agora em um *resultado positivo*. Isso comprovará a eficácia do soro de AGH e também se o procedimento de lavagem que precede a adição do soro de AGH foi correto e eficientemente realizado.

Essas hemácias não conseguem, no entanto, detectar todos os erros inerentes à técnica, como não adição do soro de AGH em volume suficiente, centrifugação inapropriada ou concentração inadequada das células, que

[4] Prova cruzada (maior): permite avaliar a compatibilidade entre doador e receptor de componentes eritrocitários, utilizando amostras de hemácias de um doador e o soro de um receptor. O teste é realizado da mesma forma que na pesquisa de anticorpos irregulares. Sua fase mais importante é a concernente à antiglobulina humana, uma vez que permite a detecção de anticorpos com significado clínico. Quando positiva nas fases de 37 °C e/ou AGH, indica a incompatibilidade do concentrado de hemácias do doador estudado com o receptor.

podem gerar um resultado no teste de AGH "falso negativo", o que fará que, após a adição da hemácia controle, o resultado seja "falso" positivo. Esse reagente não é necessário nas técnicas de antiglobulina humana realizadas pelos métodos de aglutinação em coluna, como o gel-teste centrifugação, segundo preconizado pelos fabricantes.

Falsos resultados no teste de antiglobulina humana

A lavagem dos glóbulos vermelhos é um dos passos mais simples e importantes na realização dos testes de antiglobulina em método convencional (realizado em tubo). Se ela não for realizada de forma criteriosa, podem "sobrar" outras globulinas que estavam presentes no plasma e neutralizar o soro antiglobulina reagente, provocando falsos resultados. No método de gel-centrifugação não é necessária a realização da lavagem. Essa é uma vantagem importante, pois, eliminando a etapa de lavagem, minimizam-se os erros técnicos e a perda dos anticorpos de baixa afinidade, que podem eluir durante o processo. Além disso, confere-se maior rapidez na realização dos testes, e por isso também a utilização da hemácia controle de AGH não é necessária.

O anticorpo não aglutinante ligado à hemácia, se exposto a condições diversas das ideais em que a reação agXac ocorreu, pode eluir-se naturalmente. Por isso, *não se recomenda a demora na execução das fases do teste de antiglobulina humana.*

Durante a padronização do teste de antiglobulina humana, as melhores condições para a obtenção de resultados fidedignos foram estabelecidas. Portanto, alterações aleatórias da técnica não devem ser realizadas, por ser uma prática insegura e que pode produzir falsos resultados positivos ou negativos. A leitura desse teste também deve ser realizada de forma criteriosa, pois, na maioria dos casos, temos resultados fracamente positivos, que podem ser erroneamente interpretados como negativos. Nesse caso, o método de gel-centrifugação também constitui uma importante ferramenta, pois a interpretação da leitura é objetiva e estandardizada (ver figura 2).

Devemos nos assegurar sobre a qualidade dos reagentes empregados, uma vez que, se não estiverem adequados à preconização internacional, resultados falsos negativos podem ser produzidos. É importante a inspeção de qualidade de reagentes, inclusive as cartelas para testes de gel-centrifugação.

É possível obter resultados positivos em teste de antiglobulina direto (TAD) realizado pelo método de gel-centrifugação e negativos em método convencional (tubo). Isso ocorre porque no primeiro podemos detectar quantidade menor de moléculas de anticorpos ligadas aos glóbulos vermelhos (ver capítulo 5). Esse incremento na sensibilidade se deve ao fato de, conforme já exposto anteriormente, tratar-se de método perfeitamente estandardizado, com mínimas possibilidades de erros técnicos; além disso, elimina-se a etapa de lavagem das hemácias, evitando a eluição de anticorpos; utiliza-se, como meio diluente das hemácias-teste, potencializador de reação (LISS), o que não ocorre em tubo; no momento da interpretação dos resultados, temos leitura objetiva, permitindo com facilidade a interpretação de pequenas aglutinações (pó).

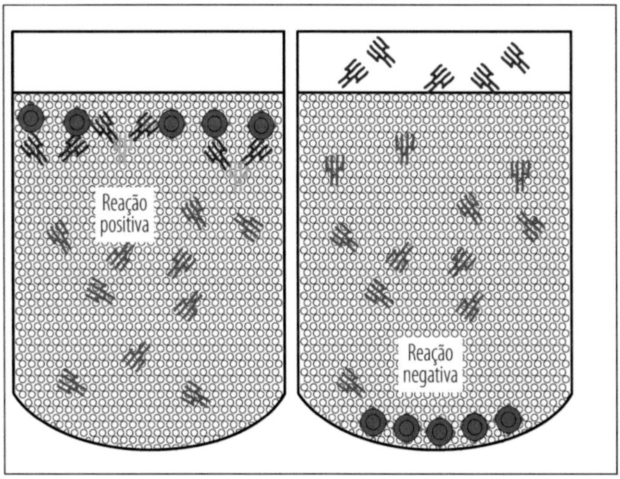

FIGURA 2. REPRESENTAÇÃO ESQUEMÁTICA DE TESTE DE ANTIGLOBULINA HUMANA PELO MÉTODO DE AGLUTINAÇÃO EM COLUNA (GEL-TESTE CENTRIFUGAÇÃO, DIAMED AG, SUÍÇA).

Mas uma análise crítica dos resultados positivos faz-se necessária, já que o resultado isolado do TAD não significa necessariamente que o indivíduo em questão esteja apresentando sinais clínicos e laboratoriais de hemólise (ver mais detalhes no capítulo 5).

Hemácias recobertas por complemento podem não aglutinar imediatamente com o soro de antiglobulina poliespecífico, portanto é necessário, em testes negativos após a leitura imediata, proceder à incubação por cinco a dez minutos a temperatura ambiente.

Não se devem utilizar hemácias provenientes de coágulos para a realização do teste de antiglobulina direto (TAD), uma vez que é possível ter falsos resultados positivos por ligação *in vitro* de frações de complemento, pela presença de anticorpos frios IgM sem significado clínico no soro.

A *sub* ou a *ultracentrifugação* podem promover resultados falsos. Por isso, é de suma importância verificar e validar os parâmetros das centrífugas sorológicas de seu laboratório.

5

Pesquisa e identificação de anticorpos irregulares

Ao final deste capítulo, você deverá ser capaz de responder às seguintes questões:

- O que são e como são detectados/identificados, na rotina laboratorial, os anticorpos irregulares antieritrocitários?
- Quais são os fatores que influenciam na importância clínica dos anticorpos irregulares?
- Como realizar o painel de hemácias para identificação de anticorpos irregulares?
- Quais são os algoritmos laboratoriais para os casos de pesquisas de anticorpos irregulares positivas?
- Quais são os fundamentos dos principais métodos acessórios da rotina laboratorial de identificação de anticorpos?

Como já vimos no capítulo 1, existem muitas possibilidades de ativação de resposta imune em um indivíduo, como resultado da exposição a substâncias estranhas (imunógenos).

Em hemoterapia, a administração de concentrado de hemácias ou outro hemocomponente que possua uma grande quantidade de eritrócitos pode ser responsável pela aloimunização contra antígenos eritrocitários após transfusão.

A capacidade de estimular a resposta imune depende de muitos fatores, mas, uma vez produzidos os anticorpos, necessitamos de métodos ou testes que permitam sua detecção.

O que são anticorpos irregulares?

Quando o indivíduo é exposto a substâncias reconhecidas como não próprias ao seu organismo, por exemplo antígenos eritrocitários, pode ocorrer ativação do sistema imune, com consequente formação de anticorpos.

Como já vimos, anticorpos são proteínas (imunoglobulinas) produzidas pelos plasmócitos após ativação do sistema imune.

Podem se dar por estímulos naturais, como no caso da imunização ABO, sendo então denominados anticorpos regulares, pois sua ocorrência é esperada. Mas geralmente, em hemoterapia, ocorrem como resposta aos aloantígenos contidos em hemocomponentes transfundidos, ou mesmo são decorrentes do contato da gestante com sangue fetal. Como sua ocorrência não é esperada, são denominados anticorpos irregulares.

Na rotina imuno-hematológica, geralmente procuramos detectar e identificar anticorpos antieritrocitários.

O grande número de genes envolvidos na produção de proteínas leva à formação de um grande número de antígenos nas hemácias dos indivíduos (diversidade antigênica) (figura 1). E é essa diversidade um dos fatores responsáveis pela formação dos anticorpos irregulares.

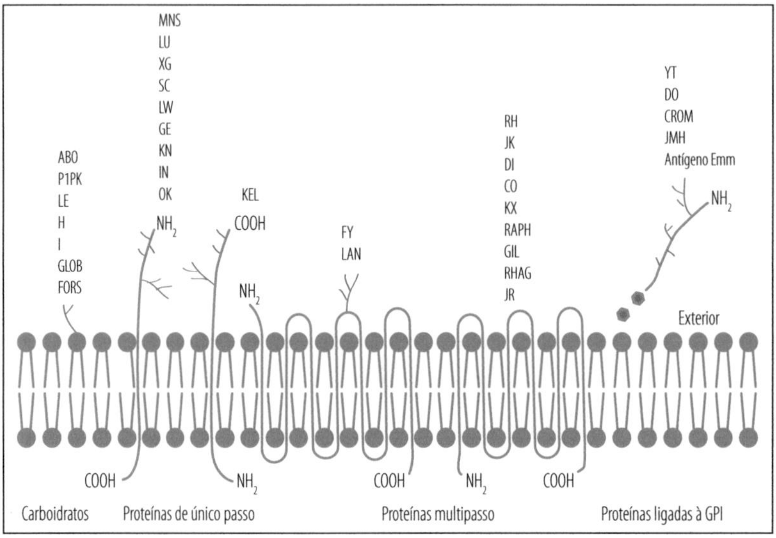

FIGURA 1. REPRESENTAÇÃO ESQUEMÁTICA DA DISTRIBUIÇÃO DOS SISTEMAS DE GRUPOS SANGUÍNEOS E SUAS ESTRUTURAS BIOQUÍMICAS NA MEMBRANA DOS ERITRÓCITOS.

Fonte: M. R. Reid, C. Lomas-Francis, & M. L. Olsson, *The Blood Group Antigen - Facts Books* (3ª ed., Londres: Elsevier, 2012), p. 6.

Obs.: Os antígenos dos sistemas ABO, H, LE, I, GLOB e FORS são estruturas de carboidratos ligados a glicoproteínas ou a glicolípides na membrana eritrocitária.

Já são conhecidos aproximadamente 308 antígenos eritrocitários, classificados em 36 sistemas, além dos 38 antígenos "órfãos" contidos em seis coleções (compreendem dois ou mais antígenos que são correlacionados sorológica, bioquímica ou geneticamente, mas que não atendem a critérios mínimos para inclusão na categoria de sistemas), séries 700 (antígenos de baixa frequência populacional) e 901 (antígenos de alta frequência populacional) produzidas a partir da expressão de 50 genes e seus 1.759 alelos.[1]

Tabela 1. Classe dos aloanticorpos eritrocitários em imuno-hematologia

IgM	• são naturais e regulares no sistema ABO e H.
	• são naturais e irregulares nos sistemas Lewis, P, MNS (M, N) e ABO.
IgG	• são imunes e irregulares nos sistemas Rh, Kell, Kidd, Duffy, MNS (S, s), entre outros.
IgA	• um pequeno percentual dos anticorpos ABO são de classe IgA.

Os anticorpos irregulares ocorrem em aproximadamente 0,3% a 2,0% da população em geral e historicamente passaram a ter importância na transfusão assim que foram descobertos e associados a reações transfusionais, depois que essa prática começou a ser mais utilizada no século XX. O risco de aloimunização é de aproximadamente 1% por unidade transfundida. Em determinadas populações, porém, esse risco é maior, estimado em:

- Politransfundidos: 9%;
- Falciformes: 36%;
- Talassêmicos: 10%.

Podem ser encontrados no soro/plasma dos indivíduos ou ligados à membrana eritrocitária.

Ocorrem principalmente por sensibilização após transfusão, gestação ou, ainda, por ocorrência natural.

***Lembretes*:**

- Aloanticorpos são anticorpos formados por sensibilização contra antígenos reconhecidos como "não próprios" ao indivíduo.
- Autoanticorpos são formados contra antígenos próprios aos indivíduos (autoimunes). Podem ser frios, quentes ou induzidos por drogas.

Alguns testes imuno-hematológicos permitem a detecção dos anticorpos irregulares:

1 HUGO Gene Nomenclature Committee. Disponível em http://www.genenames.org, acesso em jun. 2016; http://www.ncbi.nlm.nih.gov/projects/gv/mhc/xslcgi.cgi?cmd=bgmut/systems, acesso em jun. 2016.

Tabela 2. Testes para detecção de anticorpos irregulares

Séricos	Ligados à membrana eritrocitária
Pesquisa de anticorpos irregulares	Teste de antiglobulina direto
Testes de compatibilidade	Autocontrole
Tipagem reversa	Controle de Rh

Anticorpos séricos e provas pré-transfusionais

Quando existe a indicação de transfusão de hemocomponentes, de acordo com as características das células que serão administradas, pode ser necessário realizar alguns testes para assegurar a eficácia transfusional e para que nenhum dano previsível ocorra (AABB Technical Manual, 17th ed., 2012). Alguns cuidados devem ser observados para cada hemocomponente, e o conhecimento das normativas contidas nas portarias que regulamentam a prática hemoterápica passa a ser imprescindível para os profissionais responsáveis pelas agências transfusionais, trazendo as informações necessárias e obrigatórias para a coleta, produção, estocagem e distribuição, assim como testagem e infusão de cada produto hemoterápico. Como o escopo deste livro trata apenas da imuno-hematologia eritrocitária, discutiremos os principais aspectos relacionados à transfusão de concentrados de hemácias e hemocomponentes que possuam muitas hemácias incorporadas em seu conteúdo.

As provas pré-transfusionais imuno-hematológicas preconizadas na legislação atual,[2] assim como nas anteriores, não costumam variar devido à segurança que conferem à prática transfusional. São elas: fenotipagem ABO (prova direta e reversa) e Rh(D), pesquisa de anticorpos irregulares do receptor, retipagem dos hemocomponentes selecionados e prova de compatibilidade maior. Não existe obrigatoriedade da realização de autocontrole e/ou teste de antiglobulina humana, mas é recomendável realizar um desses testes para uma investigação mais aprofundada, principalmente em unidades hemoterápicas de referência, sendo muito utilizados nas instituições brasileiras. Lembrando que existem alguns pacientes que podem exigir um *screening* diferenciado, também previsto nas normativas hemoterápicas, como no caso de exsanguíneo-transfusão para recém-nascidos.

[2] Na ocasião da revisão e atualização desta edição, estava em vigor a Portaria do Ministério da Saúde: Portaria MS/GM nº 158, de 4 de fevereiro de 2016. Diário Oficial da União; Poder Executivo, Brasília, DF, 5 fev. 2016. Seção 1, p.37-57.

Neste capítulo discutiremos sobre os testes realizados para detecção e identificação de anticorpos dos pacientes: a pesquisa de anticorpos irregulares e a prova de compatibilidade maior. Os testes de fenotipagem ABO e Rh(D) estão devidamente discutidos nos capítulos específicos sobre cada sistema.

Além da realização dos testes pré-transfusionais, cabem algumas condutas nas agências transfusionais:

a) *Avaliação das informações do receptor:* Antes de realizar as provas pré-transfusionais, o técnico transfusionista deve avaliar todas as informações do paciente/receptor, como o diagnóstico, a idade, o sexo, a origem étnica, os históricos gestacional e transfusional prévios (se aplicável) e a história clínica, além dos dados laboratoriais de dosagem de hemoglobina e hematócrito. As informações dos mecanismos de formação de anticorpos irregulares já podem direcionar ou permitir uma inferência técnica sobre a possibilidade de presença ou ausência de aloanticorpos no indivíduo, otimizando a realização dos testes obrigatórios. De posse dessas informações, quando houver reatividade nas provas de detecção de anticorpos irregulares, as decisões costumam ser mais rápidas e eficazes.

   Para identificação de anticorpos, outras informações podem ser requeridas: data da última transfusão, drogas prescritas, quadros infecciosos, além de outros dados laboratoriais, como dosagem de bilirrubinas e DHL. Nenhum dado do paciente substitui as provas, exceto aqueles já previstos na lei ou em casos emergenciais (***Importante***: para estes casos excepcionais, não deixe de consultar as portarias da área).

b) *Amostras do paciente:* Devem seguir as condutas de coleta, os tipo de amostra, a conservação e o prazo de execução obrigatórios da legislação vigente. Quanto mais rápido a amostra for coletada e utilizada para a realização dos testes imuno-hematológicos, mais fidedignos serão os resultados, que serão correlacionados com as condições encontradas no organismo receptor, conferindo mais segurança à prática transfusional. Além disso, mesmo após realizada a transfusão, essas amostras devem permanecer armazenadas em geladeira, para a eventualidade de ocorrerem reações adversas às transfusões e para sua investigação. Recomenda-se a armazenagem por pelo menos 3 dias após realizada a transfusão.

A seguir discutiremos as finalidades técnicas dos principais testes pré-transfusionais para a detecção e a identificação de anticorpos irregulares, bem como de técnicas auxiliares para esclarecimento de casos complexos, de difícil resolução:

- *Pesquisa de anticorpos irregulares*:

  Verifica a presença ou não de anticorpos irregulares no soro/plasma do indivíduo. É um dos testes pré-transfusionais obrigatórios, segundo a legislação vigente, e pode ser realizada também para detecção de anticorpos irregulares em doadores ou gestantes. A presença desses anticorpos pode mudar totalmente a conduta transfusional do paciente. Utiliza pelo menos dois frascos de reagentes comerciais, que são células do tipo O e possuem a maioria dos outros antígenos de grupos sanguíneos (que não ABO).

  É realizada colocando essas hemácias em contato com o soro/plasma do indivíduo. A leitura da reação pode ser feita em diversas fases, dependendo da metodologia escolhida. No caso do método convencional (em tubo), realizamos geralmente três leituras da aglutinação:

  - fase de temperatura ambiente;
  - 37 °C;
  - fase da antiglobulina humana.

  Dependendo do potencializador de reação utilizado, podemos ter a supressão de determinada fase:

  - Utilizando-se PEG, não é realizada leitura a 37 °C.
  - Pelo método de aglutinação em coluna, normalmente a leitura é realizada diretamente na fase de antiglobulina humana.

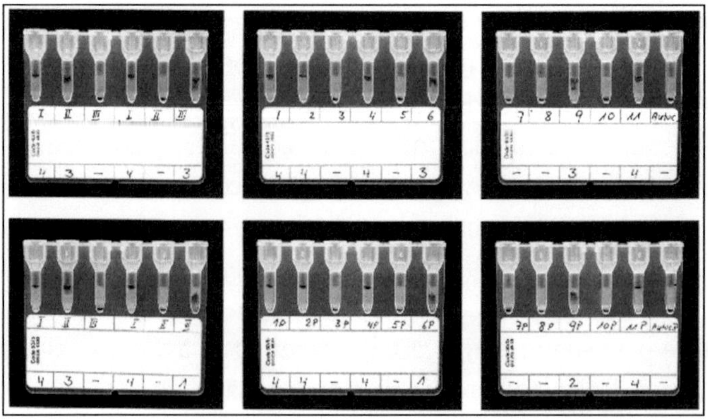

Figura 2. Pesquisa e identificação de anticorpos irregulares pelo método de gel-teste centrifugação (DiaMed AG, Suíça).

Interpretação dos resultados: A presença de aglutinação e/ou hemólise em qualquer uma das fases indica presença de anticorpos irregulares (PAI) e, portanto, resultado positivo. A especificidade desses anticorpos deverá ser identificada por meio de painel de hemácias.

- *Prova de compatibilidade maior (prova cruzada):*

  É um teste pré-transfusional, que, após a compatibilização ABO/RH dos hemocomponentes, verifica a presença ou não de reação *in vitro* entre o soro/plasma do receptor com as hemácias do doador. Deve ser realizada nas fases sugeridas para cada método (convencional ou gel-teste), mas os anticorpos de importância clínica geralmente são reativos em fase de antiglobulina humana. Difícil ocorrência de reação positiva apenas nesse teste.

  Prova positiva, isto é, a presença de aglutinação e/ou hemólise, indica provável presença de anticorpo no receptor reagindo contra antígeno das hemácias do doador, falha na fenotipagem ABO do doador incompatível com a do receptor, ou presença de anticorpo irregular adsorvido às hemácias do doador (figura 3).

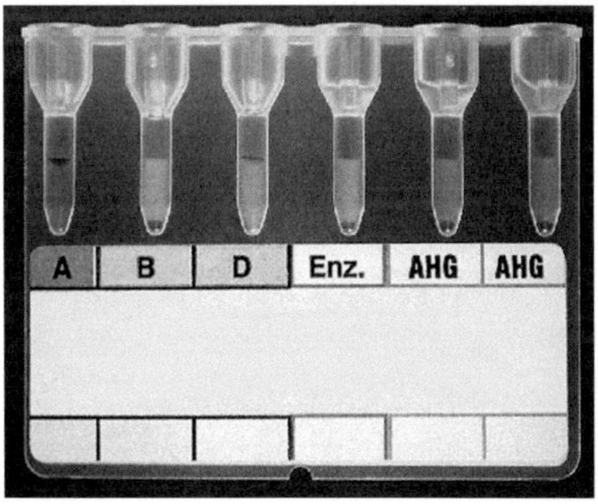

FIGURA 3. PROVA DE COMPATIBILIDADE PELO MÉTODO DE GEL-TESTE CENTRIFUGAÇÃO (DIAMED AG, SUÍÇA).

Provas negativas na PAI e prova cruzada nem sempre significam ausência de anticorpo irregular na amostra-teste, pois o título deste pode ter decrescido até atingir níveis indetectáveis, por diminuição do estímulo antigênico, ou, ainda, pelo teste empregado não apresentar sensibilidade suficiente para a detecção. Nesse caso, se houver novo estímulo antigênico, através de nova transfusão fenótipo-positiva, pode ocorrer resposta anamnéstica, com produção de altos títulos desses anticorpos em período de 24 a 72 horas, e estímulo de reação transfusional de caráter imunológico. Portanto, é importante pesquisar a história transfusional de pacientes, se possível recuperando as informações sobre anticorpos preexistentes, e/ou até mesmo fornecendo bolsas fenotipadas, especialmente levando-se em conta os antígenos mais imunogênicos, como os do sistema RH (D, C, c, E, e), Kell (K1), Kidd (Jk^a e Jk^b), Duffy (Fy^a e Fy^b), MNS (S, s).

Limitação: A prova cruzada não evita novas sensibilizações - lembre-se de que é grande a diversidade antigênica entre os indivíduos e que os testes de compatibilidade não visam evitar novas sensibilizações, e sim prevenir reações de anticorpos já formados no receptor contra as hemácias transfundidas.

- *Prova reversa da fenotipagem ABO*:

  Teste confirmatório da prova direta da fenotipagem ABO, realizado adicionando-se soro/plasma do indivíduo a ser testado, com suspensão de hemácias comerciais de tipos sanguíneos A_1 e B. Podemos utilizar também hemácia de tipo A_2 para diferenciação do eventual anticorpo irregular anti-A_1, às vezes presente no plasma dos indivíduos subgrupos de A.

  Em algumas discrepâncias entre a prova direta e a reversa, podemos suspeitar de uma pesquisa de anticorpos irregulares (PAI) positiva contra outros antígenos eritrocitários, que não ABO, ou ainda da presença do anticorpo anti-A_1, frequentemente encontrado no soro de alguns indivíduos de fenótipo $A_{subgrupo}$.

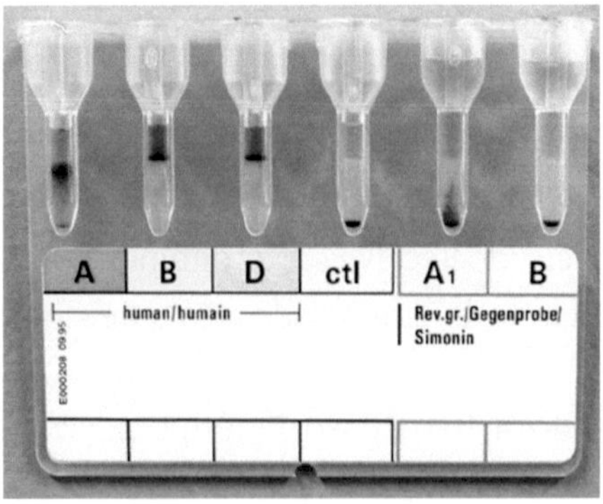

Figura 4. Discrepância na determinação ABO pelo método de gel-teste centrifugação (DiaMed AG, Suíça).

ANTICORPOS LIGADOS ÀS HEMÁCIAS

- *Autocontrole*: Apesar de sua realização não ser obrigatória, segundo a legislação vigente, é um teste realizado na rotina pré-transfusional, pois fornece informação quanto à presença eventual de autoanticorpos adsorvidos ao eritrócito e/ou livres no soro. É feito adicionando-se suspensão de hemácias de um indivíduo ao seu próprio soro/plasma. As leituras são realizadas nas fases preconizadas para cada método. Quando positivo, pode indicar presença de autoanticorpos frios ou quentes, reações transfusionais hemolíticas ou, ainda, disproteinemias (efeito "roleaux").
- *Teste de antiglobulina direto (TAD)*: É indicado na detecção de anticorpos não aglutinantes (classe IgG) ligados às hemácias, podendo também detectar anticorpos IgM, IgA e/ou frações de complemento, de acordo com o soro de antiglobulina humana utilizado (poli ou monoespecífico).

  Pode ser realizado por método em tubo ou reação em coluna.

  Pela metodologia em tubo, é realizado adicionando-se reagente antiglobulina humana à suspensão de hemácias-teste lavadas (o número de lavagens varia de acordo com a amostra em questão - de seis a nove vezes para amostras colhidas de cordão umbilical e três vezes para outras amostras). Pela metodologia em gel não é necessário lavar a amostra; então, adiciona-se a suspensão de hemácias preparada em reagente de baixa força iônica ao cartão contendo soro de antiglobulina humana.

  Muitos trabalhos mostram que esse teste, quando realizado em tubo, tem sensibilidade limitada, sendo o método de aglutinação em coluna mais sensível do que o método convencional (tubo) na detecção dos anticorpos (ver figuras 1, 3, 4, 7, 9, 13, 17).

  Quando positivo pode indicar a presença de autoanticorpos (anemia hemolítica autoimune ou induzida por drogas) ou aloanticorpos presentes em receptor contra hemácias de bolsa recebida ou, ainda, anticorpo materno transferido a feto (DHPN).

TABELA 3. LIMITAÇÕES DO TESTE

Sensibilidade TAD em tubo é estimada em: • 200-500 moléculas de IgG • 400-1.100 moléculas de C3d

Fonte: J. D. Roback *et al.*, *AABB Technical Manual* (16ª ed. Bethesda: AABB, 2008).

- *Controle de Rh*: Serve para "validar" a fenotipagem Rh(D) e deve sempre ser realizado em conjunto com a fenotipagem Rh(D) de doadores de sangue, recém-nascidos e receptores de hemocomponentes, segundo preconizado pela legislação vigente. O soro controle de Rh é comercialmente adquirido e é composto do mesmo meio diluente do soro Anti-D, exceto anticorpos. Portanto, na rotina, devemos utilizar ambos de mesma procedência ou origem.

  Quando positivo, indica a provável presença de anticorpos ligados à hemácia.

Algoritmo em caso de PAI positiva

Quando a PAI resulta positiva, o próximo passo é identificar a especificidade do(s) anticorpo(s).

Para a identificação do(s) anticorpo(s) irregular(es), utiliza-se painel de hemácias contendo de 8 a 30 hemácias-teste de grupo O (no Brasil, geralmente os *kits* dispõem de 11 hemácias) de fenótipos eritrocitários conhecidos para os sistemas mais imunogênicos, em concentrações variando entre 0,8% e 5%, de acordo com o método empregado. As hemácias do painel são testadas contra o soro ou plasma do indivíduo, utilizando as mesmas técnicas que apresentaram PAI positiva. Acrescenta-se ao painel um autocontrole (Ac), para detectar a presença de eventuais autoanticorpos livres no soro. O *kit* acompanha um diagrama com a fenotipagem para os antígenos "mais importantes" em imuno-hematologia (ver diagramas 1 e 2 nas páginas 133-134).

Dicas para a leitura dos diagramas que acompanham os painéis de hemácias

- A realização da técnica de identificação de anticorpos, na maioria dos casos, é bastante simples. O procedimento mais difícil é a leitura e interpretação do diagrama contido nos painéis de hemácias comerciais.

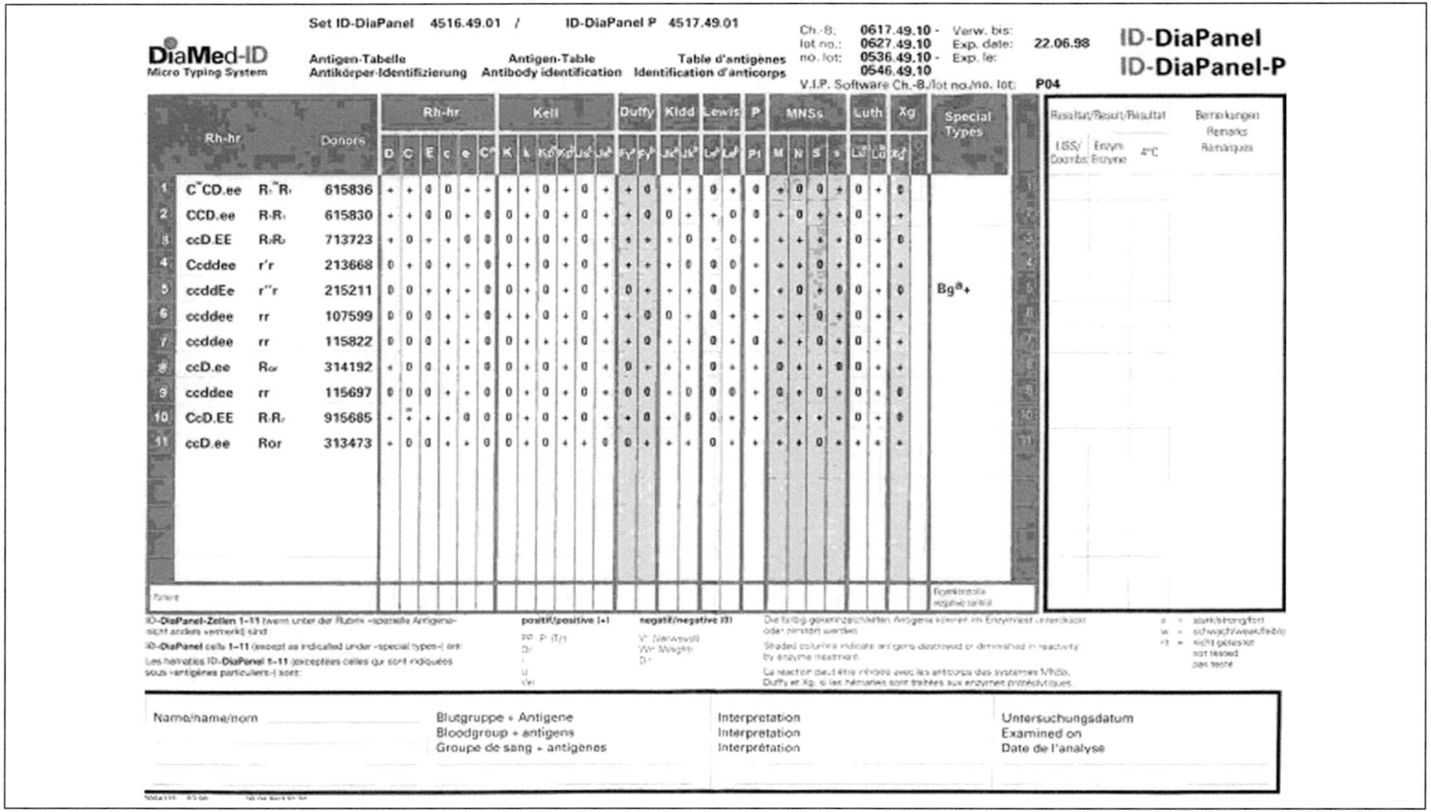

DiaMed-ID
Micro Typing System

Set ID-DiaPanel 4516.49.01 / ID-DiaPanel P 4517.49.01

Antigen-Tabelle / Antikörper-Identifizierung — Antigen-Table / Antibody identification — Table d'antigènes / Identification d'anticorps

Ch.-B.: / lot no.: / no. lot: 0617.49.10 - 0627.49.10 / 0536.49.10 - 0546.49.10 — Verw. bis: / Exp. date: / Exp. le: 22.06.98

V.I.P. Software Ch.-B./lot no./no. lot: P04

ID-DiaPanel
ID-DiaPanel-P

	Rh-hr		Donors	D	C	E	c	e	C^w	K	k	Kp^a	Kp^b	Js^a	Js^b	Fy^a	Fy^b	Jk^a	Jk^b	Le^a	Le^b	P_1	M	N	S	s	Lu^a	Lu^b	Xg^a	Special Types
1	$C^wCD.ee$	$R_1^wR_1$	615836	+	+	0	0	+	+	+	+	0	+	0	+	+	0	+	+	0	+	0	+	0	0	+	0	+	0	
2	CCD.ee	R_1R_1	615830	+	+	0	0	+	0	0	+	0	+	0	+	+	0	0	+	+	0	0	+	0	+	+	0	+	+	
3	ccD.EE	R_2R_2	713723	+	0	+	+	0	0	0	+	0	+	0	+	+	+	+	0	+	0	+	+	+	+	+	0	+	0	
4	Ccddee	r'r	213668	0	+	0	+	+	0	+	+	0	+	0	+	+	+	+	0	0	0	+	+	+	0	+	+	+	+	
5	ccddEe	r''r	215211	0	0	+	+	+	0	0	+	0	+	0	+	0	+	+	+	0	0	+	+	0	+	0	0	+	0	Bg^a+
6	ccddee	rr	107599	0	0	0	+	+	0	+	+	0	+	0	+	+	0	0	+	0	+	+	+	+	0	+	0	+	+	
7	ccddee	rr	115822	0	0	0	+	+	0	0	+	+	+	0	+	+	0	+	+	0	+	0	+	+	0	+	0	+	+	
8	ccD.ee	R_0	314192	+	0	0	+	+	0	0	+	0	+	0	+	0	+	+	+	0	+	+	0	+	+	0	0	+	+	
9	ccddee	rr	115697	0	0	0	+	+	0	0	+	0	+	0	+	0	0	+	0	0	0	+	0	+	0	+	0	+	0	
10	CcD.EE	R_1R_z	915685	+	+w	+	+	0	0	0	+	0	+	0	+	+	0	+	0	0	+	+	+	+	+	+	0	+	0	
11	ccD.ee	Ror	313473	+	0	0	+	+	0	0	+	0	+	+	0	0	+	+	+	0	+	+	+	+	0	+	+	+	+	

Patient

Resultat/Result/Résultat — LISS/Coombs — Enzym/Enzyme — 4°C — Bemerkungen/Remarks/Remarques

ID-DiaPanel-Zellen 1-11 (wenn unter der Rubrik «spezielle Antigene» nicht anders vermerkt) sind:
ID-DiaPanel cells 1-11 (except as indicated under «special types») are:
Les hématies ID-DiaPanel 1-11 (exceptées celles qui sont indiquées sous «antigènes particuliers») sont:

positif/positive (+)

negatif/negative (0)

Shaded columns indicate antigens destroyed or diminished in reactivity by enzyme treatment.

w = schwach/weak/faible
nt = nicht getestet / not tested / pas testé

Name/name/nom

Blutgruppe + Antigene / Bloodgroup + antigens / Groupe de sang + antigènes

Interpretation / Interpretation / Interprétation

Untersuchungsdatum / Examined on / Date de l'analyse

Diagrama 1. Diagrama (ou antigrama) que acompanha o *kit* painel de hemácias.

Fonte: Imagem cedida pela DiaMed Latino América.

Fresenius HemoCare

PAINEL DE HEMÁCIAS BSA®

Lote nº: 06F30A63 Válido até: 28/7/2006

	Diagrama de Antígenos		Rh-Hr							
	Nº Doador	genótipo	D	C	E	c	e	f	C^w	
1	101986	0 R1wR1	+	+	o	o	+	o	+	1
2	210577	0 R1 R1	+	+	o	o	+	o	o	2
3	405452	0 R2 R2	+	o	+	+	o	o	o	3
4	603961	0 r'r	o	+	o	+	+	+	o	4
5	703102	0 r''r	o	o	+	+	+	+	o	5
6	816913	0 r r	o	o	o	+	+	+	o	6
7	816922	0 r r	o	o	o	+	+	+	o	7
8	816931	0 r r	o	o	o	+	+	+	o	8
9	816940	0 r r	o	o	o	+	+	+	o	9
10	906421	0 Rz R1	+	+	+	o	+	o	o	10
11	C-19	[illegible]								11
auto										auto
	modo usual de reação		albumina / antiglobulina							I / II

Resultados

KELL						DUFFY		KIDD		LEWIS		MNS				P	Lutheran		Outros antígenos	
K	k	Kp^a	Kp^b	Js^a	Js^b	Fy^a	Fy^b	Jk^a	Jk^b	Le^a	Le^b	S	s	M	N	P1	Lu^a	Lu^b		
o	+	o	+	o	+	+	+	+	o	o	+	o	+	+	+	+	o	+	Cw+Dia+ P1+++	1
o	+	o	+	o	+	+	o	o	+	o	o	o	+	+	+	+	o	+	P1+++	2
o	+	o	+	o	+	o	+	+	o	o	+	o	+	o	+	+	+	+	Lua+ P1+++	3
+	+	o	+	o	+	+	+	o	+	o	+	+	+	+	o	o	+	+	Lua+	4
o	+	o	+	o	+	+	o	+	+	o	+	+	o	+	o	+	o	+	P1+++	5
+	+	o	+	o	+	o	+	+	+	o	o	o	+	+	+	o	o	+	Dia+	6
+	+	o	+	o	+	+	+	+	o	o	+	o	+	+	+	o	o	+		7
o	+	o	+	o	+	o	+	o	+	+	o	o	+	o	+	+	o	+	P1+++	8
o	+	o	+	o	+	+	o	+	+	o	+	+	o	+	+	+	o	+	P1+++	9
o	+	o	+	o	+	+	+	+	+	o	+	+	+	+	o	+	o	+	P1+++	10
										o	o								Sda- I-	11
																				auto
antiglobulina										variável				frio						

A_1 / A_2 / B

Nome ______ Sexo ______ Cor ______

Serviço ______ Idade ______

Grupo ______ Rh ______ Coombs direto ______

Observações: ______

TÉCNICO ______ DATA ___/___/___

Reagente de glóbulos vermelhos humanos para a identificação de anticorpos

Diagrama 2. Painel de Hemácias.

Fonte: Imagem cedida pela Fresenius HemoCare.

Neles estão listados, nas colunas verticais, os antígenos de grupos sanguíneos mais importantes na prática pré-transfusional. Cada hemácia contida nos frascos do *kit* provém de doadores diferentes (identificados com números nas linhas horizontais) e, portanto, possui fenótipos eritrocitários distintos.

- Se o anticorpo contido na amostra que está sob avaliação reage com algumas hemácias do painel é porque essas hemácias possuem os antígenos específicos para esse anticorpo. Por isso, o próximo passo é verificar qual o antígeno comum a essas hemácias que aglutinaram, ou seja, apresentaram reação positiva. As outras hemácias que não aglutinaram provavelmente não apresentam esse antígeno (ver diagrama 3).
- Uma sugestão importante é verificar, primeiramente, a reatividade que o anticorpo apresentou quando testado com as hemácias de triagem (pesquisa de anticorpos). Deve-se analisar o diagrama que acompanha o *kit* de hemácias de triagem, separar as possibilidades e verificar se uma dessas opções equivale à reatividade obtida com o painel de hemácias.

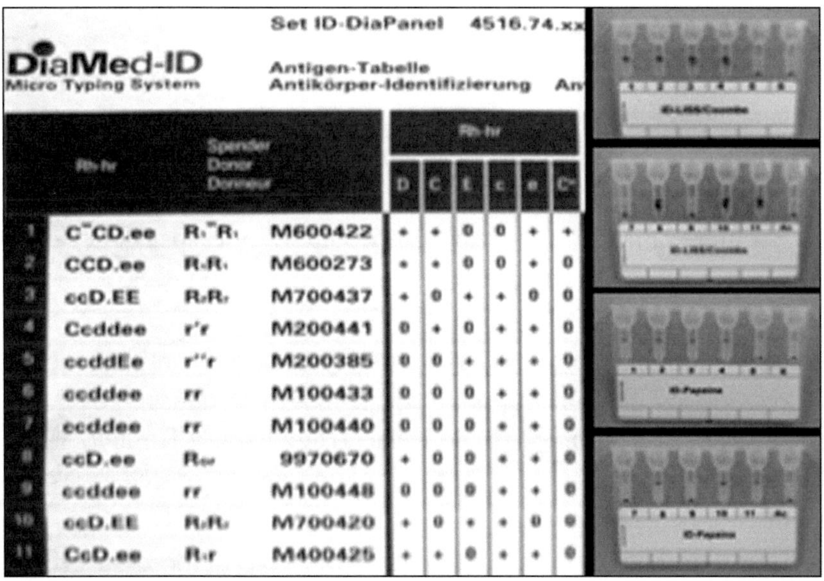

	Rh-hr		Spender / Donor / Donneur	D	C	E	c	e	Cw
1	CʷCD.ee	R1ʷR1	M600422	+	+	0	0	+	+
2	CCD.ee	R1R1	M600273	+	+	0	0	+	0
3	ccD.EE	R2R2	M700437	+	0	+	+	0	0
4	Ccddee	r'r	M200441	0	+	0	+	+	0
5	ccddEe	r''r	M200385	0	0	+	+	+	0
6	ccddee	rr	M100433	0	0	0	+	+	0
7	ccddee	rr	M100440	0	0	0	+	+	0
8	ccD.ee	R0	9970670	+	0	0	+	+	0
9	ccddee	rr	M100448	0	0	0	+	+	0
10	ccD.EE	R2R2	M700420	+	0	+	+	0	0
11	CcD.ee	R1r	M400425	+	+	0	+	+	0

Diagrama 3. Interpretação dos resultados do painel.

Fonte: Imagem cedida pela DiaMed Latino América.

Obs.: Comparar os resultados obtidos com o soro/plasma testado (representados pelas cartelas de gel-teste à direita); comparar com a configuração antigênica das hemácias do painel (observar o destaque do diagrama do painel de hemácias à esquerda).

- É importante a observação/anotação correta da intensidade de aglutinação (em "cruzes"), tanto na detecção como na identificação de anticorpos, pois direciona e fornece dados importantes, por exemplo se existe apenas um anticorpo ou vários na amostra, o que geralmente é apontado pela diferença nas intensidades de aglutinação. Seguir sempre a sugestão de padronização de leitura para testes realizados pelo método convencional (em tubo) ou aglutinação em coluna (gel).
- Outra sugestão para a leitura do diagrama é observar a quantidade de hemácias do painel que apresentaram reatividade com o(s) anticorpo(s) em questão.
  - Se a maioria apresentar reatividade, iniciar a identificação mediante a análise da configuração das poucas hemácias cujo(s) anticorpo(s) não apresentou(aram) reatividade.
  - Se, ao contrário, a maioria das hemácias não reagir com o(s) anticorpo(s), procurar o antígeno que esteja presente (em comum) nessas poucas hemácias que apresentaram reatividade.
- O grande problema na identificação do anticorpo pelo painel é quando a amostra apresenta múltiplos anticorpos. Nesses casos, geralmente é necessária a utilização de outros painéis que apresentem outras configurações antigênicas ou, ainda, a realização de técnicas acessórias.
- É sempre importante realizar o autocontrole com o painel de hemácias para saber se o anticorpo que está sendo identificado é auto ou aloanticorpo.
- Para determinar com segurança a especificidade do anticorpo, é necessário testar a amostra contra pelo menos três hemácias positivas e três hemácias negativas para o antígeno em questão. Portanto, talvez seja preciso utilizar outros painéis de diferentes procedências, ou mesmo hemácias selecionadas e preservadas de sua hemateca.
- Uma vez identificada a especificidade do anticorpo, proceder a análises subsequentes, como determinar seu significado clínico, avaliando:
  - temperatura de reação;
  - potência (grau de reatividade);
  - classe da imunoglobulina;

- subclasse da IgG;[3]
- capacidade de ativação do complemento.

Geralmente, anticorpo clinicamente significante é reativo a 37 °C e/ou fase de AGH. Portanto, são anticorpos de classe IgG ou IgM de grande amplitude térmica.

Tabela 4. Importância transfusional dos anticorpos irregulares

Clinicamente significantes: • Geralmente reativos a 37 °C, causam reações transfusionais hemolíticas; • ABO, Rh, K, Fy, Jk, SsU, Di.
Importantes se reativos a 37 °C: Le, M, N, P_1, Lu.
Benignos: Chido, Rodgers, Bg, JMH, Kn^a, McC^a, HTLA.
Variáveis: Vel, Ge, Yt^a, Xg^a, Do, Sc, Co.

- *Realizar contraprova para o antígeno correspondente*: fenotipar a hemácia do paciente para o antígeno correspondente ao anticorpo identificado. Exemplo: se detectarmos a existência de aloanticorpo de especificidade anti-K (K1), a hemácia do indivíduo deve ser fenótipo K negativo.
- Quando o anticorpo for clinicamente significativo e houver necessidade de transfusão: selecionar sangue fenótipo-compatível para o receptor (fenotipagem da bolsa para o antígeno em questão). Exemplo: no mesmo exemplo anteriormente apresentado, fenotipar a bolsa que apresentou prova de compatibilidade negativa para o antígeno K (K1).
- Em alguns casos será necessário avaliar outros dados: etários, étnicos, clínicos, histórico transfusional e registros anteriores em outros bancos de sangue já utilizados pelo paciente. Isso é muito útil em casos de identificações de múltiplos anticorpos, anticorpos contra antígenos de alta ou baixa frequência populacional, etc.

[3] Verificação de subclasse de IgG é indicada para avaliação do possível grau de hemólise. Esse teste é possível utilizando-se metodologia de ponta, como citometria de fluxo ou, ainda, cartela de gel-teste centrifugação contendo anticorpos monoclonais para subclasses IgG.

***Lembretes*:**

- Provas de compatibilidade negativas nem sempre significam ausência de anticorpo irregular na amostra-teste, pois o título deste pode ter decrescido até atingir níveis indetectáveis, por diminuição do estímulo antigênico ou, ainda, pelo teste empregado não apresentar sensibilidade suficiente para a detecção. Nesse caso, se houver novo estímulo antigênico, através de nova transfusão fenótipo-positiva, pode ocorrer resposta anamnéstica, com produção de altos títulos desses anticorpos em período de 48 a 72 horas e estímulo de reação transfusional de caráter imunológico. Portanto, é importante pesquisar a história transfusional de pacientes, se possível recuperando as informações sobre anticorpos preexistentes e/ou até mesmo fornecendo bolsas fenotipadas, especialmente levando em conta os antígenos mais imunogênicos, como os do sistema Rh (D, C, c, E, e), Kell (K1), Kidd (Jk^a e Jk^b) e Duffy (Fy^a e Fy^b).
- É importante a interpretação correta da intensidade de aglutinação, que, tanto na detecção como na identificação de anticorpos, direciona e fornece dados significativos para identificação. A seguir é apresentada uma sugestão de padronização de leitura de intensidade de aglutinação para testes realizados pelo método convencional em tubo (tabela 5). Para a interpretação de intensidade de aglutinação pela metodologia do gel-teste centrifugação, observar a figura 5.

TABELA 5. INTERPRETAÇÃO DO GRAU DE INTENSIDADE DAS REAÇÕES DE AGLUTINAÇÃO PELO MÉTODO EM TUBO

Grau da intensidade da reação	Interpretação	Escore
4+	botão sólido/nenhuma célula livre, fundo transparente	12
3+	alguns aglutinados grandes, mas separados; fundo límpido, transparente	10
2+	aglutinados maiores e menores; sobrenadante róseo	8
1+	aglutinados pequenos, mesmo tamanho; sobrenadante avermelhado	5
w	vários aglutinados pequenos; sobrenadante muito avermelhado	3

Fonte: Adaptado de American Association of Blood Banks, *Technical Manual* (13ª ed. Bethesda: AABB, 2000).

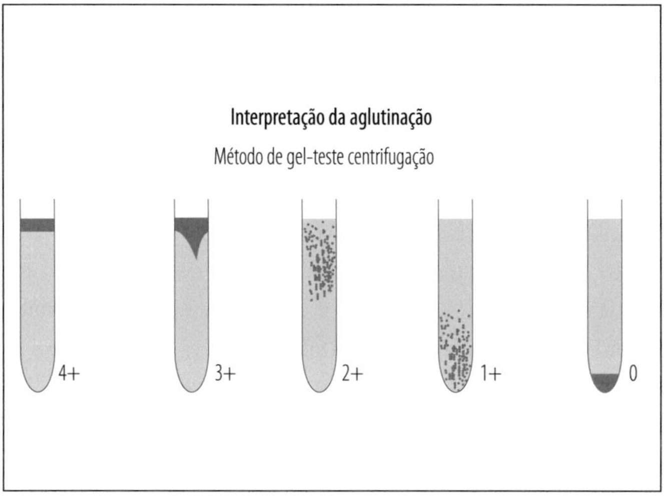

Figura 5. Interpretação do padrão de aglutinação pelo método de gel-teste centrifugação.

Algoritmo em caso de TAD positivo

Caso o teste tenha sido realizado com o soro de antiglobulina humana poliespecífico, é importante agora determinar a classe do anticorpo e/ou fração de complemento adsorvidos às hemácias, pela utilização de soros antiglobulinas humanas monoespecíficos (e, se possível, anticomplementos). Esse procedimento auxilia na avaliação do significado clínico e, consequentemente, do prognóstico em relação à ocorrência e severidade da hemólise.

Interpretação: Os resultados obtidos com os reagentes monoespecíficos podem auxiliar a definir o estado clínico:

- Em anemias hemolíticas autoimunes (ver AHAI, capítulo 10):
  - Na maioria das vezes, os pacientes com anemia hemolítica autoimune por anticorpos quentes apresentam eritrócitos sensibilizados por IgG, apesar de ser possível detectar componentes do complemento C3 em cerca de 24% desses pacientes, além de frações associadas de IgM e IgA. É possível detectar com menor frequência apenas o complemento (cerca de 7%).
  - Na síndrome das aglutininas frias, o resultado mais frequente é a detecção de apenas complemento, mas simultaneamente também é possível detectar IgM e/ou IgA.

- É sabido também que certos fármacos desencadeiam reações positivas em testes de antiglobulina humana.

- Na doença hemolítica perinatal (ver capítulo 9), o resultado é a detecção de eritrócitos do recém-nascido sensibilizados *in vivo* por anticorpos IgG provenientes da mãe.
- É importante notar que um TAD positivo pode ser causado por outros fenômenos, e que devem ser considerados o estado clínico do paciente, os seus antecedentes médicos e outros dados laboratoriais, paralelamente aos resultados obtidos no TAD.
- Se o anticorpo for classe IgG: Eritrócitos sensibilizados por IgG podem ser removidos da circulação através dos mecanismos de fagocitose ou citotoxicidade mediada por anticorpos, em órgãos como baço ou fígado. A quantidade de moléculas de IgG adsorvidas às hemácias influencia na capacidade de hemólise, em casos de DHPN, AHAI ou mesmo reações transfusionais mediadas por anticorpos. Removê-los da membrana por técnicas de eluição. Existem vários métodos para eluição dos anticorpos, como os que utilizam solventes orgânicos, como éter ou clorofórmio; os que utilizam soluções que alteram o pH, como glicina ácida (princípio dos *kits* comerciais de eluição); e os que promovem hemólise por alteração da temperatura, como congelamento (LUI) ou ainda aquecimento.
- Realizar a identificação dos anticorpos presentes no eluato, pela utilização do painel de hemácias, como descrito anteriormente para o soro e/ou plasma, sempre em fase de antiglobulina humana.
- Se necessário, proceder à titulação dos anticorpos.

Importante:

Um TAD positivo nem sempre indica redução da sobrevivência dos eritrócitos, ao passo que um TAD negativo não elimina a possibilidade de ocorrência de um processo hemolítico; isso depende da quantidade de ocorrência de imunoglobulinas ligadas aos eritrócitos, que podem estar abaixo do limiar de sensibilidade (capacidade de detecção dos anticorpos) estabelecido para a metodologia.[4]

[4] Extraído da bula do cartão DC-Screening I, DiaMed AG.

Protocolo sugerido para TAD positivo em método gel-teste[5]

- Realizar TAD em cartão poliespecífico (ID-LISS Coombs)
- Se positivo, avaliar o grau de aglutinação:

  Interpretação:

  - Se < 2+: sem significado clínico – não é necessário repetir em cartão monoespecífico nem titular.
  - Se ≥ 2+: repetir TAD utilizando cartões monoespecíficos (perfil Coombs monoespecífico: DC-Screening I).
- Realizar TAD utilizando soros monoespecíficos:

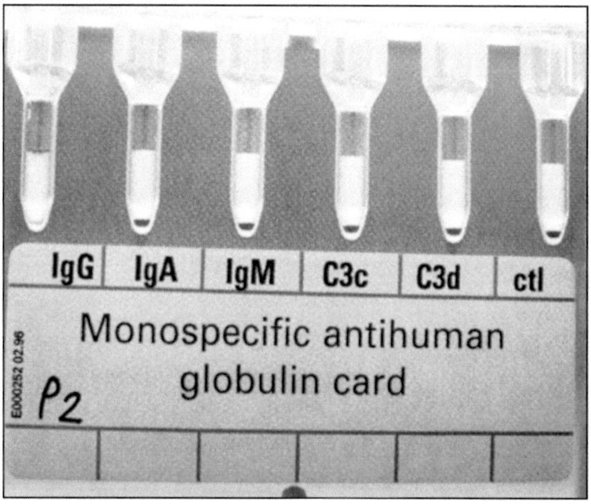

Figura 6. Cartão DC-Screening I contendo soros monoespecíficos.

Interpretação:

- Se positivo para IgG, avaliar grau de aglutinação:

  < 2+ (IgG) = não titular.

  ≥ 2+ (IgG) = proceder à titulação com ID-cartão IgG-Dilution.
- Se positivo somente para C3c: risco de hemólise.
- Se positivo somente para C3d: não há risco de hemólise.
- Se positivo para IgM e IgA: avaliar outros dados clínicos e laboratoriais.

---

5 Protocolo e figuras 6, 7 e 8 cedidos por DiaMed - Latino América.

- Titulação dos anticorpos IgG:

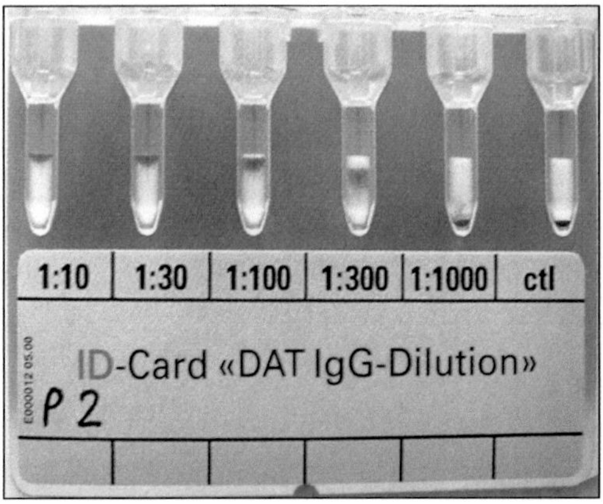

Figura 7. ID-cartão "DAT IgG-Dilution" contendo diluições diferentes (seriadas) de anti-IgG (coelho) e controle negativo. Fornece indicação da importância clínica do resultado do TAD.

Interpretação:

Se o título da IgG for:

- ≤ 1:30 – indica baixo risco de hemólise; determinação de subclasses de IgG não é necessária.
- > 1:30 – indica risco de hemólise.
- 1:300 – clinicamente relevante; determinação de subclasses de IgG necessária; alto risco de hemólise.

- Determinação de subclasses IgG:

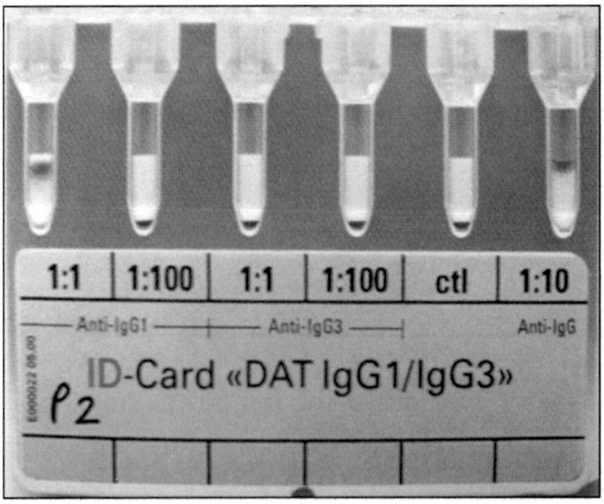

Figura 8. ID-cartão "DAT IgG1/IgG3" com seis microtubos contendo anti-IgG1 monoclonal em duas diluições diferentes, anti-IgG3 em duas diluições diferentes, anti-IgG 1:10 (coelho), contidos no gel e um controle negativo.

Interpretação:

- Positivo 1:1 (2^+) = moderado risco de hemólise (IgG1 e/ou IgG3).
- Positivo 1:100 (2^+) = alto risco de hemólise (IgG1 e/ou IgG3).

Alguns procedimentos auxiliares na identificação de anticorpos irregulares

Existem muitos casos em que a identificação do(s) anticorpo(s) convencional(is) não permite a identificação das especificidades envolvidas (total ou parcial). Assim, a utilização de diferentes técnicas complementares passa a ser um recurso primordial para essa definição. Porém, é preciso conhecer bem a finalidade de cada uma para a escolha acertada e elucidação do caso.

As possibilidades são muitas, como a alteração da sensibilidade do teste de antiglobulina indireto, que pode ser melhorada por procedimentos que modificam a primeira etapa da reação, ou seja, a fixação dos anticorpos durante a incubação. Podemos adicionar substâncias potencializadoras ao meio, que separam classes de anticorpos e promovem a separação seletiva das especificidades. Para isso é preciso ter conhecimento da técnica e dos antígenos e anticorpos envolvidos.

Técnica enzimática

As enzimas retiram da superfície da hemácia fragmentos polipeptídicos das sialoglicoproteínas membranares, diminuindo o potencial Zeta e aumentando a afinidade do anticorpo, por uma reestruturação na distribuição dos sítios antigênicos. Alguns antígenos eritrocitários são destruídos ou tornam-se pouco reativos. Por essa alteração na expressão antigênica, alguns anticorpos têm a reatividade aumentada pelo tratamento enzimático das hemácias-teste. As enzimas proteolíticas mais utilizadas em testes sorológicos são bromelina (proveniente do abacaxi), papaína (proveniente do mamão) e a ficina (proveniente do figo), e as que são menos empregadas são as α-quimiotripsinas e tripsina.

Especialmente indicada como método acessório de identificação em casos de misturas de anticorpos, ou mesmo em caso de anticorpos importantes clinicamente, mas em baixos títulos, e que podem ter sua afinidade aumentada pela utilização de hemácias tratadas por enzimas. Como desvantagem, podemos citar a exarcebação da reatividade de anticorpos sem importância clínica pela exposição de determinantes antigênicos residuais.

- *Reatividade aumentada com papaína/bromelina*: anticorpos relativos a antígenos dos sistemas ABO, RH, Kidd (JK), Lewis, P1PK.
- *Reatividade diminuída com papaína/bromelina*: anticorpos relativos aos sistemas MNS, Duffy (Fy^a e Fy^b) e XG.

Técnica de preaquecimento

Para evitar reações indesejadas por anticorpos frios na fase de antiglobulina, podem-se preaquecer a 37 °C as hemácias, o soro/plasma e materiais utilizados para execução do teste (tubos, ponteiras, solução fisiológica, cartelas gel-teste, etc.). A utilização de soro de antiglobulina humana monoespecífico anti-IgG, em vez do poliespecífico, pode evitar a interferência de frações de complemento adsorvidas. É uma técnica de fundamento simples, mas que requer cuidados em sua execução.

Redução de temperatura

Anticorpos frios, que reagem fracamente à temperatura ambiente, poderão ter sua reatividade aumentada se o teste for realizado a 4 °C. Aconselha-se inclusão de autocontrole ao painel de identificação para detecção de autocrioaglutininas.

LISS (*Low Ionic Strenght Solution*)

O LISS age diminuindo a força iônica do meio, aumentando a acessibilidade do anticorpo à membrana eritrocitária. Outra grande vantagem é a diminuição do tempo de incubação, aliada ao aumento de sensibilidade do teste. Alguns autores relatam raros casos de anti-K (K1) não identificados com a utilização de alguns desses reagentes.

Reagentes Thiol (2-Mercaptoetanol-DTT)

Clivam as pontes dissulfídicas das moléculas de IgM e de alguns antígenos eritrocitários. É recomendado seu uso para:

- determinar a classe do anticorpo no soro;
- dissociar anticorpos IgM adsorvidos às hemácias (exemplo: auto-crioaglutinina potente);
- identificar especificidades em caso de mistura de anticorpos IgM + IgG;
- dissociar anticorpos IgG adsorvidos às hemácias, utilizando mistura de DTT e enzimas (ZZAP);
- destruir alguns antígenos eritrocitários, como Kell (KEL), Cartwright (YT), LW, SC, quando assim for necessário, para identificação de anticorpos no soro. Podemos utilizar também quando suspeitamos das especificidades de anticorpos contra antígenos Dombrock (DO), Lutheran (LU), CROM e KN, uma vez que a expressão antigênica é diminuída.

Substâncias macromoleculares (albumina, dextran, ficol, PEG)

Essas moléculas aumentam a constante dielétrica do meio, diminuindo o Potencial Zeta (pois se polarizam no campo elétrico da hemácia e diminuem a força de repulsão entre elas), favorecendo a aglutinação. A albumina (20% a 30%) e o PEG (polietilenoglicol) são os meios mais utilizados para testes em tubo, propiciando diminuição no tempo de incubação e aumento na sensibilidade do teste. Mas existe o inconveniente de reações falso-positivas (segundo trabalhos, cerca de 1% dos casos), pelo excesso de polímeros, causando panaglutinação. Já existem reagentes comerciais que associam o PEG com LISS.

Adsorção

Pode-se remover um anticorpo do soro pela adsorção com hemácias que possuam o antígeno correspondente. Posteriormente, podem-se realizar eluição e identificação do referido anticorpo.

É muito útil na separação de anticorpos em caso de misturas, quando um deles já tenha sido identificado e esteja prejudicando a identificação dos demais.

Também se pode confirmar a presença de determinado antígeno na hemácia pela capacidade de remover um anticorpo específico do soro ou detectar antígenos ou anticorpos fracos. Podem-se realizar adsorções a quente ou a frio; alo ou autoadsorções, dependendo do objetivo do procedimento.

Alteração do pH

Pequenas modificações de pH têm pouca ou nenhuma influência sobre a reatividade dos anticorpos. Algumas amostras de Anti-M mostraram-se melhor reagentes quando em pH 6.5. Essa diminuição pode ser obtida adicionando-se HCl. Modificações extremas de pH podem inibir a reação antígeno-anticorpo.

Solução de difosfato de cloroquina

O procedimento de fenotipagem eritrocitária é muitas vezes impossibilitado quando as hemácias-teste apresentam anticorpos adsorvidos às suas membranas, e o antissoro reagente utilizado na fenotipagem requer o emprego do soro de antiglobulina humana (soro de Coombs). Assim, um recurso que pode ser utilizado é a solução de difosfato de cloroquina, que dissocia esses anticorpos da membrana eritrocitária, permitindo a posterior fenotipagem. A expressão antigênica após o tratamento geralmente não é alterada, mas em incubações prolongadas sem controle da dissociação, pode se enfraquecer a expressão de alguns antígenos, como Fy^b, Lu^b e Yt^a.

Essa solução também é muito utilizada em procedimentos de autoadsorção, pois permite a remoção dos autoanticorpos adsorvidos, liberando os sítios antigênicos: após o tratamento das hemácias com cloroquina, coloca-se em contato o soro do paciente contendo autoanticorpos livres, ou seja: antes não podiam ligar-se aos eritrócitos, pois os sítios antigênicos estavam saturados; agora, com sítios antigênicos livres, os anticorpos restantes serão adsorvidos às hemácias e, portanto, removidos do soro em questão. Isso pode permitir a identificação de possíveis aloanticorpos associados aos autoanticorpos no soro. Vale a pena lembrar que existem algumas limitações para utilização dessa técnica, principalmente se o paciente tiver recebido transfusões recentes (com menos de noventa dias de intervalo), presença de altos títulos de autoanticorpos livres no soro e/ou pouco volume de hemácias do paciente disponíveis para realização do procedimento.

A solução de cloroquina pode também não ser eficiente para dissociação de todos os anticorpos, especialmente quando existem muitos desses ligados à membrana da hemácia e/ou quando há forte ligação antígeno-anticorpo, geralmente promovida por grande complementaridade entre essas moléculas. Ou seja, após o procedimento, nem todos os anticorpos terão sido dissociados.

Técnica do bloqueio do fragmento Fc dos anticorpos IgG

Como já descrito anteriormente, a fenotipagem eritrocitária pode sofrer interferência de anticorpos adsorvidos às membranas das hemácias-teste. Porém, esse teste pode ser importante para elucidar a possível presença de aloanticorpos associados a autoanticorpos ou mesmo na escolha de concentrado de hemácias para transfusão fenótipo compatível com o paciente.

No ano 2000, Sererat e colaboradores descreveram um método mais rápido e simples de fenotipar hemácias recobertas por IgG. Essa técnica, batizada de "técnica do bloqueio", parece ter custo menor do que as outras disponíveis. O princípio do teste não está totalmente esclarecido, mas parece que os anticorpos anti-imunoglobulinas humanas do soro de Coombs utilizado "bloqueiam" o fragmento Fc das imunoglobulinas ligadas às hemácias. Assim, quando utilizamos o antissoro para a fenotipagem eritrocitária, este se liga aos antígenos específicos. Quando, ao final, adicionamos novamente o soro anti-imunoglobulina humana, podemos revelar a ligação antígeno-anticorpo se o antígeno específico estiver presente.[6]

Entre 2002 e 2004, 21 casos de pacientes com autoanticorpos adsorvidos às suas hemácias foram estudados para verificar a eficácia dessa técnica em relação ao uso da solução de cloroquina, que é a mais amplamente utilizada nos serviços de imuno-hematologia. Os resultados desse trabalho demonstraram que a técnica de bloqueio tinha apresentado eficiência comparável à técnica de dissociação com solução de difosfato de cloroquina, mostrando-se também muito eficiente para agilizar e diminuir custos de fenotipagens de pacientes com AHAI a quente com intensidade de aglutinação do TAD inferior a 2+.

Outra conclusão importante desse trabalho é a possibilidade de associação das técnicas de bloqueio e de dissociação de anticorpos com solução de difosfato de cloroquina, nos casos de pacientes que apresentavam aglutinação do TAD igual ou superior a 2+, em que tanto a técnica de bloqueio como a de dissociação de anticorpos tinham falhado quando realizadas individualmente.[7]

---

[6] T. S. Sererat *et al.*, "A Quick and Simple Method for Phenotyping IgG-Sensitized Red Blood Cells", em *Imunohematology*, nº 16, 2000.

[7] T. I. B. B. Kühn, *Avaliação da técnica de bloqueio com a utilização de anti-IgG para a fenotipagem de hemácias sensibilizadas por anticorpos IgG.* Monografia apresentada para obtenção do título de Mestre em Análises Clínicas (São Paulo: Universidade de Santo Amaro – Unisa, 2004).

Sistemas ABO (ABO 001) e associados

6

Ao final deste capítulo, você deverá ser capaz de responder às seguintes questões:

- Por que o sistema ABO é o mais importante na prática transfusional?
- Como os antígenos do sistema ABO são formados?
- Como surgem os anticorpos ABO nos indivíduos? Por que são denominados "naturais"?
- Qual a inter-relação entre os genes *ABO*, *H*(*FUT1*), *Se* (*FUT2*) e *Le* (*FUT3*)? Como os antígenos eritrocitários e solúveis são formados a partir da expressão desses genes?
- O que são subgrupos ABO e como identificá-los na prática laboratorial?
- O que são discrepâncias ABO?
- O que é fenótipo Bombay clássico? Como você identificaria esse fenótipo na rotina laboratorial?

Nomenclatura ISBT[1]

Número	Nome do sistema	Símbolo do sistema	Nome dos genes	Localização cromossômica
001	ABO	ABO	*ABO*	9q34.1-q34.2

O sistema ABO foi o primeiro sistema de grupos sanguíneos descoberto, a partir de experimentos de Karl Landsteiner, em 1900, que definiu os grupos A, B e O (do alemão Ohne = sem). Em 1902, Alfredo Castello e Adriano Sturli descreveram o grupo AB. Essa nomenclatura, porém, só foi oficializada em 1927. Nesses experimentos, verificou-se que ocorria uma aglutinação dos glóbulos vermelhos quando misturados aos soros de outros indivíduos. Sugeriu-se, então, que isso acontecia devido à incompatibilidade entre aglutinógenos nas hemácias e aglutininas no soro, hoje denominados antígenos e anticorpos, respectivamente. Essa descoberta marcou a transição da fase empírica da medicina transfusional para a fase

1 Nomenclatura para antígenos de grupos sanguíneos desenvolvida por um grupo de pesquisadores da Sociedade Internacional de Transfusão de Sangue (International Society of Blood Transfusion - ISBT), o Working Party on Terminology for Red Cell Surface Antigens, em G. Daniels et al., "ISBT Working Party on Terminology for Red Cell Surface Antigens". Disponível em http://ibgrl.blood.co.uk/isbt%20pages/ISBT%20Terminology%20Pages/Terminology%20Home%20Page.htm, acesso em 1-3-2016.

científica. Entretanto, somente em 1930 Landsteiner recebeu o prêmio Nobel por sua descoberta.

Importância clínica

Até hoje, o sistema ABO é o mais importante na prática transfusional. Como primeira e mais importante regra, nunca se deve transfundir sangue contendo um antígeno ABO ao receptor que não o possua. Isso se deve à presença de anticorpos naturais e regulares no plasma dos indivíduos, formados sem necessidade de exposição prévia a componentes sanguíneos já a partir do nascimento. Ou seja, em torno dos 3 meses de idade os indivíduos começam a apresentar esses anticorpos circulantes no plasma, que foram formados por mecanismos que serão explicados mais adiante. Portanto, em caso de transfusões de concentrados de hemácias ABO incompatíveis, haverá a reação entre os anticorpos do receptor e os antígenos do doador, ocasionando reações transfusionais hemolíticas intravasculares geralmente graves, seguidas de alterações imunológicas e bioquímicas que podem levar à morte em um período de dez a vinte minutos após o início da transfusão de apenas 100 ml de concentrado de hemácias.[2]

Por isso, é de fundamental importância a detecção da incompatibilidade ABO na rotina pré-transfusional. Geralmente, transfusões incompatíveis não decorrem de erros da técnica, que é relativamente de simples execução, mas sim de erros clericais que levam à "transfusão de sangue errado na pessoa errada".

Por estarem presentes em tecidos e fluidos orgânicos, os antígenos do sistema ABO são importantes também na compatibilidade em transplantes de órgãos e medula óssea.

A despeito dessa importância clínica, o mesmo não ocorre no desenvolvimento da doença hemolítica perinatal (DHPN), pois, apesar da incompatibilidade ABO existir de fato entre gestantes de grupo sanguíneo O com fetos A ou B, não há uma grande repercursão clínica devido a diversos fatores, que serão discutidos mais adiante no capítulo 9 (DHPN).

---

2 P. D. Issit & D. J. Anstee, *Applied Blood Group Serology* (4ª ed. Durham: Montgomery Scientific, 1999).

Estrutura bioquímica

As substâncias ABO presentes nas membranas das hemácias são carboidratos ligados a proteínas ou lipídios (glicoproteínas e glicolípides), que compõem o glicocálice celular, o qual protege a célula contra danos e ataques de micro-organismos patogênicos.[3] As substâncias ABO solúveis, presentes em fluidos e secreções, são fundamentalmente glicoproteínas.

Sistemas associados

O sistema ABO deve ser estudado em conjunto com os sistemas associados H (H, ISBT 018) e Lewis (LE, ISBT 007), uma vez que os antígenos têm a mesma origem bioquímica. São moléculas complexas presentes em glicolipídios e glicoproteínas membranares de diversos tecidos, além das hemácias. As células da mucosa salivar também fabricam substâncias ABO, H e Lewis solúveis.

Distribuição dos antígenos

Os antígenos ABO, H e Lewis não estão restritos apenas à membrana dos eritrócitos, podendo ser encontrados também em uma grande variedade de células como linfócitos, plaquetas, endotélio capilar venular e arterial, células sinusoidais do baço, medula óssea, mucosa gástrica, além de secreções e outros fluidos como saliva, urina e leite. Por isso, são considerados antígenos de histocompatibilidade.

Por esse motivo, em transplantes de órgãos sólidos ABO-incompatíveis poderá ocorrer a indesejada reação hiperaguda do enxerto *versus* hospedeiro. Inicialmente considerada como uma contraindicação ao transplante de medula óssea (T.M.O.), a incompatibilidade ABO maior revelou-se, mais tarde, como um problema possível de ser resolvido por meio da remoção de anticorpos ABO no receptor e/ou da depleção eritrocitária da medula óssea. Apesar disso, o aumento de anticorpos, no primeiro caso,

---

[3] G. D. Daniels & I. Bromilow, *Essential Guide to Blood Groups* (1ª ed. Oxford: Blackwell, 2007), p. 32.

e o volume eritrocitário residual, no segundo, justificam a ocorrência de efeitos adversos, como a hemólise, a persistência de aglutininas e o atraso do início da eritropoiese.[4,5]

Os antígenos ABO já estão presentes nas membranas celulares a partir da 5ª/6ª semana de vida intrauterina. Mas também é sabido que em recém-natos a expressão desses antígenos por hemácia ainda é bastante pequena se comparada à dos adultos.

Antígenos[6]

Sistema		Número do antígeno									
		001	002	003	004	005	006	007	008	009	010
001	ABO	A	B	A, B	A_1	obs					

O sistema ABO foi classificado pela ISBT Working Party on Terminology for Red Cell Surface Antigens como sistema 001, e seus antígenos A (ABO1), B (ABO2), AB (ABO3) e A1 (ABO4).

> ***Importante***:
>
> Lembramos que a classificação oficial dos antígenos se dá após a descrição de anticorpos. Portanto, na nomenclatura oficial, consideram-se também como antígenos, além de A (001001) e B(001002), o AB (001003) e A1(001004),na verdade porque existem os anticorpos séricos anti-AB (natural, regular, mas complexo e inseparável, diferente de anti-A e anti-B) e anti-A_1 (natural e irregular, que ocorre em alguns indivíduos subgrupos de A, como explicaremos mais adiante). No entanto, sabemos que, de fato, existem apenas as substâncias - carboidratos imunodominantes - A e B, e que o tipo AB é a presença de ambos os açúcares em estruturas precursoras ABO.

Os antígenos A e B do sistema ABO são produtos secundários dos genes *ABO*, já que são carboidratos, e somente proteínas podem ser produzidas a partir de genes.

---

4 A. C. Buelvas, *Inmunohematologia básica y aplicada* (Cali: Feriva, 2014), pp. 85-102.

5 R. Coelho *et al*, *Transplante de medula óssea com incompatibilidade ABO major. Experiência da UTM do Centro de Lisboa do IPOFG.* Acta Médica Portuguesa 1993: 6: 79-8 1.

6 Disponível em http://ibgrl.blood.co.uk/isbt%20pages/ISBT%20Terminology%20Pages/Terminology%20Home%20Page.htm, acesso em 1-3-2016.

Os produtos primários são enzimas (glicosiltransferases) capazes de adicionar carboidratos imunodominantes sobre uma estrutura precursora, formada por uma sequência de carboidratos ligados a uma ceramida da membrana da hemácia, o que dará origem aos antígenos desse sistema (ver figura 1). A partir da expressão dos principais alelos do gene *ABO* - A^1, *B e O* - teremos os quatro grupos sanguíneos: A, B, AB e O.

Antígenos ABO em plaquetas

As plaquetas possuem antígenos ABO, além de antígenos HPA (específicos plaquetários) e antígenos HLA classe I. Mas os sítios antigênicos A e B são irregularmente distribuídos nas plaquetas de um mesmo indivíduo e intraindivíduos; portanto, podemos encontrar plaquetas com maior quantidade de antígenos A e B do que outras.[7] Por isso, imuno-hematologicamente, é recomendado respeitar a fenotipagem ABO plaquetária em caso de transfusão de plaquetas por aféreses (sempre) e randômicas ou concentrados de plaquetas em *pool* (sempre que possível), a fim de evitar a destruição delas pelos anticorpos ABO presentes no plasma do receptor. Mas recomendamos que o leitor estude e respeite os pressupostos nas legislações e normativas vigentes para a seleção dos hemocoponentes plaquetários para as transfusões.

Alguns estudos demonstraram que essa destruição, quando representada graficamente, apresenta-se na forma de uma curva bifásica, o que pode significar a destruição de plaquetas ABO incompatíveis, com perdas em torno de 50% a 90%. Há, ainda, um aumento do título dos anticorpos ABO, além de um aumento na incidência de refratariedade plaquetária nos pacientes transfundidos com plaquetas não isogrupo.[8]

Portanto, transfusões de plaquetas isogrupo ABO promovem melhores rendimentos pós-transfusionais e redução da refratariedade.[9]

---

[7] L. W. Laura *et al.*, "Determinants of ABH Expression on Human Blood Platelets", em *Blood,* 105: 3356-3364.

[8] S. J. Slichter, "Algorithm for Managing the Platelet Refractory Patient", em *J Clin Apheresis,* 12:4-9, 1997; R. Carr *et al.*, "Transfusion of ABO-mismatched Platelets Leads to Early Platelet Refractoriness", em *Br J Heamatol.*, 75:408-413, 1990.

[9] Definição de refratariedade plaquetária: falta de uma resposta eficaz à transfusão plaquetária sem distinção da causa.

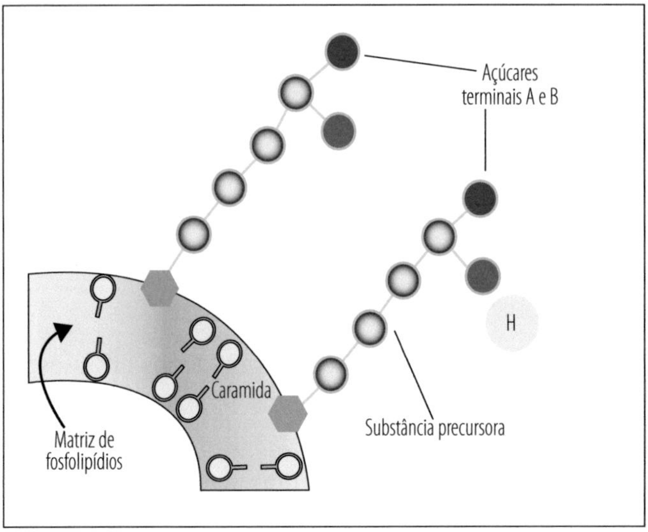

Figura 1. Modelo esquemático da estrutura dos antígenos ABO e H.

Fenotipagem ABO

A classificação dos fenótipos ABO eritrocitários, ou fenotipagem ABO, corresponde à observação da presença/ausência dos antígenos A e/ou B na membrana da hemácia. Em contrapartida, os indivíduos, por um mecanismo que será explicado mais adiante, formam naturalmente anticorpos contra os antígenos que não possuem, e estes podem ser detectados no soro/plasma.

Portanto, para determinação do fenótipo ABO (tipagem ou fenotipagem ABO), recomenda-se pesquisar os antígenos membranares, por meio da utilização de antissoros específicos anti-A, anti-B e anti-AB (não mais obrigatório desde a publicação da RDC nº 153/2004 e atualmente referendado na portaria vigente),[10] prova esta denominada direta, e pesquisar os anticorpos regulares no plasma/soro, pela utilização de hemácias comerciais A_1 e B (podendo-se adicionar hemácia A_2), prova esta denominada reversa (ver tabelas 1 e 2).

[10] Portaria 1.353 do Ministério da Saúde, de 13 de junho de 2011. Aprova o Regulamento Técnico de Procedimentos Hemoterápicos. Disponível em http://brasilsus.com.br/legislacoes/gm/108431-1353.html, acesso em 23-8-2011.

Portanto, a cada antígeno presente na hemácia corresponde um anticorpo no soro/plasma, de especificidade contra o antígeno que o indivíduo não possui, conforme tabela 1 a seguir:

Tabela 1. Fenótipos ABO: antígenos, anticorpos e genótipos possíveis

Fenótipo ABO ou tipo sanguíneo	**Antígeno ABO (hemácia)**	**Anticorpos (soro/plasma)**	**Genótipos possíveis**
O	Nenhum	Anti-A, -B e -AB	*OO*
A_1	A_1	Anti-B	A^1A^1; A^1A^2; A^1O
B	B	Anti-A	*BB*; *BO*
A_1B	A_1 e B	Nenhum	A^1B
A_2	A_2	Anti-B; eventual anti-A_1	A^2A^2; A^2O
A_2B	A_2 e B	Nenhum; eventual anti-A_1	A^2B

A tabela 2 representa os resultados observados macroscopicamente no procedimento de fenotipagem ABO.

Tabela 2. Procedimento de fenotipagem ABO

Prova direta				**Prova reversa**	
Tipo sanguíneo	**Soro anti-A**	**Soro anti-B**	**Soro anti-AB**	**Hemácia reversa A1**	**Hemácia reversa B**
A	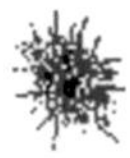		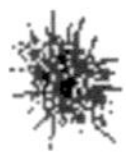		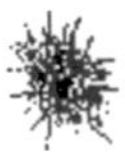
B		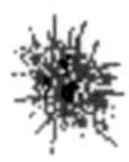	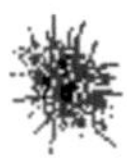	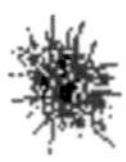	
AB	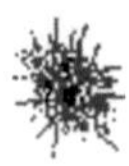	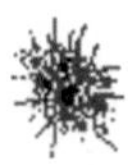	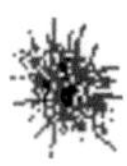		
O				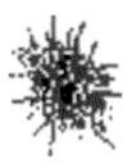	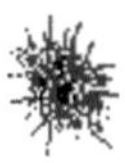

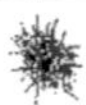 Aglutinado

 Não aglutinado

***Lembretes importantes*:**

- A tipagem ABO é uma técnica laboratorial relativamente simples de ser realizada, por qualquer metodologia, e por isso muitas vezes é negligenciada ou subestimada. Lembramos que a determinação correta ABO é fundamental para a prática transfusional, tanto na rotina de doadores quanto na de pacientes, tendo em vista a importância clínica dos anticorpos ABO, os quais poderão levar um doente a óbito em caso de transfusão incompatível decorrente de um erro.
- É também uma prática importante na rotina dos laboratórios de análises clínicas, já que o objetivo é realizar testes diagnósticos, ainda que *um* erro na tipagem ABO não leve a óbito, mas *um* erro analítico é *um erro*, que por si só pode comprometer a fidedignidade de todos os demais testes executados nesse laboratório e assim abalar a confiança dos clientes! Portanto, recomenda-se que essa técnica seja devidamente padronizada, por meio de qualquer metodologia referendada (o que não mais se aplica aos testes realizados em lâminas de vidro, por serem inexatos, imprecisos e carecerem de padronização) e devidamente executada, com destreza e acurácia técnica, cercada de cuidados em todas as suas etapas analíticas, especialmente na transcrição dos resultados. Deve-se atentar ao fato de que a realização da prova reversa é mandatória para que tenhamos um parâmetro de confirmação da prova direta. E que qualquer discrepância observada nesses resultados deverá ser resolvida!
- Vale lembrar que, para a realização de tipagem ABO em recém-natos (até 4 meses de idade), não se deve realizar a prova reversa, uma vez que nesse caso os anticorpos ainda não foram formados.
- Ainda no século XX, foram detectadas variações da expressão dos antígenos ABO a partir da observação das reações mais fracas nas tipagens diretas e às vezes discrepantes em relação à prova reversa, e assim surgiram os "subgrupos ABO". Mais tarde, com o advento de testes moleculares para genes ABO em 1990, as bases moleculares foram esclarecidas. Por isso, reiteramos a importância da realização das tipagens por métodos padronizados e a realização compulsória das provas reversas, sob pena de não serem detectadas estas fracas expressões antigênicas. Maiores detalhes desses subgrupos ABO serão descritos ainda neste capítulo.

Herança genética ABO

A herança genética ABO foi descrita pela primeira vez por A. Epstein e R. Ottenberg, em 1910, e posteriormente por Felix Bernstein, em 1924.

Comprovou-se que cada indivíduo herda um gene *ABO* de cada progenitor e que esses genes determinam quais antígenos ABO estarão presentes sobre a membrana do eritrócito, segundo as leis de Mendel.

- O *locus* ABO encontra-se no braço longo do cromossomo 9, autossômico.
- Uma posição (ou *locus*) em cada cromossomo novo é ocupada por um gene *A*, *B* ou *O*.
- Esses genes eram representados na genética clássica mendeliana pelos símbolos I^A para o gene *A*, I^B para o gene *B* e i para o gene *O* (ver tabela 3).
- Mas sabemos que os genes *A*, *B*, e *O* têm relação de codominância. Isso significa que os dois herdados se expressam igualmente. Portanto, essa nomenclatura tornou-se incorreta, pois considera o gene *O* como recessivo, representando-o em letra minúscula (i). Atualmente, a denominação correta para os genes será *A*, *B* e *O*.
- Na verdade, o gene *O* é considerado silencioso, pois nenhum antígeno detectável é produzido em herança desse gene. Mas seu produto existe e é uma proteína afuncional, que não adiciona carboidratos à estrutura H, como veremos adiante.

  Observe, na tabela 3, que do cruzamento dos genes *A* (I^A), *B* (I^B) e *O* (*i*) resultam os fenótipos A, B, AB e O, segundo a genética clássica mendeliana. Na tabela 4 consideramos a nomenclatura atual, porém os resultados, enquanto fenótipos, são os mesmos, ou seja, não existe nenhum antígeno produzido a partir do gene O.

TABELA 3. GENÉTICA DO SISTEMA ABO, SEGUNDO A GENÉTICA CLÁSSICA MENDELIANA

Genes	ABO	i	I^B	I^A
	i	O	B	A
	I^B	B	B	AB
	I^A	A	AB	A

Tabela 4. Genética do sistema ABO, segundo a nomenclatura atual

Genes	***O***	***B***	***A***
O	O	B	A
B	B	B	AB
A	A	AB	A

Biossíntese dos antígenos ABO

Já vimos que os antígenos ABO, H e Lewis estão presentes em vários tecidos, órgãos e fluidos orgânicos. Mas os processos de síntese desses antígenos ocorrem de maneira diferente nos eritroblastos (precursores das hemácias) e em células de outros tecidos, devido a diferenças estruturais das substâncias precursoras.

A expressão dos antígenos ABO nas hemácias e substâncias solúveis depende da interação de genes localizados em *loci* separados: *ABO,* no cromossomo 9, e *FUT 1* (*H*), *FUT 2* (*Se*), *FUT 3* (*LE*), todos no cromossomo 19. Esses genes são correlatos, mas herdados de forma independente. Não codificam diretamente a produção dos antígenos, mas produzem enzimas (glicosiltransferases) que acrescentam carboidratos a uma mesma substância precursora básica; por isso, discutiremos brevemente algumas características deles e, a seguir, a inter-relação entre eles na biossíntese dos antígenos ABO nos eritroblastos e nas substâncias solúveis.

Sistemas associados ao ABO

Sistema H (H)

Nomenclatura ISBT

Número	Nome do sistema	Símbolo do sistema	Nome dos genes	Localização cromossômica
018	H	H	*FUT1*	19q13

Antígenos

Sistema		Número do antígeno
Número	Símbolo	001
018	H	H

A expressão dos genes *ABO* depende da ação de outro gene, o gene *H* (*FUT1*), localizado no cromossomo 19q13 e formado por quatro éxons; a região de código da proteína está localizada no éxon 4. Codifica a enzima 2-alfa-fucosiltransferase.

Esse gene *H* se apresenta em 99,99% da população (isótipo) sob a forma homozigota HH ou heterozigota Hh.

O alelo h é considerado amorfo e nenhum produto antigênico é associado a ele, enquanto o genótipo hh é extremamente raro e, nessa situação, nenhuma substância H é produzida, dando origem a fenótipos raros.

Fenótipos Bombay e para-Bombay

O primeiro variante deficiente do gene *H*, detectado em 1952 em uma família de Bombaim (Índia), foi chamado de fenótipo Bombay ou O_h. Esse raro fenótipo, denominado Bombay clássico, é produzido pelos raros indivíduos de genótipo hh/sese (não secretores).[11] É caracterizado sorologicamente pela perda total da atividade das transferases A, B e H nos eritrócitos e nas secreções corpóreas e pelas grandes quantidades de anti-H naturais no plasma, reativos a 37 °C, e ativadores de complemento, portanto de grande importância clínica, podendo levar a reações transfusionais hemolíticas imediatas graves quando são transfundidos hemocomponentes eritrocitários. Exemplificando: se transfundidos concentrados de hemácias de fenótipo O em indivíduos O_h (fenótipo Bombay), ocorrerá reação entre os anticorpos anti-H presentes no soro do receptor O_h contra os antígenos H presentes nas hemácias de doadores de fenótipo O, causando séria hemólise intravascular.

Outro variante deficiente do gene *H* é denominado para-Bombay (A_h, B_h e AB_h). Portadores desse fenótipo são identificados por apresentar quantidades mínimas dos antígenos A e B nos eritrócitos e pouco ou nenhum antígeno H. Nesse fenótipo, ao contrário do Bombay, a transferase H está presente com atividade muito fraca, e as poucas quantidades de substância H produzidas são convertidas aos antígenos A e B pelas suas respectivas transferases.

---

[11] Dados da literatura mundial apontam para uma frequência inferior a 0,01% da população em geral. Ver A. P. C. N. cromossomos C. Cozac, "Sistema de grupo sanguíneo ABO", em J. O. Bordin *et al.*, *Hemoterapia: fundamentos e prática* (São Paulo: Atheneu, 2007), pp. 125-136.

Investigações moleculares em amostras Bombay e para-Bombay identificaram um número grande de mutações; a maioria dessas produz alelos silenciosos que, quando transcritos, codificam uma fucosiltransferase inativa. Alguns alelos, entretanto, codificam a fucosiltransferase, porém com baixa atividade, que são responsáveis pela expressão fraca do gene *H*.

***A pergunta que não quer calar*:**

E como podemos detectar um fenótipo Bombay (O_h) na prática laboratorial?

Pense bem:

- Considerando que a fenotipagem ABO é feita realizando-se as provas direta e reversa, e que a prova direta é realizada utilizando-se comumente os antissoros anti-A e anti-B (anti-AB opcional) para pesquisar os respectivos antígenos nas membranas das hemácias--teste, mas que não utilizamos anti-H, concluímos que somente os antígenos A e/ou B serão detectados.
- Lembre-se: o que distingue um verdadeiro indivíduo O de um O_h é a ausência do antígeno H, além do A e B!
- Então, é possível fazermos a distinção por meio da prova direta?
- E na prova reversa? Tanto o indivíduo O quanto o O_h possuem os anticorpos naturais e regulares anti-A, anti-B e anti-AB, e estes reagirão com as hemácias comerciais de grupos A e B utilizadas nessa pesquisa.
- Mais uma vez: o que difere o indivíduo verdadeiramente O de um O_h? O indivíduo O_h não possui o antígeno H, então forma o perigoso anti-H que estará livre no plasma. Esse anti-H reage com todas as hemácias que possuam o respectivo antígeno, ou seja, todas dos tipos A, B, AB e O!

Agora tente responder:

Será que somente pela realização das provas direta e reversa da tipagem ABO poderemos detectar o fenótipo Bombay?

Em que situação suspeitaremos que o indivíduo possui esse raro fenótipo?

Que teste(s) adicional(is) poderá(ão) indicar a resposta?

Sistema Lewis (LE)

Como o sistema Lewis está detalhado no capítulo 8, "Outros sistemas de grupos sanguíneos de importância transfusional", estudaremos aqui apenas sua nomenclatura e a biossíntese de seus antígenos.

Nomenclatura ISBT[12]

Número	Nome do sistema	Símbolo do sistema	Nome dos genes	Localização cromossômica
007	Lewis	LE	*FUT3*	19p13.3

Antígenos

Sistema		Número do antígeno					
		001	002	003	004	005	006
007	LE	Le^a	Le^b	Le^{ab}	Le^{bH}	ALe^b	BLe^b

Biossíntese dos antígenos ABO e H no eritroblasto

O conceito atual da produção das substâncias A e B a partir de H baseia-se nas observações de Watkins, Morgan e de Ceppelin.[13]

Os antígenos dos sistemas ABO e H são carboidratos e, portanto, não são produtos primários dos genes que controlam sua expressão. Estes produzem glicosiltransferases (enzimas), que transportam açúcares, adicionando-os a uma substância precursora da membrana da hemácia.

- Gene *H* → Glicosiltransferase H (2-alfa-fucosiltransferase) → adiciona fucose à substância precursora → Antígeno H.
- Gene *A* → Glicosiltransferase A (N-acetilgalactosaminiltransferase) → adiciona N-acetilgalactosamina ao Antígeno H → Antígeno A.
- Gene *B* → Glicosiltransferase B (galactosiltransferase) → adiciona galactose ao Antígeno H → Antígeno B.
- Gene *O* → enzima afuncional → não modifica a substância precursora → Antígeno H.

[12] Atualização disponível em http://ibgrl.blood.co.uk/isbt%20pages/ISBT%20Terminology%20Pages/Table%20of%20blood%20group%20antigens%20within%20systems.htm, acesso em 6-3-2016.

[13] *Apud* P. D. Issit & D. J. Anstee, *Applied Blood Group Serology*, cit.

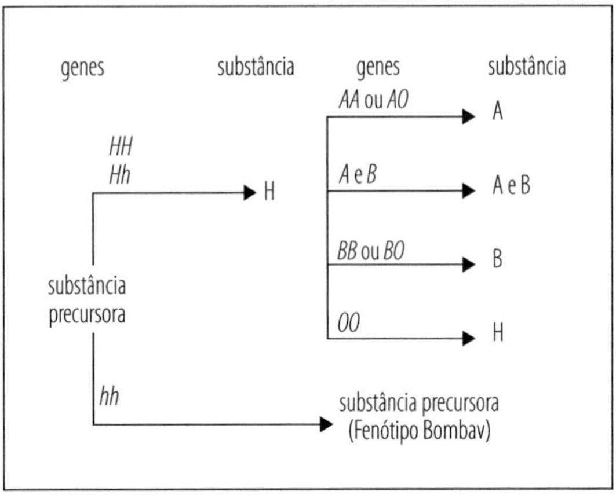

Figura 2. Biossíntese dos antígenos ABO e H.

Esquema da biossíntese nos eritroblastos

- Apenas um tipo de cadeia precursora é produzida nos eritroblastos, denominada tipo 2 (definida pela presença de ligações 1-4 entre a galactose (Gal β) e N-acetilglucosamina (GlcNac).

Substância precursora ⟶ Gal β (1-4) GlcNac...

- A partir desta, o gene *H*, através de sua enzima 2-alfa-fucosil-transferase, adiciona uma fucose à terminação do carbono 2 da galactose.

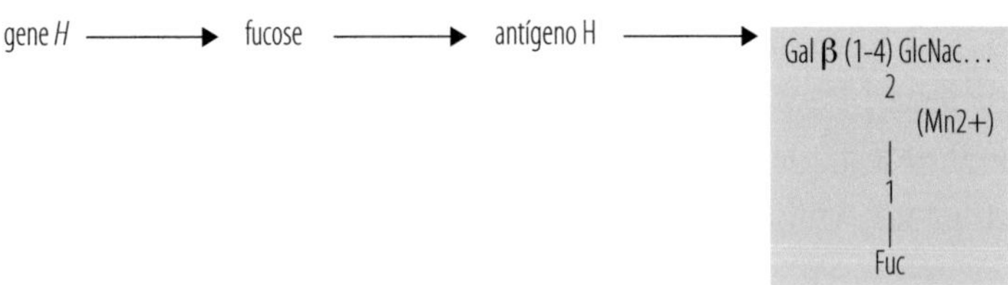

- O gene *O* produz uma enzima não funcional, nenhum açúcar é adicionado ao antígeno H. Temos, portanto, nas hemácias dos indivíduos do grupo O apenas a estrutura H.
- E a partir do antígeno H, com a expressão dos genes *ABO*, podemos ainda ter:

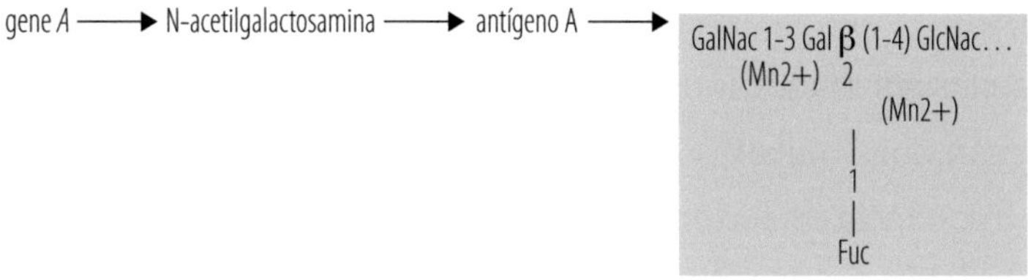

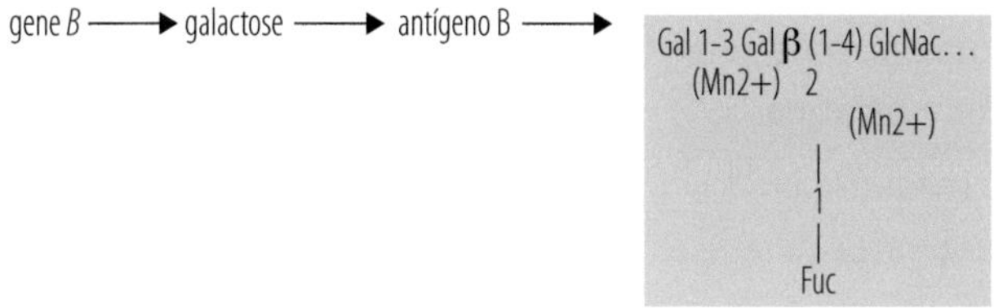

Considerações

- O gene A^1 produz concentrações elevadas de enzima A_1, convertendo grande quantidade de antígeno H em antígeno A_1 (entre 810 mil e 1,7 milhão de sítios).
- O gene *B* converte em média 600 mil a 830 mil sítios de antígeno H em antígeno B.
- O antígeno H pode apresentar-se na membrana eritrocitária, em cadeias de quatro tipos diferentes: H1 e H2 (lineares), H3 e H4 (ramificadas).
- Recém-nascidos apresentam principalmente cadeias H tipo 1 e 2 (lineares). Além disso, apresentam o antígeno i. Adultos apresentam principalmente cadeias tipo 3 e 4 (ramificadas), e antígeno I. Os antígenos i e I são precursores das cadeias H.
- A quantidade de antígenos H (ou seja, substância não modificada pelos açúcares A e/ou B) nos eritrócitos varia de acordo com o grupo ABO. O grupo O é composto somente de antígenos H. A seguir, temos, por ordem decrescente, considerando a quantidade de sítios antigênicos H "livres" por hemácia: $O > A_2 > B > A_2B > A_1 > A_1B$.
- A frequência dos fenótipos ABO e dos alelos comuns varia de acordo com a raça e a população estudada. Algumas explicações foram dadas a esse fenômeno, como migração populacional, cruzamentos étnicos e doenças que conferem vantagens ou desvantagens a certos grupos sanguíneos.

Exemplos:

- Indígenas sul-americanos: 90%-100% fenótipo O[5];[14]
- Aborígines australianos: 50%-70% fenótipo A_1;
- Alta frequência do fenótipo A na Europa (40%-60%), especialmente Escandinávia e Europa Central;
- Alta frequência do fenótipo O: 60% dos nativos americanos, e de algumas populações da África e Austrália, mas não na maioria europeia e asiática;
- Alta frequência do fenótipo B: Ásia Central (40%), enquanto na Europa varia de 8% a 12%.[15]

Alelo	Em % nos Estados Unidos[16]		
	caucasianos	negros	orientais
A^1	22	12	18
A^2	7	6	raro
B	6	12	17
O	65	70	65

- Os antígenos ABO e H estão expressos nos precursores eritroides desde a quinta ou sexta semana de vida intrauterina, embora ao nascer os bebês apresentem menor número de sítios antigênicos que os adultos (aproximadamente 1/3 dos sítios antigênicos totais de A/B). A expressão plena desses antígenos é alcançada entre 2 e 4 anos de idade.[17]

Biossíntese dos antígenos ABO, H e Lewis solúveis

- Como já vimos, os antígenos ABO, H e Lewis podem estar presentes em secreções e outros fluidos: saliva, lágrima, urina, sucos digestivos, etc., além de tecidos epiteliais, medula óssea, rins, linfócitos e plaquetas. As glicoproteínas dos líquidos biológicos constituem a melhor maneira de análise dessas substâncias.

---

14 Disponível em http://www.bioc.aecom.yu.edu/bgmut/systems_info.php?system=abo.

15 G. D. Daniels & I. Bromilow, *Essential Guide to Blood Groups*, cit.

16 Disponível em http://www.bioc.aecom.yu.edu/bgmut/systems_info.php?system=abo.

17 P. L. Mollison *et al.*, *Blood Transfusion in Clinical Medicine* (10ª ed. Londres: Blackwell Scientific, 1997).

- O gene *Lewis* (*LE* ou *FUT3*) não é ativo no eritroblasto. Portanto, os glicolipídios Lewis presentes na membrana eritrocitária são sintetizados fora dele e posteriormente adsorvidos à membrana.
- Glicosiltransferases são produzidas a partir dos genes específicos *ABO*, *H* (*FUT1*) e *LE* (*FUT3*).
- A expressão dos genes é controlada por outro par de genes alelos denominados secretores (*Se/se*). Esses genes não são ativos nos eritroblastos.
- O gene *secretor* (*FUT2*) é responsável pela formação de uma enzima 2-alfa-fucosiltransferase, que adicionará uma fucose à substância precursora, produzindo o antígeno H solúvel (imprescindível também para a formação dos antígenos A e B nas células secretoras). Essa enzima é ativa sobre cadeias precursoras dos tipos 1 e 2.
- Os indivíduos sese são chamados "não secretores". O gene *secretor* não interfere na formação de antígenos ABO e H nos eritroblastos. Indivíduos não secretores terão expressão normal dos antígenos ABO e H nos eritrócitos.
- Cerca de 80% da população caucasoide é constituída de indivíduos secretores.
- O gene *secretor* é também importante na formação dos fenótipos Lewis.

Esquema da biossíntese das substâncias solúveis

- As células da mucosa salivar produzem substâncias precursoras dos tipos 1 e 2; as do tipo 1 apresentam ligação do tipo 1-3 entre a Gal β e a GlcNac e, por isso, apresentam ligação livre no carbono 4 da GlcNac.
- Caso o indivíduo possua o gene *FUT2*, pela atividade da enzima produzida pelo gene *secretor* (*FUT2*), 2-alfa-fucosiltransferase, uma fucose é ligada ao carbono 2 da Gal β, produzindo o antígeno H solúvel.
- Caso o indivíduo apresente o gene *Lewis* (*FUT3*), produzirá uma enzima do tipo 4-alfa-fucosiltransferase. Esta ligará uma fucose no carbono 4 livre, produzindo o antígeno Lewis (Le^a).
- A especificidade conhecida como antígeno Lewis b (Le^b) é, na verdade, a interação dessas duas especificidades (Le^a+H), nos indivíduos que possuem ambos os genes *FUT2* e *FUT3*.

- A seguir, as enzimas produzidas pelos genes *A* e/ou *B* produzirão, então, os fenótipos ABO da mesma maneira que nos eritroblastos, adicionando seus açúcares a essa substância H solúvel.

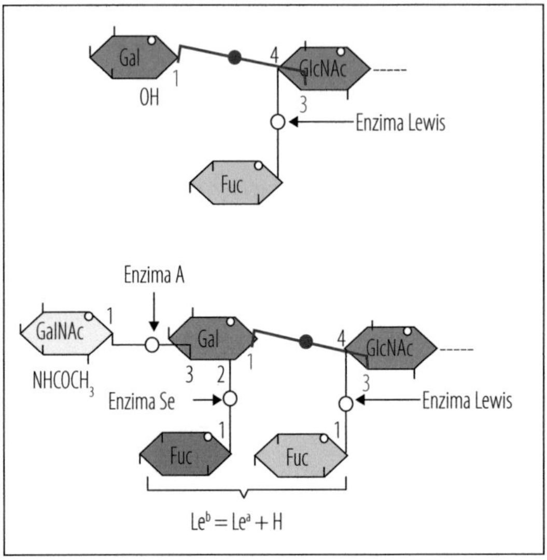

FIGURA 3. ESQUEMA DA BIOSSÍNTESE DOS ANTÍGENOS ABO, H E LEWIS SOLÚVEIS.

Resumindo:

Gene *FUT2* (SE) → 2-alfa-fucosiltransferase → Ag $H_{(s)}$

Gene *FUT3* (LE) → 4-alfa-fucosiltransferase → Ag Le^a

- A especificidade conhecida como Le^b é, na verdade, a interação dessas duas especificidades (Le^a + H) nos indivíduos que possuem ambos os genes *FUT2* e *FUT3*.

GENÉTICA MOLECULAR ABO

Noventa anos após a descoberta do grupo sanguíneo ABO por Landsteiner, a base genética molecular do sistema foi definida e os polimorfismos dos alelos comuns a esse *locus* foram estabelecidos por Yamamoto,[18] que

[18] F. Yamamoto *et al.*, "Molecular Genetic Bases of the Histo-Blood Group ABO System", em *Nature*, nº 345, 1990, pp. 229-233.

descreveu, em 1990, a estrutura do DNA dos três principais alelos do sistema ABO – A^1, B^1 e O^1. A partir da expressão desses alelos, temos os quatro grupos sanguíneos: A_1, B, A_1B e O.

Como já vimos, os antígenos A e B do sistema ABO são produtos secundários dos genes, já que são carboidratos e a partir de genes somente conseguimos produzir proteínas. Os produtos primários são enzimas (glicosiltransferases) capazes de adicionar carboidratos imunodominantes a uma estrutura precursora da membrana da hemácia, o que dará origem aos antígenos desse sistema. Vários genes interagem na formação dos antígenos do sistema ABO: os genes *ABO* (*ABO*), *H* (*FUT1*) – biossíntese dos antígenos nos eritroblastos –, além de *Lewis (FUT3)* e *secretor (FUT2)* – biossíntese nas substâncias solúveis.

Os avanços da genética molecular permitiram o entendimento da base molecular dos genes *ABO* e o conhecimento do polimorfismo dos alelos comuns a esse *locus*. Atualmente, os serviços de hemoterapia e de medicina forense utilizam mais de trinta técnicas de genotipagem do gene *ABO*, descritas amplamente em publicações científicas pertinentes. A maioria utiliza a reação de polimerase em cadeia (PCR) em conjunto com o estudo do polimorfismo do comprimento dos fragmentos de DNA (*Rescriction Fragment Length Polymorphism* - RFLP), que usa enzimas de restrição para cortes específicos nas moléculas amplificadas, a detecção de alterações de conformação das cadeias simples do DNA (*Single Strand Conformation Polymorphism* - SSCP), *primers* alelos específicos para a amplificação do DNA (ASP) e técnicas de sequenciamento automático.

O *locus* ABO estende-se por uma região de 18 kb a 20 kb (kilobases), na posição 9q34.1-9q34.2, constituído de 7 éxons (cujo tamanho varia entre 26 e 688 pares de base) e 6 íntrons.

As mutações críticas para os polimorfismos ABO estão nos éxons 6 e 7, pois codificam o domínio catalítico das glicosiltransferases ABO.[19]

Novos estudos moleculares utilizam, além dessas, as regiões de íntron 6, promotoras do gene.

Os polimorfismos do sistema ABO são causados por mutações na sequência de nucleotídeos no DNA.

---

[19] F. Yamamoto, "Molecular Genetics of the ABO Histo-Blood Group System", em *Vox Sanguinis*, nº 69, 1995, p. 1.

Essas mutações podem ser: a maioria dos tipos *missense* e *nonsense*; substituição de nucleotídeos, deleções, inserções, rearranjos gênicos.[20]

Vários estudos moleculares na última década demonstraram até o momento a existência de mais de 370 alelos dos genes *ABO*.[21]

Alelos comuns ABO

Como vimos anteriormente, a base genética molecular do sistema ABO foi definida e os polimorfismos dos alelos comuns a esse *locus*, estabelecidos.

Axel Seltsam e colaboradores, em 2003, relataram que os seis alelos mais frequentemente encontrados em caucasianos são *ABO**A101 (A^1), *ABO**A201 (A^2), ambos definindo o grupo sanguíneo A; *ABO**B101 (B^I), que define o grupo sanguíneo B; *ABO**O01 (O^I), *ABO**O02 (O^{Iv}) e *ABO**O03 (O^2), que definem o grupo sanguíneo O. Todos eles diferem em alguns nucleotídeos nos éxons 6 e 7.[22]

- *Gene A^1*: É considerado o gene selvagem, ou seja, a partir dele houve mutações que deram origem aos demais alelos comuns e a outros mais raros.

Já são conhecidos, inclusive, alelos A^1 mutantes ou variantes, sem diferença quantitativa significativa no número de sítios antigênicos "A" expressos nas hemácias.

- *Gene B^I:* Mutações de ponto *missense* (sentido trocado) e silenciosas no gene A^1 provocaram o aparecimento do gene B^I. Essas mutações estão localizadas nos éxons 6 (uma mutação) e 7 (seis mutações), com as seguintes substituições nos nucleotídeos: A297G, C526G, C657T, G703A, C796A, G803C e G930A, sendo quatro mutações do tipo *missense*, que promovem troca de quatro aminoácidos na proteína resultante (Arg176Gly, Gly235Ser, Leu266Met e Gly268Ala) e três silenciosas, que não promovem troca de aminoácidos na proteína. As duas últimas substituições são consideradas críticas na

---

20 *The Human Gene Mutation Database Cardiff*, disponível em http://archive.uwcm.ac.uk/uwcm/mg/search/118956.html, acesso em fevereiro de 2006.

21 Atualização: consultar tabela no site http://www.ncbi.nlm.nih.gov/projects/gv/mhc/xslcgi.cgi?cmd=bgmut/systems_info&system=abo, acesso em 06-03-2016.

22 A. Seltsam *et al.*, "The Nature of Diversity and Diversification at the ABO Locus", em *Blood*, 102 (8), 15-10-2003, pp. 3035-3042, disponível em http://www.bloodjournal.org/cgi/content/full/102/8/3035.

determinação da especificidade das glicosiltransferases (figura 4). Yamamoto, em 2001, adicionou a essas sete mutações uma oitava substituição G1096A, localizada além do códon terminal, e que é útil para a genotipagem *ABO*.

Já são conhecidos alguns genes B^1 mutantes ou variantes, sem diferença quantitativa significativa no número de sítios antigênicos expressos nas hemácias.

- *Gene* O^1*:* São três os alelos mais comuns do gene *O*: O^1, O^{1v} e O^2.

O primeiro alelo O descrito, nomeado como O^1 (O01), possui uma estrutura idêntica ao gene A^1 e originou-se de uma única mutação *nonsense* no éxon 6 (mutação sem sentido, que gera um *frameshift* e um códon de terminação – a partir do qual a proteína não é mais formada), ocasionando a síntese de uma transferase afuncional que não transporta açúcares à substância precursora. Essa mutação é uma deleção de um nucleotídeo no DNA (guanina), na posição 261 (figura 4), e corresponde a 50% a 60% dos genes *O* em brancos e negros.

Por isso, não há adição de açúcares à substância H: nos testes sorológicos de rotina, o grupo sanguíneo O é caracterizado por não apresentar os antígenos A e B na membrana das hemácias, assim seus eritrócitos não aglutinam na presença de soros anti-A, anti-B e anti-AB.

O alelo O^{1v} (O02) apresenta, além da deleção de G261, outras nove substituições de bases, quando comparado ao gene A^1. Corresponde a cerca de 40% dos genes *O* em brancos e negros.

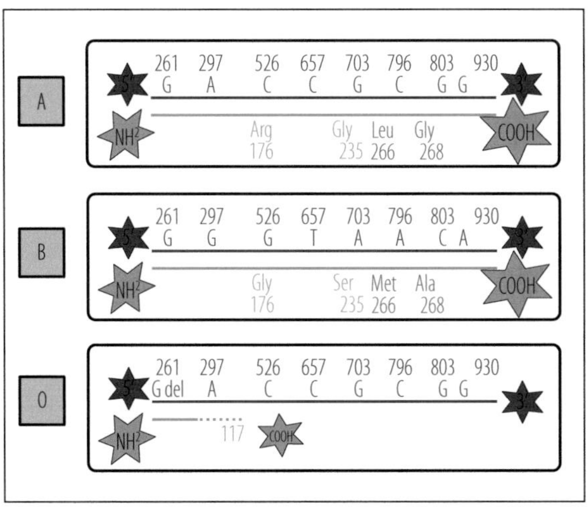

Figura 4. Representação esquemática dos genes A^1, B^1 e O^1 proteínas glicosiltransferases resultantes.

Obs.: A^1, B^1 e O^1 (linha superior); proteínas glicosiltransferases resultantes (linha inferior). Os aminoácidos representados com retículas cinza nas sequências das transferases A_1 e B_1 são críticos para a especificidade das enzimas.

O que são subgrupos ABO?

Apesar de ser possível classificar como subgrupos todas as variantes dos genes originais (A^1, B^1 e O^1), a definição mais amplamente aceita é que são "produtos de genes alelos variantes ou mutantes e geralmente apresentam significativa redução no número de sítios antigênicos expressos nas hemácias, embora sejam formados do mesmo açúcar imunodominante".

Isso explica por que, algumas vezes, observamos menor reatividade com antissoros A, B e AB nas fenotipagens (provas diretas) ABO.

Podemos encontrar na fenotipagem direta ABO diferentes expressões (variações quantitativas) dos antígenos A ou B; ou mesmo encontrar algumas discrepâncias entre a prova direta e reversa, por exemplo: indivíduos com prova direta indicando grupo A, mas apresentando em seu soro/plasma anticorpos que aglutinam a hemácia-teste A, além da hemácia-teste B.

Como explicar esses achados?

Compreendendo os subgrupos ABO

Os genes *ABO* codificam a formação de enzimas. A habilidade da enzima em catalisar as reações de glicosilação depende da estrutura espacial da proteína, especificamente de sua estrutura terciária, que, por sua vez, depende da sequência de aminoácidos. Substituições desses aminoácidos nas proteínas podem provocar alteração de sua especificidade pelo determinante antigênico, resultando em menor capacidade catalítica. Portanto, alterações nos aminoácidos resultantes de mutações, deleções ou recombinações gênicas entre os éxons 6 e 7 do DNA, e também em regiões de íntrons, promovem o aparecimento de variantes das glicosiltransferases A e B, que têm menor afinidade pelo substrato, adicionando menor quantidade de açúcares e resultando em antígenos fracamente expressos na membrana das hemácias.

Subgrupos de A

O fenótipo A_2 é a variante mais comum em caucasianos e é produto do gene A_2. Estima-se que até 20% dos indivíduos A ou AB sejam fenótipo A_2.[23]

---

[23] J. D. Roback *et al.*, *AABB Technical Manual* (16ª ed. Bethesda: AABB, 2008), p. 365.

O alelo A^2 (A201) é caracterizado pela substituição de uma única base no nucleotídeo 467 e por uma deleção no nucleotídeo 1059. Em consequência disso, são adicionados à transferase "A" 21 aminoácidos, o que altera sua capacidade de adicionar açúcares imunodominantes sobre a estrutura precursora das hemácias, levando a uma diminuição quantitativa de sítios antigênicos, mas que nem sempre significarão uma diferença de reatividade na fenotipagem com o soro anti-A. Já são conhecidas outras variantes de A^2.

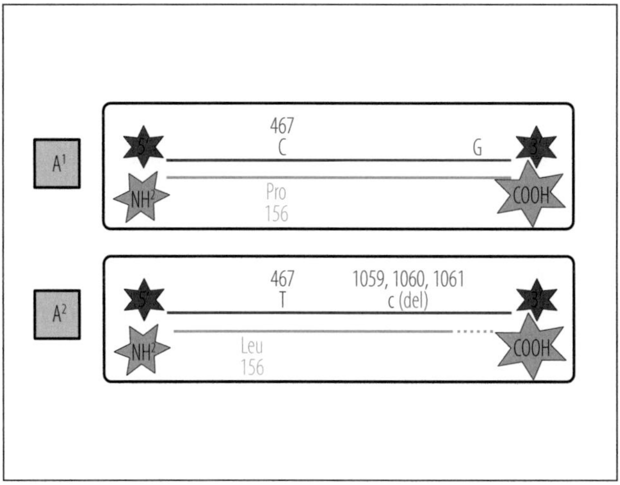

Figura 5. Representação esquemática dos genes A^1 e A^2 e de proteínas codificadas por eles.

Obs.: Genes A^1 e A^2 (linha superior); proteínas codificadas por eles (linha inferior).

- Em função da melhor eficácia da enzima A_1 no transporte do açúcar A para seu substrato, o número de sítios para A_1 está em torno de 1 milhão por hemácia, enquanto o de A_2, 300 mil por hemácia. Isso explica as diferenças quantitativas entre os dois antígenos.
- Bioquimicamente, a transferase A_2 não consegue ligar carboidratos nas cadeias H ramificadas, mas somente nas lineares, conduzindo às diferenças qualitativas entre os dois fenótipos.
- Esse fato também é demonstrado pela ocorrência, em aproximadamente 2% a 4% dos indivíduos A_2 e de 25% dos indivíduos A_2B, de anticorpos irregulares mas naturais anti-A_1.
- Por isso, utilizamos a lectina anti-A_1 (extrato vegetal de *Dolichos biflorus*) para definição de subgrupos A. Essa lectina reage especificamente com açúcares ligados somente às estruturas H do tipo ramificadas, presentes, portanto, somente nos indivíduos de fenótipo A_1.

A pergunta que não quer calar:

Então, indivíduos subgrupos de A podem ter anti-A em seu plasma?

Resposta: Esse anticorpo denominado anti-A_1 ocorre em alguns indivíduos subgrupos de A, mas geralmente não tem significado clínico, sendo quase sempre reativo somente a frio (entre 4 °C a 22 °C). Não existe de fato diferença do açúcar imunodominante entre os fenótipos A_1 e subgrupos, mas, sim, uma diferença estrutural, ou seja, a que tipo de cadeias H são adicionados os açúcares N-acetil-galactosamina. Os indivíduos do tipo A_1 fixam açúcares em todos os tipos de cadeias H, sejam lineares ou ramificadas, enquanto as enzimas produzidas pelos genes variantes (que definem os subgrupos) ligam açúcares somente a cadeias lineares. O anti-A_1, então, é formado contra um suposto "antígeno A diferente", mas que na verdade difere apenas estruturalmente!

Podemos encontrar alelos mais raros que as variantes de A^1 e A^2 e que produzem antígenos de baixa expressão nas hemácias, detectados nas fenotipagens por fracas reatividades com o soro anti-A. São: A^x, A^{el}, A^{end}, A^{finn}, A^m, A^{bantu}, entre outros. Todos eles apresentam mutações na sequência do gene, como exemplificado na figura 6.

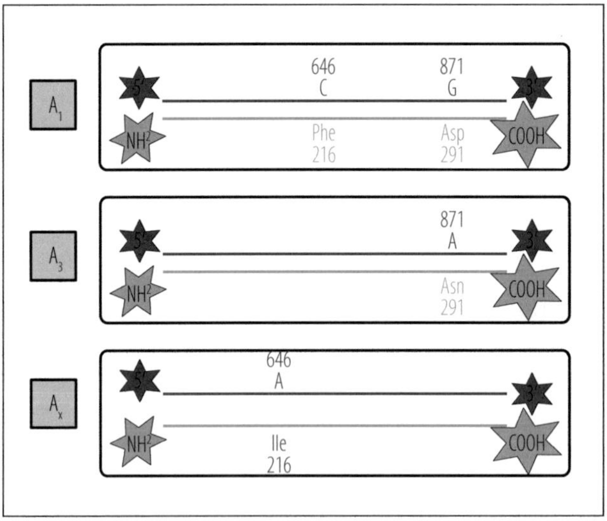

FIGURA 6. REPRESENTAÇÃO ESQUEMÁTICA DOS GENES A^1 E A^3 E DE PROTEÍNAS – GLICOSILTRANSFERASES – RESULTANTES.

Obs.: Genes A^1, A^3 e A^x (linha superior); proteínas – glicosiltransferases – resultantes (linha inferior).

- Nos subgrupos mais raros, a quantidade de antígeno A decresce, continuamente, de A_1 até A_m. A reação antígeno/anticorpo somente é visível (hemaglutinação) quando o número de sítios antigênicos é superior a 2 mil. Portanto, em alguns subgrupos, em que os açúcares estão muito fracamente expressos, podem-se observar até mesmo reações negativas na prova direta, com soro anti-A, discrepantes dos resultados obtidos na prova reversa. Exemplos: subgrupos A_m, A_y.

- No subgrupo A_3 temos hemácias com mais e com menos de 2 mil sítios antigênicos, levando geralmente à ocorrência de "campo misto" ou "dupla população" quando realizada a leitura dos testes "*in vitro*", o que dependerá exclusivamente da sensibilidade da técnica ou do título de anticorpo utilizado (figura 6).
- O alelo *cis-AB* representa um gene que tem a capacidade de determinar a expressão concomitante dos antígenos A e B, mas ambos muito fracos, também designados como A_2B_3. Ocorre por mutações do gene *A*: uma semelhante à encontrada no gene *B* (G803C), e outra mutação C467T.
- No total, até o momento, já foram descritos mais de 150 alelos variantes do gene *A*.[24]
- A identificação desses fenótipos pode ser feita, portanto, por meio da fenotipagem com lectinas anti-A_1 e anti-H (*Ulex europaeus*), teste de adsorção-eluição e pesquisa de antígenos na saliva (de indivíduos secretores), conforme demonstrado na tabela 5 a seguir.
- Lembrando: Reatividade de anti-H varia com diferentes grupos sanguíneos, devido à maior quantidade de antígeno H exposto na membrana eritrocitária: $O>A_2>B>A_2B>A_1>A_1B$.

Importante:

O açúcar imunodominante nos subgrupos é idêntico aos originais. Transfusionalmente não é importante distinguir os subgrupos, mas detectá-los.[25]

O que isso pode significar?

Transfusionalmente, costuma-se não valorizar o achado de um subgrupo no receptor de concentrados de hemácias, a não ser que ele pertença a um subgrupo de A que apresente anti-A_1 de significado clínico em seu plasma, ou seja, aquele reativo a 37 °C. Neste caso, então, opta-se por transfundir hemácias de grupo O.

---

[24] Atualização: consultar tabela no *site* http://www.ncbi.nlm.nih.gov/projects/gv/mhc/xslcgi.cgi?cmd=bgmut/systems_info&system=abo, acesso em 18-6-2016.

[25] P. D. Issitt & D. J. Anstee, *Applied Blood Group Serology*, cit.

Subgrupos de B

Subgrupos de B são mais raros do que os de A e são caracterizados pela fraca aglutinação dos eritrócitos com o soro anti-B e/ou anti-AB, podendo apresentar também aglutinação em campo misto (B_3) (tabela 5). São produtos da atividade das transferases mais fracas que o normal. Foram classificados como B_3, B_x , B_w e B_{el}.

Os alelos de B variantes apresentam diferentes *backgrounds* genéticos, bastante dispersos na molécula de DNA.

Em geral, ao contrário dos subgrupos de A, a classificação sorológica dos subgrupos de B é bastante controversa e pressupõe utilização de técnicas complementares, como adsorção-eluição, pesquisa de antígenos solúveis e técnicas moleculares.

Até o momento já foram descritos mais de 100 alelos variantes do gene *B*.[26]

"Variantes" de O

Apesar de termos classificado como subgrupos os fenótipos produtos de genes alelos variantes e fracamente expressos nas hemácias, devemos lembrar que, sorologicamente, nenhuma alteração de expressão nos subgrupos de O é visível, já que não há adição de açúcar à substância precursora básica. Portanto, esses "subgrupos" ou, mais bem denominados, "variantes" permanecem sendo detectados apenas por técnicas moleculares e são produtos de alelos mais raros.

- Alelo O^2: descoberto em 1994, quando se observou que a deleção do nucleotídeo na posição 261 estava ausente. Após sequenciamento gênico, notou-se que as mutações associadas a B estavam presentes (297 A>G e 526 C>G). A perda da atividade da transferase foi explicada pelo aparecimento de uma nova mutação 802 G>A, resultando numa substituição do aminoácido glicina por arginina em uma região da transferase responsável pela especificidade pelo substrato. Outra mutação *missense* foi descrita no nt 1096. Corresponde a 4%-6% dos genes *O* em brancos e negros, mas está ausente em orientais.[27]

---

26 Atualização: consultar tabela no *site* http://www.ncbi.nlm.nih.gov/projects/gv/mhc/xslcgi.cgi?cmd=bgmut/systems_info&system=abo, acesso em 18-6-2016.

27 M. Zago *et al.*, *Hematologia: fundamentos e prática* (São Paulo: Atheneu, 2004).

Estudos posteriores revelaram outros alelos "O" variantes, como O^3, O^4, O^5, O^{Iv}-B, B-O^{Iv}, O^I-A^2, O^I-O^{Iv} e O^{Iv}-O^I, que somados já são mais de 90 alelos.

Anticorpos ABO

Relembrando: anticorpos ABO estão presentes nos soros/plasmas de indivíduos contra os antígenos que eles não possuem nas hemácias. Mas como se dá seu aparecimento?

Existem duas vertentes que tentam explicar seu surgimento: uma atribui a mecanismos genéticos; a outra atribui a estímulos antigênicos "naturais" – esta última é mais amplamente aceita e descrita na literatura.[28]

Os *anticorpos ABO naturais* formam-se naturalmente contra antígenos que não estão presentes nas hemácias. Os estímulos são passivos, principalmente das bactérias que começam a colonizar o trato intestinal a partir do nascimento, pois possuem açúcares em suas membranas celulares semelhantes aos açúcares imunodominantes dos antígenos A e B. Essas bactérias, assim como outros estímulos externos, como poeira, alimentos, etc., estimulam a formação dos anticorpos anti-A e/ou anti-B, que passam a ser classificados, portanto, como naturais e regulares (ocorrência regular e estímulo natural).

Os anticorpos anti-A e anti-B dos indivíduos B e A, respectivamente, são, na maioria, de classe IgM, mas também podemos encontrar IgG e IgA. Aparecem no soro de indivíduos imunocompetentes entre 3 e 6 meses de idade, já sendo possível encontrarmos pequenas quantidades de anticorpos, mas sua produção máxima se dá entre 5 e 10 anos. Após 65 anos o título desses anticorpos diminui, a ponto de se tornar difícil sua identificação por meio da prova reversa.

Portanto, não é indicada a realização da prova reversa nas fenotipagens ABO no sangue de cordão ou venoso de recém-nascidos, e devemos atentar aos possíveis títulos indetectáveis em indivíduos idosos que poderão ocasionar discrepâncias entre as provas direta e reversa ABO.

Anticorpos anti-AB podem ser encontrados em indivíduos de grupo O. São anticorpos complexos que reagem bem tanto com a estrutura A quanto com a B, especificidades estas que não podem ser separadas por métodos de adsorção-eluição. São predominantemente IgG e, mais eventualmente, IgM e IgA.

---

[28] J. D. Roback, *et al.*, *AABB Technical Manual*, cit., p. 362.

TABELA 5. IDENTIFICAÇÃO DE SUBGRUPOS ABO

	Reações das hemácias com antissoros				Reações dos soros/plasma com hemácias-teste					
Fenótipos	Soro anti-A	Soro anti-B	Soro anti-AB	Lectina anti-H	Lectina anti-A_1	Hem A_1	Hem A_2	Hem B	Hem O	Saliva do secretor
A_1	4+	0	4+	0	4+	0	0	4+	0	A e H
A_{int}	4+	0	4+	3+	2+	0	0	4+	0	A e H
A_2	4+	0	4+	2+	0	**	0	4+	0	A e H
A_3	2+CM	0	2+CM	3+	0	**	0	4+	0	A e H
A_m	0/+-	0	0/+-	4+	0	0	0	4+	0	A e H
A_x	0/+-	0	+/2+	4+	0	2+/0	0/+	4+	0	H
A_{el}	0	0	0	4+	0	2+/0	0	4+	0	H
B	0	4+	4+	0	-	4+	4+	0	0	B e H
B_3	0	+/ CM	2+/CM	4+	-	4+	4+	0	0	B e H
B_m	0	0	0/+-	4+	-	4+	4+	0	0	B e H
B_x	0	0/+-	0/2+	4+	-	4+	4+	0	0	H

Fonte: American Association of Blood Banks, *Technical Manual*, cit.

*** A ocorrência de anti-A_1 nestes fenótipos é variável.*

+- = Intensidade fraca de aglutinação.

CM = campo misto

Obs.: Para interpretação das intensidades de aglutinação, consultar tabela 5 do capítulo 5.

A incompatibilidade materno-fetal por anticorpos ABO é a mais frequente, mas geralmente não evolui para doença hemolítica perinatal (DHPN). Ocorre entre mães O e filhos A_1 ou B, devido à presença de altos títulos de IgGs anti-A, -B e -AB no plasma materno capazes de travessar a barreira placentária, muito embora esses casos sejam menos graves que a incompatibilidade por Rh, pois geralmente os sintomas e a evolução são menos acentuados e facilmente resolvidos com a fototerapia. Veremos mais detalhes adiante no capítulo 9.

Os anticorpos ABO naturais reagem melhor a 4 °C, podendo também ter atividade a 37 °C. Os anticorpos anti-A_1 são de baixa amplitude térmica (pouco ou não ativos a 37 °C), geralmente não tendo importância clínica.

Tanto anticorpos ABO classe IgM como IgG são capazes de ativar complemento, provocando hemólise intravascular em caso de transfusões incompatíveis. Podem ser fatais.

Anticorpos anti-H e anti-HI geralmente não possuem grande amplitude térmica, portanto não têm importância clínica, exceto anti-H de indivíduos Bombay, conforme citamos. Anti-H natural geralmente ocorre em indivíduos A^1 e A_1B não secretores. Anti-HI, em indivíduos A_1 e A_1B secretores.

Anticorpos ABO causam rejeição de transplantes não isogrupos de órgãos sólidos, como rins, fígado e coração, mas nem sempre em caso de transplantes de tecidos, como córneas, pele e ossos, por exemplo. Células-tronco hematopoéticas não expressam antígenos ABO, portanto, a compatibilidade ABO não precisa ser respeitada.[29]

Os *anticorpos ABO imunes* são oriundos de aloimunizações prévias que podem ocorrer por duas vias: por meio de heteroimunização por substâncias de origem animal ou bacteriana, como na soroterapia antidiftérica ou antitetânica, e por meio de aloimunização por gestação ou transfusão ABO incompatível. Esses anticorpos são usualmente referidos como hemolisinas.

As hemolisinas são, na maioria, da classe IgG, sendo ativas a 37 °C. Têm capacidade de ativar o sistema complemento e atravessar a placenta; portanto, podem causar a doença hemolítica perinatal (DHPN).

---

[29] G. D. Daniels & I. Bromilow, *Essential Guide to Blood Groups*, cit., p. 24.

Aspectos transfusionais

Atenção especial deve ser dada ao conceito de doador-receptor universal. Deve-se lembrar que um indivíduo de grupo O apresenta em seu soro/plasma anticorpos anti-A, anti-B e anti-AB. Se doar sangue para outro indivíduo não isogrupo, ainda que seja concentrado de hemácias, certa quantidade de plasma sempre estará presente. Se o título das aglutininas for elevado (superior a 100 no chamado doador "O perigoso"),[30] poderá ocorrer reação transfusional.

Portanto, transfusionalmente, recomenda-se:

1) Doador e receptor com mesmo grupo ABO (isogrupo) sempre que possível;

2) Excepcionalmente, respeitar a regra transfusional:

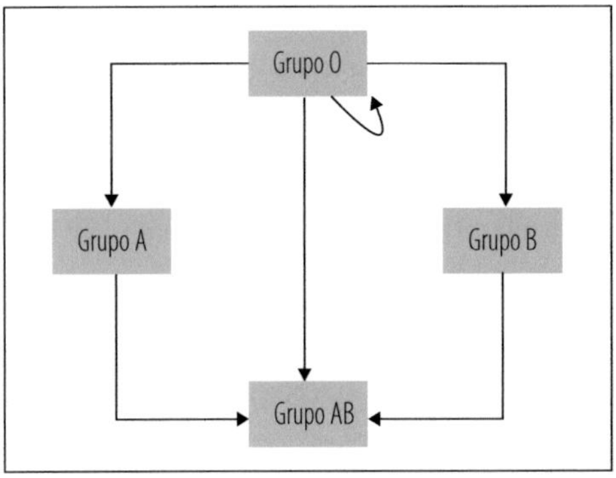

Figura 7. Compatibilização sanguínea, segundo o fenótipo ABO.

ABO e associação com doenças

Muitos estudos recentes sugerem que o sistema ABO está envolvido com mecanismo positivo de seleção em humanos e primatas. Isso confere certas vantagens/desvantagens evolutivas. Algumas doenças parecem estar relacionadas com os grupos sanguíneos ABO: úlcera e gastrite duodenal,

[30] S. Gambero *et al.*, "Frequência de hemolisinas anti-A e anti-B em doadores de sangue do Hemocentro de Botucatu", em *Revista Brasileira de Hematologia e Hemoterapia*, v. 26, n. 1, São José do Rio Preto, mar. 2004.

infecções, malignidade de tumores, tendências hemorrágicas e trombóticas, entre outras.

- *Úlcera e gastrite duodenal*: Parecem afetar mais os indivíduos do grupo O, na proporção de 1,35 para cada indivíduo do grupo A. Parecem estar relacionadas com a maior patogenicidade da *Helicobacter pylori* à mucosa dos indivíduos O. Envolvem mecanismo autoimune de resposta, levando a gastrite e lesão celular. Estudos mostraram que o antígeno Le^b é o provável receptor para a bactéria no tecido gástrico. Isso explica por que somente uma parte dos indivíduos identificados como portadores da bactéria efetivamente desenvolvem a doença.[31]
- *Infecções*: Algumas pandemias históricas estiveram relacionadas com a distribuição dos genes *ABO* nas populações de diversas partes do mundo, como peste bubônica e infecções por *Pox vírus*. A peste bubônica é causada pela bactéria *Yersinia pestis*. Parece expressar um antígeno H-like em sua membrana celular. Como indivíduos O não formam anti-H, seriam mais suscetíveis à infecção e morte que indivíduos A, B e AB.[32]
- Indivíduos do grupo O infectados por *Vibrio cholera* desenvolvem quadro de diarreia mais severa, podendo levar ao óbito. Estudos com a população de Bangladesh sugerem que essa pressão seletiva conferiu desvantagens à população do grupo O e vantagens à população do tipo B, hoje mais prevalente nessa região.[33]
- *Fungos*: A incapacidade genética de secretar substâncias ABO (indivíduos sese) foi associada com o aumento da susceptibilidade à infecção superficial por *Candida albicans*, em indivíduos adultos. Tal associação também está clara em pacientes com diabetes não dependentes de insulina.[34]

---

[31] ABO Blood Group System, disponível em http://www.bh.rmit.edu.au/mls/subjects/abo/resources/directory.htm; P. D. Issit & D. J. Anstee, *Applied Blood Group Serology*, cit.; A. P. Moran, "Pathogenesis of *Helicobacter Pylori*", em *Current Opinion in Gastroenterology*, nº 14, Suplemento 1, 1998; M. Rios & C. Bianco, "The Role of Blood Groups Antigens in Infectious Diseases", em *Seminars in Hematology*, 37 (2), abril de 2000.

[32] ABO Blood Group System, cit.

[33] R. I. Glass *et al.*, "Predisposition for Cholera of Individuals with O Blood Group: Possible Evolutionary Significance", em *Am. J. Epidemiol.*, 121 (6), 1985.

[34] M. Rios & C. Bianco, "The Role of Blood Groups Antigens in Infections Diseases", cit.

- Indivíduos do grupo B e AB secretores parecem ser mais susceptíveis à infecção por *Escherichia coli* no trato urinário. As bactérias parecem ligar-se primeiramente ao carboidrato receptor de células epiteliais, antes da colonização das mucosas e infecção.[35]
- *Malignidade de tumores*: Muitos trabalhos relatam alta incidência de diversos tipos de câncer em pacientes de grupo sanguíneo A. Células tumorais frequentemente expressam neoantígenos, como antígeno-A-like. O sistema imune do indivíduo A não reconhece o A-like como não próprio e, portanto, não combate precocemente as células tumorais, permitindo o crescimento de tumores e favorecendo metástases. Como indivíduos dos grupos O e B possuem naturalmente anticorpos anti-A, estariam mais aptos a destruir essas células tumorais. O grau de malignidade parece também estar correlacionado à quantidade dos "antígenos-like" de grupos sanguíneos.[36]
- *Desordens de coagulação*: Indivíduos do grupo O tendem a ter menor nível plasmático de fatores VIII, V, IX e de Von Willebrand que outros grupos e, portanto, estariam mais sujeitos a fenômenos hemorrágicos, mas protegidos do risco de tromboses. Estudos mostraram alta incidência de úlceras gastrintestinais hemorrágicas nesse grupo. Em contrapartida, indivíduos do grupo A apresentaram alta incidência de tromboses, em estudo de risco estimado de trombose coronariana como causa de morte de mulheres. No grupo de mulheres do tipo O, o risco foi calculado em 211 em 1 milhão; no grupo do tipo A, 680 em 1 milhão. Isso provavelmente se deve ao fato de os indivíduos de grupo A apresentarem altos níveis de fatores V, VIII, IX e VW.[37]
- A expressão dos antígenos ABO pode estar diminuída em desordens da hematopoese, como leucemias, especialmente as que decorrem da mutação cromossômica conhecida como Cromossomo Philadélfia (translocação de parte do cromossomo 9 com o 22) e em talassemias.[38]

---

[35] *Ibidem.*

[36] ABO Blood Group System, cit.; P. D. Issit & D. J. Anstee, *Applied Blood Group Serology*, cit.; M. Rios & C. Bianco, "The Role of Blood Groups Antigens in Infectious Diseases", cit.

[37] ABO Blood Group System, cit.; M. Rios & C. Bianco, "The Role of Blood Groups Antigens in Infectious Diseases", cit.

[38] A. P. C. N. C. Cozac, "Sistema de grupo sanguíneo ABO", cit., pp. 125-136.

7

Sistema Rh (ISBT 004)

Colaboração: Regina Aparecida Cardoso

Ao final do capítulo, você deverá ser capaz de responder às seguintes questões:

- Por que o antígeno D é tão imunogênico?
- O que são variantes do antígeno D (D fraco e D parcial)? Como podemos (e se podemos) distingui-las e identificá-las na prática laboratorial?
- O que é anti-CDE (reagente usado na rotina laboratorial)? Quando, por que e como usá-lo?
- Defina os fenótipos Rh(D)+ e Rh(D)-pela ótica de seus aspectos moleculares.
- Qual a diferença entre soro anti-D policlonal e soro anti-D monoclonal?
- Que tipos de reagente anti-D devem-se usar na rotina laboratorial de fenotipagem Rh(D) para doadores e pacientes/gestantes?

Nomenclatura ISBT[1]

Número	Nome do sistema	Símbolo do sistema	Nome dos genes	Localização cromossômica
004	Rh	RH	*RHD, RHCE*	1p36.11

Em 1939, Philip Levine e Rufus Stetson descobriram que a causa da "eritroblastose fetal" em um recém-nascido natimorto (conhecida atualmente como doença hemolítica perinatal), gerado por uma mulher que havia recebido transfusão prévia de seu marido, era a atividade de anticorpos maternos contra antígenos das hemácias fetais. Posteriormente, Levine e Eugenet Katzin descreveram esse anticorpo como o mesmo que Karl Landsteiner e Alexander Wierner produziram por meio da imunização de coelhos com hemácias de macacos Rhesus. O antígeno gerador da resposta imunitária foi então chamado de fator Rh. Esse foi o primeiro marco para o conhecimento do sistema Rh, seguido da descoberta de outros antígenos relacionados ao sistema, como C, E, c, e.

1 Nomenclatura para antígenos de grupos sanguíneos desenvolvida por um grupo de pesquisadores da Sociedade Internacional de Transfusão de Sangue (International Society of Blood Transfusion - ISBT), o Working Party on Terminology for Red Cell Surface Antigens, em G. Daniels *et al.*, "ISBT Working Party on Terminology for Red Cell Surface Antigens", em *Report. Vox Sanguinis*, Oslo, 1999; G. Daniels, *Blood Group Terminology*. Disponível em http://ibgrl.blood.co.uk/ISBTPages/ISBTTerminologyPages/Terminology%20Home%20Page.htm, acesso em 7-3-2011.

Até o presente momento mais de 52 antígenos[2] foram relatados como pertencentes a esse sistema, porém cinco destes (D, E, e, C, c) são responsáveis por 99% dos problemas clínicos associados ao sistema Rh.

Importância clínica

O sistema Rh é o mais polimórfico de todos os *trinta sistemas* já descobertos[3] e, do ponto de vista da prática transfusional, o segundo mais importante, depois do ABO, devido à imunogenicidade de seus antígenos, especialmente no caso do antígeno D. Estima-se que, se uma quantidade de 1 ml a 10 ml de glóbulos vermelhos D positivos forem administrados a indivíduo D negativo, a chance de esse indivíduo desenvolver anti-D é de 80%.[4]

Os anticorpos específicos para os antígenos Rh estão normalmente envolvidos em reações transfusionais hemolíticas, anemias hemolíticas auto-imunes e em casos de doença hemolítica perinatal (DHPN). Nesse último caso, ocorre na gravidez subsequente com criança (feto) D positivo de uma mãe Rh(D)- previamente sensibilizada com anticorpos anti-D, na qual as moléculas de IgG atravessarão a barreira placentária, produzindo quadro de icterícia neonatal ou DHPN. Com o advento da administração da imunoglobulina anti-D (exemplo: RhoGm®), observou-se importante redução dos casos de DHPN por incompatibilidade Rh, mas o anti-D ainda é o aloanticorpo mais comumente encontrado em recém-nascidos. Existem outros anticorpos envolvidos na DHPN, a maioria relacionada ao sistema Rh (ver capítulo 9).

Progressos consideráveis foram feitos nos últimos dez anos em relação à determinação das bases moleculares dos antígenos pertencentes ao sistema Rh, apesar de a função fisiológica para as hemácias ainda não ter sido totalmente compreendida.

---

2 Disponível em http://ibgrl.blood.co.uk/ISBTPages/ISBTTerminologyPages/Terminology%20Home%20Page.htm, acesso em 7-3-2011.

3 *Blood Group Antigen Gene Mutation Database*, disponível em http://www.bioc.aecom.yu.edu/bgmut/index.php, acesso em 10-2-2006; O. O. Blumenfeld & S. K. Patnaik, "Allelic Genes of Blood Group Antigens: a Source of Human Mutations and cSNPs Documented in the Blood Group Antigen Gene Mutation Database", em *Human Mutation*, 23(1), janeiro de 2004, pp. 8-16; e G. Daniels, *Blood Group Terminology*, disponível em http://ibgrl.blood.co.uk/ISBTPages/ISBTTerminologyPages/Terminology%20Home%20Page.htm, acesso em 7-3-2011.

4 L. Melo & J. A. Santos, "Sistema Rh", em *STD*, vol. 5, Belo Horizonte, 1996.

Antígenos

Tabela 1. Antígenos do sistema Rh e a classificação segundo a ISBT

Sistema Rh (ISBT: 004 – RH)							
001	002	003	004	005	006	007	008
D	C	E	c	e	f	Ce	C^w
009	010	011	012	013	014	015	016
Cx	V	E^w	G	Obsoleto	Obsoleto	Obsoleto	Obsoleto
017	018	019	020	021	022	023	024
Hr_0	Hr	hr^S	VS	C^G	CE	D^w	Obsoleto
025	026	027	028	029	030	031	032
Obsoleto	c-like	cE	hr^H	Rh29	Go^a	hr^B	Rh32
033	034	035	036	037	038	039	040
Rh33	Hr^B	Rh35	Be^a	Evans	Obsoleto	Rh39	Tar
041	042	043	044	045	046	047	048
Rh41	Rh42	Crawford	Nou	Riv	Sec	Dav	JAL
049	050	051	052	053	054	055	056
STEM	FPTT	MAR	BARC	JAHK	DAK	LOCR	CENR
057	058	059					
CEST	CELO	CEAG					

Fonte: http://blood.co.uk/ibgrl (atualizado até agosto de 2010).
Nota: Como dissemos anteriormente, até o presente momento mais de 52 antígenos foram relatados como pertencentes a esse sistema, porém cinco destes (D, E, e, C, c) são responsáveis por 99% dos problemas clínicos associados ao sistema Rh. Ver http://ibgrl.blood.co.uk/ISBTPages/ISBTTerminologyPages/Terminology%20Home%20Page.htm, acesso em 7-3-2011.

Estrutura bioquímica e genética molecular

Os antígenos Rh são *exclusivamente eritrocitários*, não são encontrados em leucócitos ou plaquetas e surgem precocemente já em torno da décima semana de vida intrauterina.

As lipoproteínas do sistema Rh são partes integrantes da membrana eritrocitária, atravessando-a *doze vezes*. Os segmentos aminoterminal e carboxilterminal encontram-se intracelularmente. As proteínas RhD e RhCE possuem 417 aminoácidos e seis *loops* externos (alças) à membrana eritrocitária, locais potenciais de expressão dos antígenos Rh.

A genética molecular mostrou que apenas *dois genes estruturais* altamente homólogos, encontrados no cromossomo 1p34-p36, controlam a produção das proteínas não glicosiladas Rh: *RHD* e *RHCE*. Esses genes contêm dez éxons, possuem cerca de 94% de homologia em sua sequência de nucleotídeos e encontram-se adjacentes no braço curto do cromossomo 1.

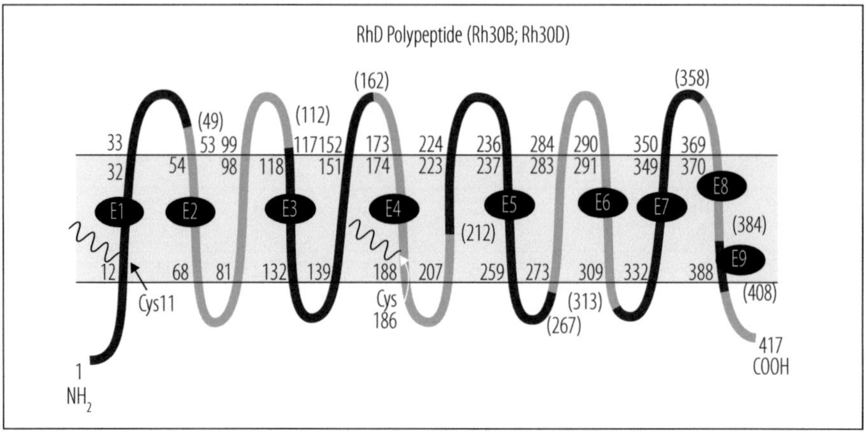

Figura 1. Representação esquemática da proteína RhD. Observe que ela é composta de 417 aminoácidos, e que a proteína atravessa a membrana doze vezes, formando seis *loops* (ou alças) externas.

Os círculos em preto na região extracelular da proteína, representam os sítios de polimorfismos responsáveis pelos fenótipos D parciais. Os círculos em cinza, nas regiões transmembrana e intracelular da proteína, representam os sítios de polimorfismos responsáveis pelos fenótipos D fracos.

Fonte: http://fleury.com.br/médicos/saúdeemdia/artigos/pages/fenotipagem-rhd-particularidades-e-implicações-clínicas.aspex

- Gene *RHD*, que não possui alelos, codifica a produção da proteína RhD que carreia os antígenos D e G.
- Gene *RHCE*, que possui vários alelos (*RHCe*, *RHcE*, *RHce*, *RHCE*), codifica a produção da proteína RhCE (nome genérico da proteína) e carreia todos os demais antígenos Rh, sendo os mais conhecidos os antígenos C, c, E, e.

Ainda, interagindo com estes, temos a ação de outro gene, o *RHAG*, localizado no braço curto do cromossomo 6 e aproximadamente 40% homólogo a *RHD* e *RHCE*, e que é responsável pela produção da proteína RhAG (antigamente denominada Rh50). Essa proteína tem função importante para a inserção das proteínas RhD e RhCE no complexo proteico Rh na membrana eritrocitária (falaremos mais adiante no item "Expressão antigênica e fenótipos Rh_{null} e Rh_{mod}"). Atualmente, a proteína RhAG abriga um novo sistema de grupo sanguíneo (RHAG, ISBT 030), e já foram descritos três antígenos.[5]

[5] Disponível em http://ibgrl.blood.co.uk/ISBTPages/ISBTTerminologyPages/Terminology%20Home%20Page.htm, acesso em 7-3-2011.

Assim, os antígenos Rh estão localizados nas proteínas RhD e RhCE, que estão agrupadas em um complexo que envolve outras proteínas, como RhAG, LW, CD47, GPA, GPB e banda 3(AE1) (ver figura 5).

De acordo com o modelo proposto para o *locus* Rh de Franz Wagner & Willy Flegel,[6] os dois genes *RHD* e *RHCE* possuem orientações opostas e encontram-se separados por 30.000 pb. Nessa região se encontra outro gene denominado *SMP1*, que tem a mesma orientação do gene *RHD* e cuja função no *locus* Rh ainda é desconhecida. Além disso, demonstraram a presença de "caixas Rhesus" (do inglês *Rhesus boxes*), isto é, o gene *RHD* está flanqueado por dois segmentos de DNA, com um comprimento de aproximadamente 9.000 pb, apresentando 98% de homologia e orientação idêntica. De acordo com esses autores, a "caixa Rhesus" conteria a deleção do gene *RHD* com 1.463 pb de extensão e estaria presente na maioria dos indivíduos caucasianos fenotipicamente Rh(D)-. Essa descoberta possibilitou a padronização de técnicas moleculares para a determinação da zigozidade do antígeno RhD.

A proximidade entre esses genes *RHD e RHCE* facilitaria ainda a ocorrência de conversão gênica em *cis*, isto é, os genes no mesmo cromossomo em direções opostas pareiam, podendo ocorrer os rearranjos gênicos entre eles, levando assim à formação de genes híbridos (partes do gene *RHD* em *RHCE* e vice-versa), responsáveis por algumas variantes do antígeno Rh(D).[7]

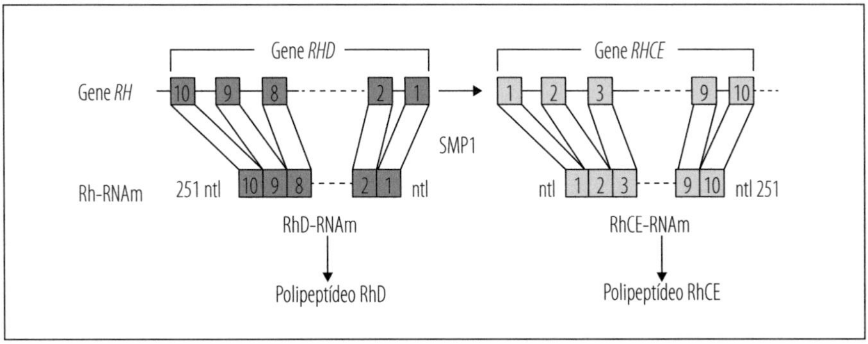

FIGURA 2. SÍNTESE DOS POLIPEPTÍDEOS Rh. DEMONSTRAÇÃO DA SÍNTESE DOS POLIPEPTÍDEOS RH EM DIREÇÕES OPOSTAS.

Fonte: Adaptado de *Japanese Journal of Legal Medicine*, nº 52, 1998, pp. 1-18.

---

6 F. F. Wagner & W. A. Flegel, "*RHD* Gene Deletion Occurred in the *Rhesus Box*", em *Blood*, 95 (12), 156, 2000, pp. 3662-3668.

7 L. M. Castilho, VII Jornada em Hemoterapia, Senac São Paulo, 2005.

Os genes são codominantes, de forma que, quando os genes *Rh* herdados do pai são idênticos aos da mãe, chamamos o indivíduo de homozigoto. Se os genes herdados de pai e mãe forem diferentes, o indivíduo será considerado heterozigoto.

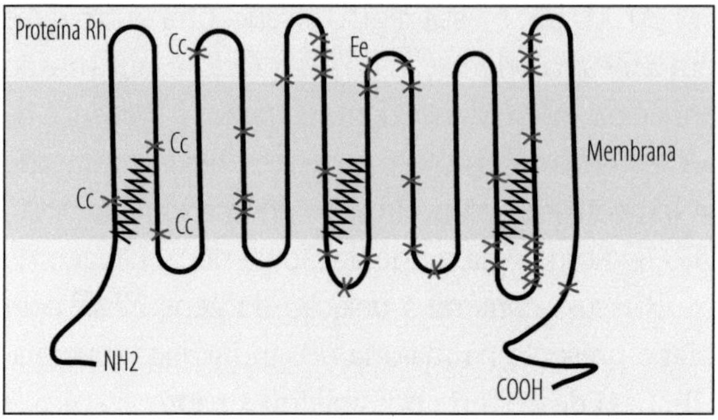

FIGURA 3. REPRESENTAÇÃO ESQUEMÁTICA DA PROTEÍNA RHCE.

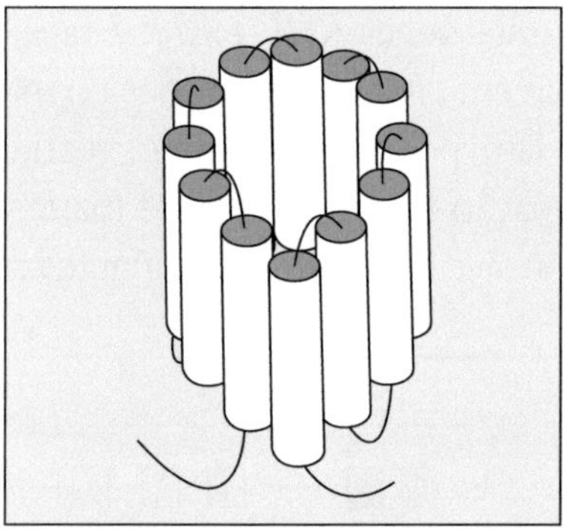

FIGURA 4. REPRESENTAÇÃO ESQUEMÁTICA DA PROTEÍNA RHD.

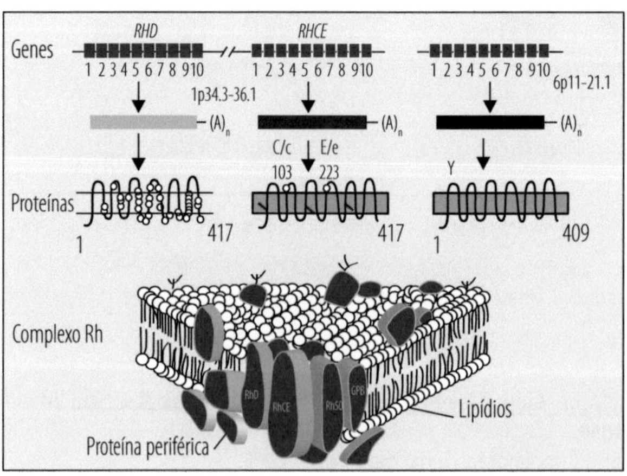

FIGURA 5. REPRESENTAÇÃO ESQUEMÁTICA DOS GENES, *RNA* MENSAGEIROS, PROTEÍNAS RELACIONADAS AO SISTEMA RH, E O COMPLEXO FORMADO POR ELAS NA MEMBRANA ERITROCITÁRIA.

As bases moleculares da maioria dos fenótipos Rh foram determinadas nos últimos dez anos; e rearranjos gênicos, deleções e mutações de ponto podem ser responsáveis por algumas variantes dos antígenos presentes nas proteínas RhD e RhCE, descritas adiante neste capítulo.

Bases moleculares dos fenótipos Rh

Fenótipo Rh positivo

O indivíduo considerado *Rh positivo* (ou ainda Rh(D)+[8] possui *os dois genes RHD e RHCE.*

Aproximadamente 85% da população mundial é constituída de indivíduos Rh(D)+. Mas, dependendo da etnia, podemos encontrar frequências diversas do fenótipo Rh(D)+, como:[9]

- europeus e caucasianos norte-americanos = 82-88%;
- negros africanos = 95%;
- até 100% em algumas populações do Extremo Oriente![10]

A expressão do antígeno D pode variar quantitativa ou qualitativamente; isso se deve a mutações no gene *RHD* - discutiremos esse assunto mais profundamente no item "Variantes do antígeno Rh(D) em indivíduos Rh(D)+".

Mas, resumidamente, independentemente do tipo de gene *RHD* que o indivíduo possua, estando o antígeno D expresso na membrana eritrocitária, seu fenótipo deverá ser classificado como Rh(D)+.

As perguntas que não querem calar:

- *Por que o antígeno D é tão imunogênico?*

---

[8] Não há consenso na nomenclatura internacional de como devemos indicar o fenótipo, portanto ficam as seguintes sugestões, tendo como exemplo o fenótipo ORh positivo: o mais usual atualmente é a indicação "ORh(D)+", que acolheremos aqui como padrão, mas é possível encontrar na literatura as indicações "ORh+", "ORhD+", "ORh positivo". Em tempo: o usual na representação de fenótipos ABO/Rh(D) de doadores em etiquetas de bolsas de sangue é a representação O+, mas essa nomenclatura, segundo a ISBT, não é realmente correta, pois seria interpretada como "presença do antígeno O".

[9] G. D. Daniels & I. Bromilow, *Essential Guide to Blood Groups* (1ª ed. Oxford: Blackwell, 2007), p. 37.

[10] Do Extremo Oriente: tradução do original *Far East*, que compreende algumas populações asiáticas e russas.

- *As proteínas RhD e RhCE não são tão parecidas? Se quem é Rh(D)+ possui as duas proteínas, então, se o indivíduo Rh(D)- receber sangue de outro que é positivo, por que poderá reconhecer a proteína RhD como estranha já que ele possui a proteína RhCE?*

  Resposta: Simples! Porque, apesar de as proteínas serem morfologicamente parecidas, existem diferenças significativas na sequência de seus aminoácidos! Comparando as proteínas RhCE e RhD, encontramos de 34 a 37 pontos de polimorfismos, dependendo do alelo RhCE que gerou a proteína, e pelo menos 10 pontos de troca de aminoácidos estão localizados em *loops* externos das duas proteínas, tornando o antígeno RhD muito imunogênico.

Fenótipo Rh negativo

Existem atualmente três mecanismos genéticos conhecidos associados ao fenótipo Rh(D)-: a deleção do gene *RHD*, o pseudogene *RHD* e o gene híbrido *RHD-CE-D*^{s}.

- *Deleção do gene* RHD: Antigamente, acreditava-se na existência de um possível alelo recessivo d, mas sabemos hoje que se trata da ausência do gene *RHD*. Classicamente, indivíduos caucasoides Rh(D)- possuem o gene *RHD* deletado.
- *Pseudogene* RHD: Estudos recentes demonstraram que, em algumas populações africanas, podemos encontrar até dois terços dos indivíduos Rh(D)- com o gene *RHD* presente. Analisando-se molecularmente, esse gene apresenta-se mutado, com inserção de 37 pares de bases na região limítrofe entre íntron 3 e éxon 4 do gene *RHD*, gerando um *stop codon*, ou seja, a proteína não será traduzida a partir dessa sequência. Portanto, fenotipicamente esses indivíduos são identificados como Rh(D)-, mas genotipicamente possuem o gene *RHD*. Denominou-se, então, esse gene de *pseudogene D (DΨ')*. O *RHDΨ'* pode ser encontrado em até 66% dos indivíduos Rh(D)- sul-africanos e em 24% de afro-americanos. O terço restante dos sul-africanos Rh(D)- parece possuir, igualmente distribuídos, os genótipos *RHD* deletados e o gene híbrido *RHD-CE-D*^{s}.

  Em um estudo realizado na Unicamp, encontrou-se uma frequência de 14% em amostras de indivíduos Rh(D)- afrodescendentes, o que também sugere uma grande miscigenação racial na população estudada.

- *Gene híbrido* RHD-CE-D^{s}: O mesmo estudo encontrou uma frequência de 3% de indivíduos com o gene híbrido *RHD-CE-D^{s}*. Esse gene mutado apresenta os éxons 4 e 8 do gene *RHCE* em sua sequência e, portanto, codifica a produção de um antígeno C anormal (enfraquecido), pela substituição Leu245Val, além de não codificar a produção do antígeno Rh(D).

Variantes do antígeno Rh(D) em indivíduos Rh(D)+

O antígeno Rh(D) é um mosaico de subunidades (ou epítopos). O indivíduo Rh(D)+ considerado "D normal" possui todos os epítopos, previstos inicialmente como nove.

"Estudos sorológicos realizados com diferentes anticorpos monoclonais com hemácias expressando diferentes antígenos D variantes definiu trinta padrões diferentes de reação, interpretados como trinta epítopos de D."[11]

Estudos atuais, no entanto, demonstraram existir aproximadamente 37 epítopos, dos quais pelo menos nove já definidos por anticorpos monoclonais.[12]

As variantes do antígeno D incluem os antígenos D fracos, D parciais e Del.[13]

D fracos

Antigamente designados por D^{u}, definiam as hemácias que reagiam somente com o soro anti-D em fase de antiglobulina humana. Atualmente, a determinação sorológica do D fraco dependerá da qualidade do reagente e da técnica empregada, mas em linhas gerais apresenta uma reação de aglutinação fraca ou negativa com antissoros anti-D (já à temperatura ambiente ou após incubação a 37 °C) e intensidade de aglutinação intensificada pelo teste indireto da antiglobulina humana. Isso é explicado pela

---

11 G. D. Daniels & I. Bromilow, *Essential Guide to Blood Groups*, cit., p. 38.

12 L. Castilho, em D. T. Covas *et al.*, *Hemoterapia: fundamentos e prática* (1ª ed. São Paulo: Atheneu, 2007), pp. 137-145.

13 Até o momento, não há consenso entre os autores em relação ao fenótipo Del. Alguns o classificam juntamente com o fenótipo Rh(D)-; outros como uma terceira variante do antígeno D; outros ainda como um subtipo de D fraco. O importante é compreender que a causa dessa fraquíssima expressão antigênica são também mutações no gene *RHD*, e que sorologicamente teremos que utilizar técnicas acessórias para detectá-lo.

menor quantidade de sítios antigênicos expressos por hemácia: calcula-se que, em indivíduos com expressão normal do antígeno D, encontremos cerca de 10.000 a 25.000 sítios/hemácia; já nos RhD fracos, a quantidade poderá variar de 66 a 5.000 sítios/hemácia!

Molecularmente, trata-se de variação *quantitativa* produzida por variação *qualitativa* do antígeno D. Diferentemente dos antígenos D parciais, cujas alterações na proteína RhD ocorrem predominantemente nas alças extracelulares, os antígenos D fracos apresentam alterações nas regiões transmembranares e intracelulares da proteína Rh e, portanto, não serão supostamente reconhecidos por anticorpos.

Esse fenótipo ocorre em cerca de 0,2% a 3% dos caucasianos, e os tipos mais comuns descritos na literatura mundial são Df 1, 2 e 3.

A maioria dos antígenos D fracos estudados demonstrou apresentar mutações de ponto *missense* no gene *RHD*. Até o momento, já foram descritos mais de 100 tipos de D fracos.[14]

Na nossa população alguns estudos apontam como os tipos mais comuns: Df 1, 3 e 4.[15]

Em estudo molecular na Universidade Estadual de Campinas (Unicamp), com 503 amostras fenotipadas como D fraco, 37% eram tipo 1; 19% tipo 4; 12% tipo 3; 6% tipo 2; e 1% tipo 5. Segundo a literatura, o tipo 4 é raro na Europa.

Outros tipos de D fraco

A maioria dos D fracos parece não levar à aloimunização, pelo fato de causar pequenas alterações no antígeno D. No entanto, alguns tipos de D fraco são considerados capazes de induzir à formação de anti-D devido às alterações que causam no antígeno. O anticorpo anti-D já foi evidenciado em pacientes que apresentavam D fracos tipos 4.2, 7 e 15.

Vemos no esquema a seguir a base molecular dos fenótipos D fracos. Note as variações em aminoácidos nas porções intramembranar e intracelular das proteínas (círculos cinza).

---

14 Disponível em http://www.rhesusbase.info, acesso em 16-6-2016.

15 Clayton Barros *et al.* "Avaliação de reagentes anti-D na detecção dos antígenos D fraco e D parcial", em *Revista Brasileira de Hematologia e Hemoterapia*. Sr. José do Rio Preto, vol. 28, n. 4, 2006. Disponível em http://www.scielo.br/scielo.php?script=sci_arttext&pid=S1516-84842006000400010, acesso em 19-5-2016.

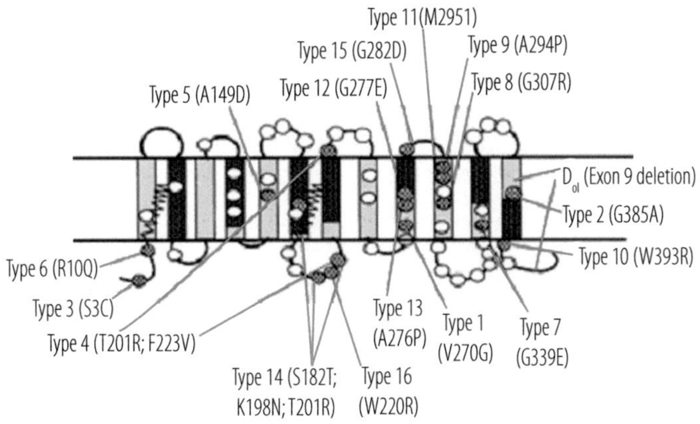

Figura 6. Base molecular dos fenótipos D fracos.

Fonte: Adaptado de Franz F. Wagner *et al.*, "Molecular Basis of Weak D Phenotypes", em *Blood*, 93(1), 1º-1-1999, pp. 385-393.

Sabemos hoje essas alterações de aminoácidos nas porções intramembranar/intracelular da proteína RhD podem alterar a conformação da proteína, e portanto alterar/criar novos epítopos, e isso supostamente gerar uma alteração passível de ser reconhecida como estranha, ser imunogênica!

D parciais

São caracterizados pela ausência de um ou mais epítopos originais do antígeno D que foram substituídos para outra(s) sequência(s) de aminoácidos. Essas trocas foram promovidas por mutações de ponto *missenses* no gene *RHD* ou rearranjos gênicos entre *RHD* e *RHCE*, alterando qualitativamente a proteína RhD na porção extracelular. Assim, esses antígenos RhD alterados diferem suficientemente do antígeno RhD normal para permitir a produção de anticorpo anti-D ou mesmo não reagir com alguns reagentes anti-D monoclonais, e ainda podem apresentar-se fracamente expressos (mas nem sempre!). A densidade antigênica varia de 500 a 25.000 sítios/hemácia, mas nos fenótipos D^{VI} e D^{AR} essa expressão é tão baixa que muitas vezes podem ser tipados como Rh(D)-!

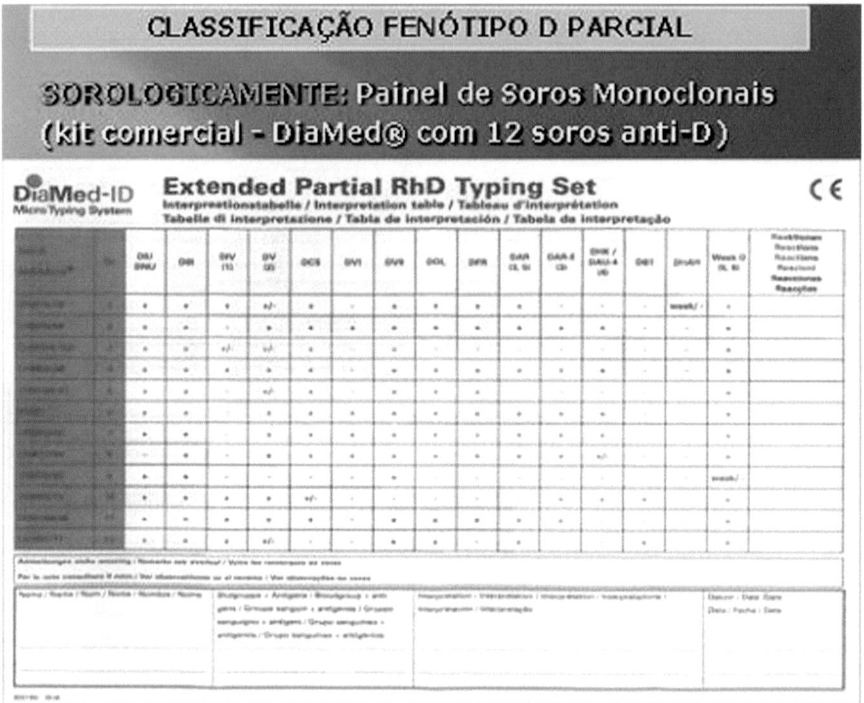

Figura 7. Diagrama do *kit* Extended partial RhD Typing para distinção de antígenos D parciais. É composto de doze reagentes monoclonais, cada um com um clone específico: LHM76/58, LHM76/59, LHM174/102, LHM50/2B, LHM169/81, ESD1, LHM76/55, LHM77/64, LHM70/45, LHM59/19, LHM169/80, LHM57/17.

Fonte: Cedido pela empresa Bio-Rad/Divisão IHD.

Tabela 2. Antígenos de baixa frequência populacional associados a fenótipos D parciais

Fenótipo D parcial	Antígeno de baixa incidência
DIIa	DAK (RH54)
DIVa	Go^a (RH30)
DIVb tipo 2	Evans (RH37)
DVa Tipos 1, 2, 4, 6	D^w (RH23)
DVI Tipos 2, 3, 4	BARC (RH52)
Categoria VII	Tar (RH40)
DFR	FPTT (RH50)
DBT	RH32
DHAR	RH33, FPTT (RH50)
DOL	DAK (RH54)

Sorologicamente, o fenótipo D parcial é determinado de acordo com a reatividade obtida com painel de soros monoclonais anti-D. Até o momento quase 200 variantes parciais do antígeno D já foram descritas (considerando os antígenos denominados categorias, parciais, e outros ainda não definidos/caracterizados).[16]

Algumas dessas variantes parciais estão associadas a alguns antígenos de grupos sanguíneos de baixa incidência, o que também ajuda na diferenciação entre elas.

Nas práticas de rotina sorológica de fenotipagem Rh(D), porém, são de difícil distinção, podendo ser algumas vezes classificados como D fracos ou, ainda, como no caso do DIII, apresentar-se quantitativamente normais, gerando classificação sorológica errônea; por isso, em alguns casos de indivíduos Rh+ previamente transfundidos ou com histórico de gestações e/ou abortos prévios, podemos encontrar no soro anticorpo irregular anti-D.

Atualmente, o antígeno D parcial é classificado conforme o mecanismo molecular envolvido. Dessa forma, podemos dividi-lo em três subgrupos:

1. O primeiro subgrupo é ocasionado por mutações de ponto que levam a substituições de aminoácidos nas alças extracelulares da proteína RhD. Nesse tipo de D parcial, um menor número de epítopos originais de D é afetado.
2. O segundo subgrupo deve-se à presença de mutações de ponto que levam a substituições de aminoácidos dispersos ao longo da proteína RhD. Esses D parciais são geralmente difíceis de ser reconhecidos por monoclonais anti-D e parecem ser predominantes em africanos.
3. O terceiro subgrupo origina a maioria dos D parciais e define as *categorias de D*. São causados pela presença de genes alelos híbridos e afetam um maior número de epítopos na proteína RhD.

   Exemplos:

- antígenos D parciais que resultam de rearranjos gênicos de *RHCE* em *RHD* (DIII, DVI, DFR, DBT) e de *RHD* em *RHCE* (DHAR);
- antígenos D parciais que resultam de uma simples mutação de ponto (DII, DVII, DHMi, DNB, DNU, DHR, DHM, DFW).

[16] Disponível em http://www.rhesusbase.info, acesso em 18-6-2016.

Segundo dados da literatura mundial, o fenótipo D parcial categoria VI (D^{VI}) é o de maior frequência entre os D parciais e ocorre em razão da ausência da maioria dos epítopos típicos de RhD. Os indivíduos se imunizam facilmente quando transfundidos com hemácias RhD+, produzindo anticorpos anti-D contra os epítopos ausentes.

E isso se confirma no Brasil?

Até o momento, poucos estudos realizados no Brasil demonstraram que há uma grande heterogeneidade na distribuição e frequência dessas variantes.

Na Unicamp (Campinas-SP) foi estudada a frequência dos antígenos D parciais categorias D^{IIIa}, D^{Va} e D^{AR} em pacientes falciformes Rh(D)+. A alta frequência dessas variantes em pacientes falciformes, principalmente de D^{IIIa} e D^{AR}, sugere um aumento no risco de aloimunização ao antígeno RhD, uma vez que esses indivíduos são classificados na rotina como RhD positivos. Outro artigo realizado pelo mesmo grupo utilizou 56 amostras classificadas sorologicamente como fracas; destas, 16 resultaram molecularmente como D parciais, sendo 2 DHMi, 4 DVI e 5 DAR + 5 combinações Df+Dp.[17]

Mais recentemente, um trabalho de genotipagem de 432 amostras de doadores de sangue de um Serviço de Hemoterapia privado na capital de São Paulo, inicialmente classificados sorologicamente como Rh(D)-, demonstrou novamente a baixa prevalência do DVI em nossa população, mas uma prevalência significativa de resultados discordantes entre sorologia e genotipagem, em 17 amostras (3,9%) demonstraram possuir o gene *RHD*, sendo que 7 destas classificadas como Df2, 2 Df5, 1 DVI, 1 r's e 6 apresentaram o *RHDΨ*.[18]

Um outro estudo, desta vez realizado pelo Hemocentro Coordenador do Rio de Janeiro,[19] analisou a frequência de variantes do antígeno D em doadores de sangue. De 5.329 amostras testadas, 20 (0,4%) apresentaram resultados divergentes quando testadas concomitantemente com reagentes anti-D de diferentes composições, sendo um anti-D IgM clone MS-201 e

---

17 Clayton Barros *et al.*, "Avaliação de reagentes anti-D na detecção dos antígenos D fraco e D parcial", cit.

18 A. Dezan, Mota *et al.*, "Identification of RHD alleles among serologically D-negative Brazilian blood donors as a routine test using pools of DNA", em *Journal Compilation - 2010 International Society of Blood Transfusion Vox Sanguinis*, nº 99, pp. 1-516.

19 S. L. Castilho *et al.*, "What is the best strategy to choose the monoclonal ant-D reagent to typing blood donors?", em *Journal Compilation - 2010 International Society of Blood Transfusion Vox Sanguinis*, nº 99, pp. 1-516.

um anti-D IgG clone MS-26. (Smart kit, Fresenius-Kabi®) Destas amostras divergentes, 7 foram classificadas como sendo DIV, 2 como DV, 5 como Df1/Df4, 1DIII, 1DF2, 1DF1 e 1 Df1/Df5. Portanto, nenhuma variante DVI foi detectada.

Já um levantamento estatístico realizado a partir dos casos recebidos no período de 2007 a 2008 pelo Laboratório de Atendimento ao Cliente da Bio-Rad/Divisão IHD (Lagoa Santa-MG),[20] que recebe amostras de todo o Brasil, apontou 64 variantes, sendo as mais frequentemente observadas DAR(14), DV(13), DFR(10), mas apenas 5 DVI e 8 D fracos 38 (algumas confirmadas molecularmente).

Portanto, observamos que até o momento não é possível estimar a real incidência dessas variantes em nosso país, dada a grande heterogeneidade populacional e a pequena quantidade de estudos nacionais publicados.

Outro tipo de variante do antígeno D é o Del. Mutações no gene *RHD* promovem uma fraquíssima expressão do antígeno D (nestes casos, estimada em menos de 50 sítios antigênicos por hemácia), o que ocasiona sua não detecção nos testes laboratoriais de rotina. Até o momento já foram descritos mais de 40 *backgrounds* genéticos que ocasionam o aparecimento desse fenótipo.[21] Mas o que nos chama a atenção é que esses indivíduos geralmente apresentam o antígeno C e/ou (muito menos frequentemente) o antígeno E; portanto, indivíduos Rh- com o teste com o reagente anti-CDE positivo podem ser Del! E o que podemos fazer? Essa variante somente será detectada se utilizarmos técnicas acessórias, como adsorção com soro anti-D policlonal, seguida de eluição. Esse fenótipo é raro entre os caucasianos, mas encontrado em cerca de 28% em japoneses Rh-CDE+. Ainda poucos existem dados nacionais publicados sobre sua frequência.

Um estudo recente realizado em São Paulo (capital) em um Serviço de Hemoterapia privado demonstrou que, de 449 amostras de doadores e pacientes classificadas inicialmente por técnicas sorológicas convencionais como Rh(D)- C+, após a realização de técnicas complementares, como adsorção-eluição e genotipagem RHD, 45 destas (10%) demonstraram possuir o antígeno D em fraca expressão (confirmada por genotipagem), demonstrando que sua incidência pode ser significativa, especialmente se

---

[20] Não publicado. Dados fornecidos pela empresa.

[21] Disponível em http://www.rhesusbase.info, acesso em 18-6-2016.

considerarmos a miscigenação na população brasileira e provavelmente também, devido à grande presença de asiáticos neste Estado.[22]

***Considerações*:**

- O limite para a diferenciação entre antígenos D fraco e parcial, dependendo de sua alteração molecular, é muito tênue, e ainda não há consenso se aqueles que hoje classificamos como D fracos poderiam formar anti-D, uma vez que já foram publicados artigos relacionando a algumas variantes classificadas inicialmente como fracas, ou se de fato uma nova terminologia é requerida. Deveríamos considerar como D fracos aqueles que jamais formariam anti-D, dado que as alterações na proteína estão apenas em sua porção intramembranar e/ou intracelular? Será, ainda, que esses antígenos D fracos poderiam imunizar indivíduos D normais?
- É importante ressaltar que a *ausência de alguns epítopos*, referida por muitos autores na definição dos antígenos D parciais, não quer dizer que a molécula do antígeno D seja descontínua. Apenas significa que alguns aminoácidos importantes para a especificidade do antígeno D estão ausentes, sendo substituídos por outros.

***Significado clínico*:**

Os indivíduos que expressam o antígeno D fraco são fenotipicamente Rh(D)+.

Transfusionalmente, a conduta ainda é controversa, mas geralmente:

- *Doadores D fracos*: Devem ser considerados Rh(D)+, pois podem sensibilizar receptor de hemácias Rh(D)- para anti-D, ou mesmo reagir com anti-D previamente formado.
- *Receptores D fracos*: A sugestão para evitar imunizações transfusionais ou feto-maternas de indivíduos D parciais fracos (exemplo: D^{VI}) é transfundir sangue Rh(D)- em indivíduo Rh(D)+fraco e fazer prevenção de imunização de mãe Rh(D)+fraco com imunoglobulinas anti-D (exemplo: RhoGan®).

---

22 Borsoi, C.S.R. Ferreira, E. Duvekot, I. Costa, F. Araujo, E. Colella, R. *Investigation of the presence of Del phenotype on blood donors and patients from Banco de Sangue São Paulo (BSSP), Brazil, by adsorption-elution and RHD genotyping*. Journal compilation - 2010 International Society of Blood Transfusion Vox Sanguinis (2010) 99 (Suppl. 1), 1-516.

Já indivíduos sabidamente D parciais devem ser considerados fenotipicamente Rh(D)+, mas não poderão receber transfusões de hemácias contendo antígeno Rh(D) sob risco de produzirem anti-D. Da mesma forma, é indicada a prevenção com imunoglobulina anti-D para as gestantes. Sabemos que a classificação sorológica desses fenótipos Rh(D) parciais é difícil; portanto, geralmente são identificados somente após a descoberta de aloanticorpo anti-D!

Critérios para seleção de reagentes anti-D

Na rotina imuno-hematológica de doadores, bem como na de pacientes, a escolha do reagente anti-D é crucial para a real determinação do fenótipo Rh(D). Isso porque, como já descrevemos, o antígeno Rh(D) pode apresentar variações quanti/qualitativas na molécula proteica e, dependendo do reagente utilizado, falsos resultados negativos serão observados.

Vamos falar sobre a obtenção dos anticorpos e definir a composição dos reagentes anti-D atualmente utilizados na rotina imuno-hematológica para que você possa compreender a aplicabilidade de cada um deles.

Anticorpos policlonais

A resposta imune humoral é mediada por anticorpos, que são proteínas formadas por plasmócitos. Plasmócito é o linfócito B diferenciado e capaz de secretar anticorpos ou imunoglobulinas (Ig). Quando ocorre uma resposta imune, temos a ativação de vários linfócitos B, produzindo diferentes anticorpos. Os anticorpos são, então, produtos de uma resposta policlonal, ou seja, da ativação de vários clones de linfócitos B, denominados anticorpos policlonais. Portanto, cada linfócito B produz anticorpos de uma única especificidade.

A investigação dos fenótipos eritrocitários teve inicialmente como ferramentas os anticorpos obtidos a partir das células de indivíduos imunizados (o ser humano ou animais), produzindo anticorpos policlonais, que reconhecem diversas estruturas na superfície dessas células, mas apresentam baixas concentrações e pouca especificidade. A produção dos anticorpos policlonais vem sendo descontinuada gradativamente em razão da falta de matéria-prima de origem humana.

Em suma, reagentes policlonais anti-D potentes (IgM e/ou IgG) podem reagir com a maioria dos antígenos D fracos e com alguns parciais, incluindo o DVI, mas podem falhar tanto na detecção dos antígenos Rh(D) muito fracos e/ou parciais, como Del e Crawford, quanto por conta da baixa concentração de anticorpos no reagente.

Com o advento da produção de anticorpos monoclonais, hoje dispomos de uma gama considerável de reagentes no mercado com capacidades diversas de detecção dos epítopos do antígeno Rh(D), mas sua escolha deve ser criteriosa.

Temos disponíveis hoje reagentes monoclonais - citados a seguir - que podem reagir contra alguns epítopos de Rh(D) ou, ainda, ser uma mistura (*pool*) de monoclonais. Mas deve ficar claro que, em todos os casos, há a limitação na detecção de TODOS os tipos de antígeno Rh(D) variante.

- *classe IgM*: testes são realizados à temperatura ambiente e não detectam o D^{VI};
- *classe IgG*: requerem leitura em fase de antiglobulina humana e detectam o D^{VI}.

Uma terceira categoria de reagente são os *blends*, geralmente misturas de poli + monoclonais ou IgM + IgG. São bastante potentes, detectam a maioria dos antígenos D variantes e devem ser testados em fase de AGH.

Anticorpos monoclonais

As ferramentas inicialmente disponíveis (anticorpos policlonais) tiveram grande avanço a partir do desenvolvimento dos anticorpos monoclonais (AcMo) por Köhler e Milstein em 1975. Estes são imunoglobulinas produzidas por um único clone de células B, diferindo dos anticorpos policlonais por serem monoespecíficos e homogêneos. O desenvolvimento dos reagentes monoclonais trouxe grande contribuição para a área de imuno-hematologia, pois eles vêm substituindo os reagentes policlonais com total eficácia.

Anticorpos monoclonais (AcMo) são importantes ferramentas imunoquímicas; suas principais características são especificidade de ligação, homogeneidade e capacidade de serem produzidos em grande quantidade.

Os reagentes derivados de anticorpos monoclonais apresentam grandes vantagens sobre os policlonais. Eles não são contaminados por proteínas séricas não imunoglobulínicas, têm especificidade e afinidade consistentemente reproduzível e podem ser produzidos em quantidade ilimitada durante um período indefinido de tempo.

A produção de monoclonais revolucionou o diagnóstico na área médica, tanto humana, como veterinária.

O método de produção desses anticorpos envolve a fusão de linfócitos B de animais previamente imunizados com o antígeno de interesse e células neoplásicas em fase exponencial de crescimento (mieloma múltiplo). A fusão do linfócito B com o mieloma resulta em células denominadas *hibridomas* (figura 8). Uma das principais vantagens sobre a produção dos hibridomas é que os antígenos não purificados podem ser utilizados para a produção de anticorpos específicos.

Na produção do anticorpo monoclonal, o animal é imunizado com a célula contendo o antígeno de interesse (para produção dos anticorpos específicos). O baço do animal é retirado, para obtenção dos linfócitos produtores de anticorpos e posterior fusão com células de mieloma múltiplo. Após a realização da fusão celular, três situações podem ocorrer:

1. Células fusionadas (linfócito B do camundongo com mieloma múltiplo murino), objetivo dos protocolos de produção de anticorpos monoclonais.

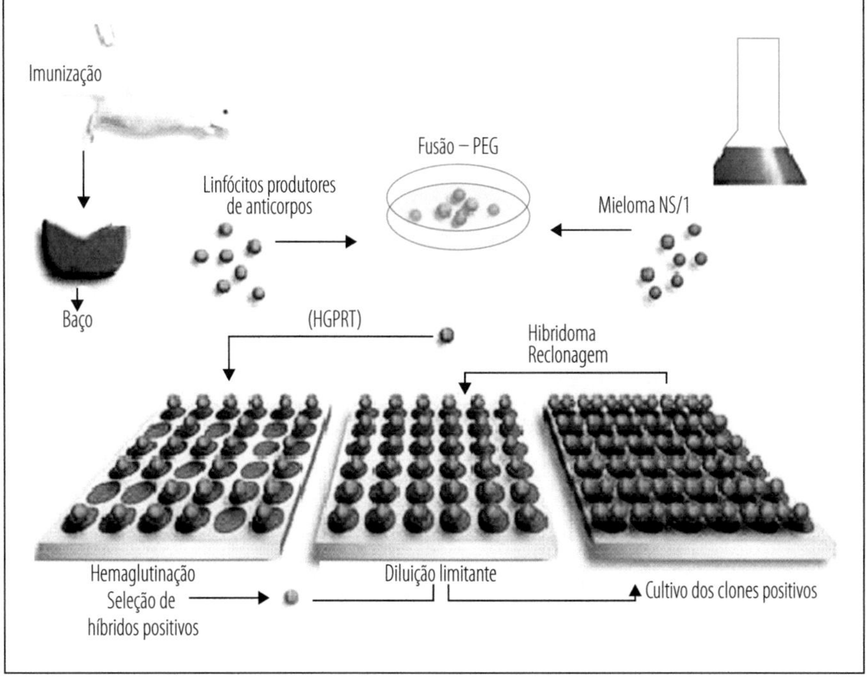

Figura 8. Esquema da produção de anticorpos monoclonais.

2. Células linfocitárias não fusionadas ou fusionadas ao acaso entre si.
3. Mieloma múltiplo não fusionado ou fusionado ao acaso entre si (figura 9).

Somente a primeira formação é de interesse. As demais situações descritas em 2 e 3 devem ser eliminadas.

Após essa fase, há um processo de seleção enzimática dos hibridomas, em que teremos viabilidade na cultura somente dos hibridomas. Nessa etapa, há diversos hibridomas produtores de anticorpos monoclonais diferentes em uma mesma colônia de células, as quais, por isso, devem ser posteriormente submetidas ao processo de clonagem celular. Nesse processo, objetiva-se a deposição de somente uma célula (clone) em cada cavidade da placa de cultura para crescimento de uma colônia composta de clones secretores de anticorpos específicos a um único determinante antigênico (epítopo) denominado monoespecífico. Esses clones secretores são selecionados e amplificados para a obtenção de maiores volumes, na intenção de obter maiores concentrações do anticorpo, possibilitando sua caracterização e uso.

Para o diagnóstico hemoterápico, em especial na área de domínio da imuno-hematologia, a contribuição da tecnologia dos monoclonais é indiscutível. No entanto, a diversidade antigênica das hemácias humanas com a sua geodistribuição heterogênea faz com que a gama de reagentes disponíveis por um mesmo fornecedor não atenda às necessidades

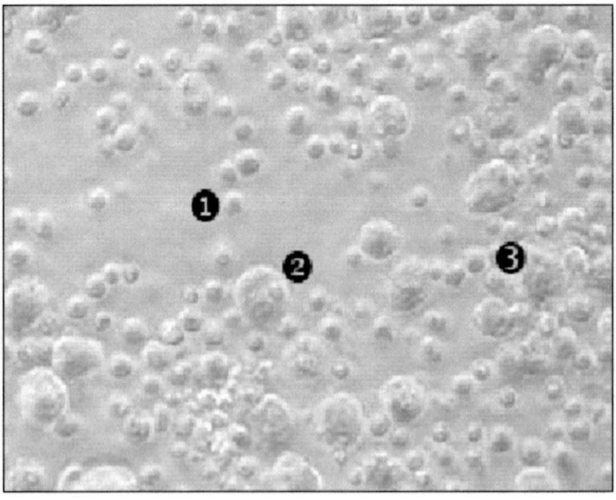

Figura 9. Aspecto fotomicrográfico logo após a fusão celular: (1) linfócito murino normal não fusionado; (2) mieloma múltiplo NS1; e (3) híbrido em rearranjo cromossômico. Objetiva de 40X em contraste de fase ph2.

Fonte: Laboratório de Anticorpos Monoclonais – Unesp-Botucatu, 2009.

da demanda transfusional. O dilema na hemoterapia aponta para os diversos problemas na escolha e obtenção de soros para fenotipagem eritrocitária.

Em relação ao antígeno Rh(D) (RH1), em virtude do seu polimorfismo já mencionado (antígenos Rh(D) variantes), os fabricantes estão produzindo anticorpos monoclonais a fim de detectar a grande maioria das variantes desse antígeno. No entanto, por causa da grande miscigenação da população brasileira, os reagentes disponíveis ainda não conseguem detectar *todas* as variantes. Portanto, recomenda-se utilizar uma combinação adequada dos clones anti-D, oferecendo uma segurança na identificação dessas variantes.

É importante ressaltar, portanto, que não existe consenso quanto ao melhor procedimento de detecção do antígeno Rh(D), devendo-se avaliar o tipo de público-alvo que utilizará esse serviço e qual a finalidade da classificação do fenótipo Rh(D) (doadores, rotina pré-transfusional, ou pré-natal).

Em *workshops* nacionais e internacionais surgiu a recomendação para a utilização de dois reagentes anti-D para a fenotipagem: uma mistura de monoclonais que detectam os antígenos D fracos e a maioria dos antígenos D parciais; e um monoclonal que não detecte a variante mais comum, que é a categoria D^{VI}, entre outras. Caso não seja possível a utilização de dois reagentes anti-D na rotina de classificação do fenótipo Rh(D), é recomendado utilizar reagente anti-D que detecte a maioria dos epítopos originais do antígeno D normal para a imuno-hematologia de doadores.

É importante lembrar que não podemos errar na fenotipagem Rh(D) de doadores, sob o risco de aloimunização dos receptores de hemácias. Portanto, devemos atentar para a correta escolha dos reagentes e de técnicas de grande sensibilidade!

Quanto à rotina imuno-hematológica de pacientes ou gestantes, há controvérsias. Alguns autores recomendam que se utilize apenas um reagente anti-D monoclonal – assim, se o indivíduo for D parcial, será fenotipado como Rh(D)- e o procedimento será seguido como tal –, ou que devemos seguir o procedimento descrito anteriormente (utilização de dois anti-D diferentes). O importante é garantir a correta identificação e, desse modo, o correto procedimento em caso de indivíduos receptores ou gestantes que sejam D variantes!

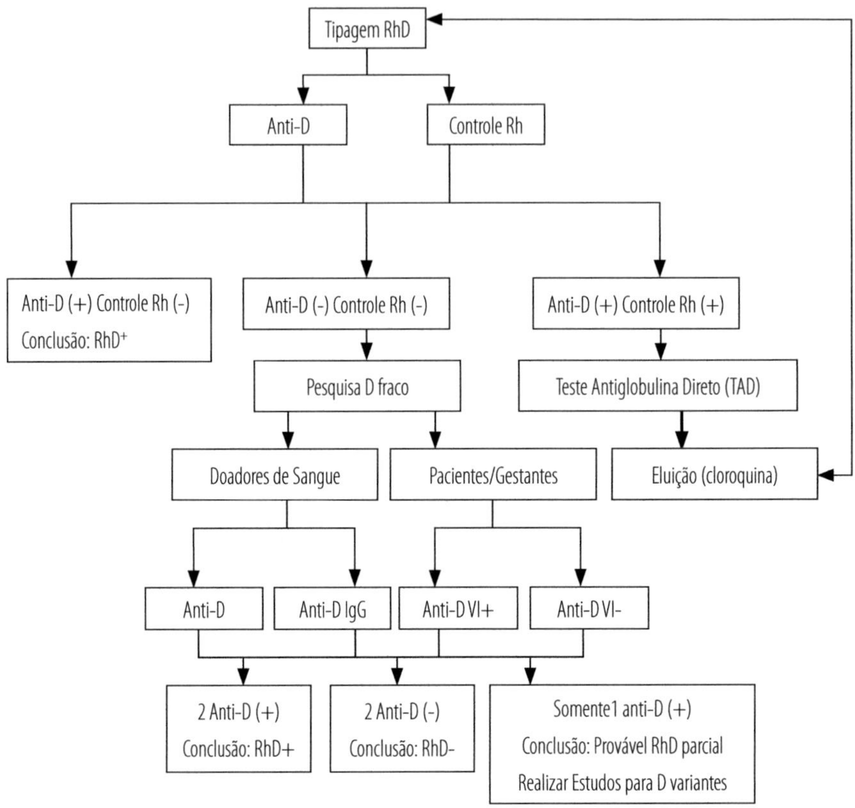

FIGURA 10. PROPOSTA DE ALGORITMO DA FENOTIPAGEM RH (D).

Bases moleculares dos antígenos C, c, E, e, c^{w}

Os genes *RHD* e *RHCE* apresentam uma estrutura similar. Se compararmos os polipeptídeos produzidos por ambos, constataremos homologia entre eles:

TABELA 3. DIFERENÇAS ESTRUTURAIS ENTRE ANTÍGENOS D, C, c, E, e

Proteínas Rh			
Fenótipo Rh	**Proteínas presentes**	**Peso molecular**	**Nº de aminoácidos**
D positivo	Proteína D	32 KDa	417
	Proteína CcEe	34 KDa	417
D negativo	Proteína CcEe	34 KDa	417

Fonte: L. Melo & J. A. Santos, "Sistema Rh", em *STD*, vol. 5, Belo Horizonte, 1996.

A proteína C difere da proteína c em quatro aminoácidos. Esse polimorfismo da proteína RhCE, produzido por mutações em seis nucleotídeos no gene *RHCE* (ce), apresenta um ponto importante de troca de aminoácidos na posição 103 da proteína (Ser103Pro).

A proteína *E* difere da proteína *e* em apenas *1 aminoácido*, promovida por mutação *missense* em apenas 1 nucleotídeo do gene (Pro226Ala).

A proteína D (presente em indivíduos Rh positivos) difere da proteína *CcEe* em *35 aminoácidos*. Essas diferenças são encontradas nos *loopings* 3,4,6 dessas moléculas, que por sua vez são formados pelos éxons 4,5,7 do gene *RHD*. Assim, o antígeno D é tão imunogênico para os indivíduos que não o possuem; ou seja, o indivíduo Rh negativo, quando recebe hemácias D positivas, é exposto a uma proteína que difere da sua em *35 aminoácidos* (pelo menos dez em posições importantes da proteína), e assim geralmente produz anticorpos contra esse antígeno.

Antígeno C^w

O antígeno C^w é produzido por um gene variante de RHCE (alelos RHC^we ou RHC^wE). Não se trata de um antígeno C fraco, mas de um novo antígeno que pode estar presente independentemente dos fenótipos C/c. É antígeno de baixa frequência, estimada em menos de 2% em brancos.

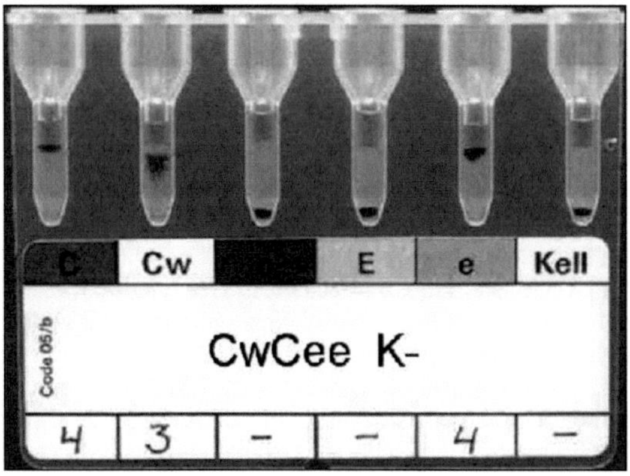

Figura 10. Fenotipagem para antígenos do sistema Rh (C, c, E, e, C^w) e K (K1) pelo método de gel-teste centrifugação (DiaMed AG, Suíça).

Tabela 4. Diferenças estruturais entre os antígenos C, c e C^w

Antígenos	Posição na proteína	Aminoácidos
C/c	41	Glicina
C^w	41	Arginina

- *Funções biológicas*: Mantêm a integridade da membrana eritrocitária e provavelmente participam no transporte de amônia.[23] Estudos recentes mostram que as proteínas Rh podem estar associadas ao transporte de gás carbônico.[24]

Expressão antigênica e fenótipos Rh_{null} e Rh_{mod}

A expressão dos antígenos Rh está relacionada à glicoproteína RhAG (ou Rh50) produzida a partir da expressão do gene *RHAG* (RH50), homólogo a RHD e RHCE, localizado no cromossomo 6p11-21. Atualmente, a proteína RhAG abriga um novo sistema de grupo sanguíneo (RHAG, ISBT 030), e já foram descritos três antígenos.[25] Na ausência dessa proteína, os antígenos Rh não se expressam, dando origem ao fenótipo Rh_{null}. Outra alteração conhecida da expressão dos antígenos Rh relacionada à proteína RhAG é a inserção na posição 79 em sua molécula de uma asparagina, resultando em pouca incorporação da proteína RhAG na membrana celular, e assim em fraca expressão dos antígenos Rh, denominada fenótipo Rh_{mod}.

Além das proteínas RhD, RhCE e RhAG, temos outras proteínas associadas: LW, IAP (CD47), GPA, GPB e banda 3 (AE1), que formam o complexo Rh na membrana eritrocitária (figura 5).

Essas duas condições fenotípicas, a completa ausência de todos os antígenos Rh nos eritrócitos, definindo o fenótipo Rh_{null}, e uma expressão modificada de todos os antígenos Rh, que define o fenótipo Rh_{mod}, levam a uma anemia crônica de severidade variável, associada com esferocitose,

---

23 Cheng-Han Huang *et al.*, "Rh Type B Glycoprotein Is a New Member of the Rh Superfamily and a Putative Ammonia Transporter in Mammals", em *J. Biol. Chem.*, nº 276, 2001, pp. 1424-1433; "Characterization of Human RhCG and Mouse Rhcg as Novel Nonerythroid Rh Glycoprotein Homologues Predominantly Expressed in Kidney and Testis", em *J. Biol. Chem.*, nº 275, 2000, pp. 25641-25651; A. M. Marini *et al.*, "The Human Rhesus-Associated RhAG Protein and a Kidney Homologue Promote Ammonium Transport in Yeast", em *Nature Genet*, 26 (3), 2000, pp. 341-344; e Westhoff *et al.*, "Identification of the Erythrocyte Rh Blood Group Glycoprotein as a Mammalian Ammonium Transporter", em *J. Biol. Chem.*, nº 277, 2002, pp. 12499-12502.

24 E. Soupene *et al.*, "Rhesus Expression in a Green Alga is Regulated by CO(2)", em *Proceedings of the National Academy of Sciences*, nº 99, 2002, p. 7769.

25 Disponível em http://ibgrl.blood.co.uk/ISBTPages/ISBTTerminologyPages/Terminology%20Home%20Page.htm, acesso em 7-3-2011. Ver também L. Tilley *et al.*, "A New Blood Group System, RHAG: Three Antigens Resulting from Amino Acid Substitutions in the Rh-Associated Glycoprotein", em *Vox Sanguinis*, 98:151-159, 2010.

fragilidade osmótica anormal e aumento da permeabilidade a cátions. É conhecida como síndrome da deficiência dos antígenos Rh.

Essa deficiência está associada com consanguinidade genética e surge de diferentes *backgrounds* genéticos. Porém, foi demonstrado que a maioria das mutações dos fenótipos Rh_{null} e Rh_{mod} encontra-se na sequência do código do gene *RHAG*.

TABELA 5. GENES E AGLUTINÓGENOS

Gene	Aglutinógeno	Especificidades (fatores)
R^0	R_0	Rh_0, hr', hr''
R^1	R_1	Rh_0, rh', hr''
R^2	R_2	Rh_0, hr', rh''
R^z	R_z	Rh_0, rh', rh''
r	r	hr', hr''
r'	r'	rh', hr''
r''	r''	hr', rh''
r^y	r_y	rh', rh''

É conhecida também a redução na expressão dos antígenos Rh em leucemia, metaplasia mieloide, mielofibrose e policitemia.

Teorias genéticas e nomenclaturas

Várias nomenclaturas foram anteriormente desenvolvidas: Fisher-Race (CDE), Wiener (Rh-hr) e Rosenfield (numérico); as duas primeiras são baseadas em modelos genéticos postulados para explicar a origem dos antígenos desse sistema.

- *Terminologia CDE*: Foi introduzida por Fisher e Race, que postulavam que a produção dos antígenos era controlada por *três pares de genes alelos* (sendo os genes *D, C, c, E, e*), cujos *loci* estavam estreitamente ligados, formando um complexo genético que era transmitido em bloco durante a meiose (*haplótipo*). Cada haplótipo formava, sobre a membrana da hemácia, uma combinação específica de três antígenos e cada indivíduo herdava dois haplótipos (um paterno, outro materno). Se os dois haplótipos eram idênticos, o indivíduo era *homozigoto;* se eram diferentes, era considerado *heterozigoto.* Exemplos: D, C, e.

- *Terminologia Rh-Hr*: Deriva do postulado de *Wiener* sobre a formação dos antígenos Rh, que ele acreditava ser o produto de um único par de genes alelos. Esse produto foi denominado aglutinógeno. O conceito de Wiener era de que cada aglutinógeno (antígeno) era caracterizado por especificidades sorológicas individuais numerosas, chamadas de fatores, identificadas por anticorpos específicos e individuais. Cada gene e cada aglutinógeno com suas especificidades (fatores) são representados na tabela 5, a seguir. Dados bioquímicos e sorológicos não comprovaram essa teoria. Exemplos de fenótipos: R_1r; R_2R_2.

Atualmente, estudos comprovaram que ambas as teorias estão incorretas, mas permaneceram as nomenclaturas no uso rotineiro dos serviços de hemoterapia. Sabe-se que, na realidade, dois genes – *RHD* e *RHCE* (e alelos) – são os responsáveis pela formação das proteínas RhD e RhCE, conforme sugerido na teoria desenvolvida por Patrícia Tippett em 1986.

- *Terminologia numérica*: Criada por Rosenfield e colaboradores. Cada antígeno do sistema Rh recebeu um número, na ordem de sua descoberta ou na relação estabelecida com o sistema Rh. Quando o antígeno não está presente, um sinal de subtração é colocado anteriormente ao número que designa o antígeno. Exemplos: Rh:1, 2, -3, 4, 5.
- *Terminologia ISBT*: Como o sistema Rh foi o quarto sistema de grupo sanguíneo a ser descoberto, recebeu o número 004. Dessa forma, para utilização em computadores, o antígeno D é 004001, C é 004002 e assim por diante. Não podemos esquecer que nesse momento estamos nos referindo a apenas um antígeno. Quando nos referimos ao fenótipo, a nomenclatura adotada é muito semelhante à nomenclatura numérica. A única diferença entre a terminologia numérica original e a versão da ISBT é que o anterior usa um h minúsculo para designar o fenótipo Rh, e o atual usa o H maiúsculo, isto é, RH nas designações dos fenótipos. Quando queremos descrever o fenótipo Rh de um indivíduo podemos escrever: RH:1, 2, -3, 4, 5.

  Algumas alterações foram feitas também por esses especialistas, readequando os antígenos em outros ou em novos sistemas. Por exemplo: o antígeno LW (mais tarde chamado de LW[a]) foi originalmente chamado de Rh25. Desde que se descobriu que os *loci* Rh e LW eram distintos, o antígeno em questão veio a ser o primeiro antígeno do novo sistema LW criado pelo comitê da ISBT (sistema 016).

TABELA 6. TEORIAS GENÉTICAS E NOMENCLATURAS DO SISTEMA RH.

Tippett		Fischer-Race		Wiener		ISBT	Incidência (%)	
Primeiro *locus*	Segundo *locus*	Gene	Antígenos	Gene	Fenótipo		Brancos	Negros
RHce	RHD	Dce	D, c, e	R^0	R_0	RH 1,-2,-3,4,5	6,93	38,45
RHCe	RHD	DCe	D, C, e	R^1	R_1	RH 1,2,-3,-4,5	40,63	18,78
RHcE	RHD	DcE	D, c, E	R^2	R_2	RH 1,-2,3,4,-5	13,88	14,37
RHce	RHD	DCE	D, C, E	R^z	R_z	RH 1,2,3,-4,-5	0,38	0,00
RHCe	-	dce	d. c, e	*r*	r	RH -1,-2,-3,4,5	35,96	24,37
RHcE	-	dCe	d, C, e	*r'*	r'	RH -1,2,-3,-4,5	1,07	3,31
RHCE	-	dcE	d, c, E	*r''*	r''	RH -1,-2,3,4,-5	0,52	0,48
RHCE	-	dCE	d, C, E	r^y	r^y	RH -1,2,3,-4,-5	0,00	0,00

Fonte: L. M. Castilho, *Sistema Rh*. IV Jornada em Hemoterapia Senac, São Paulo, 2002.

Anticorpos Rh

Clinicamente significativos por estarem envolvidos em reações transfusionais hemolíticas, anemias hemolíticas autoimunes e doença hemolítica perinatal, quase todos resultam de aloimunização por transfusão ou gravidez, pertencendo geralmente à classe IgG.

Com raríssimas exceções, os anticorpos Rh não se ligam ao complemento quando reagem com seus antígenos específicos, e os mais frequentemente encontrados são os anticorpos anti-D, -E, -c, -C, -e.

Quanto aos testes laboratoriais, reagem otimamente a 37 °C e fase de antiglobulina humana.

A reatividade dos anticorpos pode ser exacerbada em testes de pesquisa e identificação de anticorpos irregulares, quando utilizamos hemácias tratadas com *enzimas proteolíticas*, como papaína, ficina e bromelina.

Autoanticorpos também poderão ser formados, geralmente de especificidade anti-e, seguida de anti-Rh17(D-), anti-Rh29 (só não reage com Rh_{null}).

O antígeno D é altamente imunogênico e, uma vez formado o anti-D, este persiste por muitos anos.

Como já referido nesse capítulo, alguns indivíduos que possuem variantes de antígeno D em suas membranas eritrocitárias podem produzir um aparente aloanticorpo anti-D, contra um ou mais epítopos originais desse antígeno que estejam ausentes, após exposição a células D positivas normais (com todos os epítopos originais de D). Nesses casos, se a transfusão for necessária, apenas bolsas com o fenótipo RhD negativo poderão ser utilizadas.

Existem outros anticorpos menos frequentes do sistema Rh, mas que possuem significado clínico, como no caso do anti-f (anti-ce), relacionado à reação transfusional hemolítica tardia. O anti-G também é um anticorpo de média ocorrência, mas, como pode *mimetizar* as reações observadas nos painéis de hemácias como se fosse uma mistura de anti-D + anti-C – já que as hemácias D+ e C+ também possuem o antígeno G –, geralmente não é corretamente identificado. Para a identificação correta desse anticorpo, são necessários estudos de adsorções e eluições.

8

Outros sistemas de grupos sanguíneos de importância transfusional

Colaboração: Regina Aparecida Cardoso

AO FINAL DESTE CAPÍTULO, VOCÊ DEVERÁ SER CAPAZ DE RESPONDER ÀS SEGUINTES QUESTÕES:

- COMO SÃO DEFINIDOS OS ANTÍGENOS DE GRUPOS SANGUÍNEOS? QUAIS SÃO OS PRINCIPAIS ANTÍGENOS E SUAS INCIDÊNCIAS?
- QUAIS SÃO AS CONDIÇÕES PARA AGRUPAR OS GRUPOS SANGUÍNEOS EM SISTEMAS? COMO PODEMOS RECONHECER OS PRINCIPAIS SISTEMAS E SUAS ESTRUTURAS BIOQUÍMICAS?
- QUAIS SÃO OS PRINCIPAIS SISTEMAS DE GRUPOS SANGUÍNEOS ERITROCITÁRIOS?
- QUAL É A IMPORTÂNCIA CLÍNICA DOS ANTICORPOS IRREGULARES E O SEU IMPACTO TRANSFUSIONAL?

Antígenos eritrocitários são estruturas membranares, herdadas geneticamente e definidas por sequências de aminoácidos específicas (antígenos proteicos) ou por carboidratos ligados a essas proteínas ou lipídios.

Como vimos anteriormente, antígenos proteicos são produtos diretos dos genes que os codificaram. Exemplo: antígenos do sistema Rh.

Antígenos carboidratos são produtos secundários de genes produtores de glicosiltransferases, que transportam carboidratos para estruturas precursoras da membrana do glóbulo vermelho. Exemplo: antígenos ABO.

As proteínas carreadoras de antígenos de grupos sanguíneos desempenham papéis importantes na morfologia (proteínas estruturais) e fisiologia do glóbulo vermelho, como recepção e transporte de substâncias através da membrana celular, entre outros. Além disso, já se conhecem características como susceptibilidade ou resistência a determinadas doenças, na presença/ausência desses antígenos. Exemplo: antígenos Duffy e resistência à malária, como será explicado a seguir.

Relembrando alguns conceitos fundamentais

- *Antígeno*: Estrutura presente na membrana eritrocitária capaz de produzir um anticorpo específico, quando apresentado ao sistema imunológico de indivíduos que não apresentem o mesmo antígeno. O anticorpo produzido é capaz de se ligar ao antígeno e ser detectado por testes imunológicos.

- *Fenótipo*: Descreve quais antígenos estão presentes na estrutura eritrocitária estudada, a partir de anticorpos específicos (testes sorológicos).
- *Genótipo*: Descreve o conjunto de genes presentes num indivíduo.

Lembretes:

O estudo sorológico dos eritrócitos permite unicamente a determinação do fenótipo; jamais do genótipo, que somente poderá ser determinado por investigação familiar ou análise do DNA.

O que são os sistemas de grupos sanguíneos?

Incluem os antígenos produzidos a partir de genes alelos de mesmo *locus* gênico, ou por um complexo de dois ou mais genes homólogos intimamente ligados sem recombinação ocorrendo entre eles.[1]

- Genes alternativos em mesmo *locus* são denominados *alelos.*
- Os antígenos produzidos por alelos são *antitéticos*, um ao outro.
- Os termos *homozigose* e *heterozigose* aplicam-se a genes, não a antígenos. Exemplo: É incorreto dizer hemácia homozigota para antígeno M (devido ao fenótipo M+N-). O correto é dizer: hemácia de indivíduo homozigoto para M (gene).

Outros sistemas de grupos sanguíneos de importância transfusional

Muita coisa poderia ser dita sobre os sistemas de grupos sanguíneos. Mas procuraremos aqui falar sobre os sistemas mais importantes na prática transfusional e de suas características fundamentais, procurando nos ater somente aos antígenos e anticorpos de maior importância dentro de cada um.

1 P. D. Issit & D. J. Anstee, *Applied Blood Group Serology* (4ª ed. Durham: Montgomery Scientific, 1999).

Sistema Kell[2]

- Símbolo do sistema: KEL
- Nome do gene: *KEL*
- Classificação ISBT: 006
- Número de antígenos associados: Foram descritos até o momento 324 antígenos associados a esse sistema, que foram numerados até 35 (sendo 3 obsoletos).
- Sistema associado: Kx
- Símbolo: XK
- Classificação ISBT: 019 (antigo KEL15)
- Composto de um único antígeno Kx (XK1)
- Localização cromossômica:
  - o gene *KEL* está no cromossomo 7q33. Controla conjuntos de antígenos antitéticos: K(K1)/ k(K2), Kp^a (K3)/Kp^b (K4)/Kp^c(K21), e Js^a(K6)/Js^b(K7) (estes são os mais importantes).
  - O gene *XK* está no cromossomo Xp21.1-Xp21.2 e codifica proteína XK, com único antígeno Kx(XK1).

Histórico: Primeiro a ser descoberto por meio do teste de antiglobulina humana, pela demonstração do anticorpo anti-K (K1), em caso de doença hemolítica perinatal.[3]

Bases moleculares: Sistema polimórfico em que existem variações importantes na expressão dos antígenos. Esses polimorfismos estão associados a mutações de ponto que levam à substituição de aminoácidos na proteína. Atualmente existem cinco exemplos de antígenos antitéticos no sistema Kell. Os demais antígenos são de expressão independente: K e k; Kp^a, Kp^b e Kp^c; Js^a e Js^b; K11 e K17 (Wk^a); K14 e K24.

---

2 Disponível em http://www.bioc.aecom.yu.edu/bgmut/systems_info.php?system=kell/, acesso em julho de 2005.

3 R. R. A. Coombs *et al.*, "A New Test for the Detection of Weak and 'Incompleted' Rh Agglutinins", em *Br. J. Pathol.*, nº 26, 1945, p. 255.

TABELA 1. BASES MOLECULARES DOS POLIMORFISMOS KELL

Pos. a.a.	K1 (K)	K2 (k)	K3 (Kp^a)	K4 (Kp^b)	K21 (Kp^c)	K6 (Js^a)	K7 (Js^b)
193	Metionina	Treonina					
281			Triptofano	Arginina	Glutamina		
597						Prolina	Leucina

Os antígenos estão localizados em uma glicoproteína N-glicosilada (tipo II) de 93 kDa, produtos de um único gene, *KEL*, que contém dezenove éxons e que interage com a proteína XK. A proteína XK é produzida pelo gene *XK* e organizada em três éxons. A ausência de XK resulta na síndrome McLeod e numa fraca expressão dos antígenos Kell (figura 1).

Funções fisiológicas: A glicoproteína Kell pertence à subfamília das endopeptidases zincodependentes, cuja principal função é ativação de peptídeos bioativos por clivagem enzimática. A função de XK ainda não é conhecida, mas parece estar ligada a mecanismos de transporte na membrana. Semelhantes estruturalmente ao antígeno CALLA ou CD10 (leucemia linfoide aguda), presente em leucócitos.

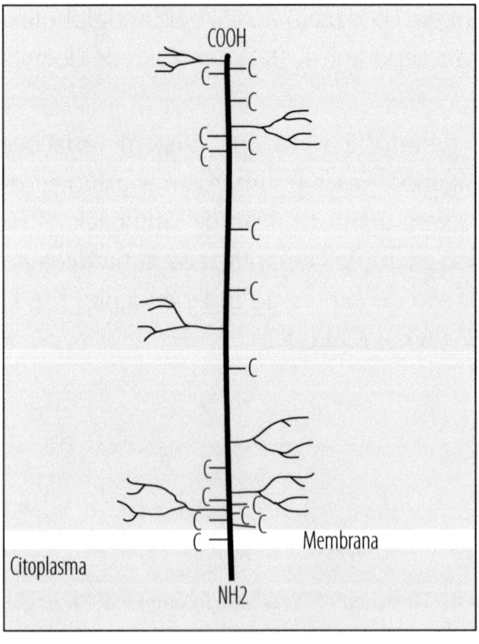

FIGURA 1. REPRESENTAÇÃO ESQUEMÁTICA DA PROTEÍNA KELL.

Distribuição/frequência dos antígenos: Antígenos Kell estão presentes nos eritrócitos em baixa densidade (aproximadamente 3 mil sítios). Estão bem desenvolvidos quando do nascimento e parecem estar presentes em alguns tecidos como cérebro, órgãos linfoides, coração e músculos esqueléticos.[4]

Tabela 2. Frequência geral dos fenótipos Kell

K-k+Kp(a-b+)Js(a-b+)	90%
K+k+Kp(a-b+)Js(a-b+)	8%
K+k-Kp(a-b+)Js(a-b+)	1%
K-k+Kp(a+b+)Js(a-b+)	1%
Outros	raros

Fonte: José A. Santos, *Atualização em sistemas ABO e Rh*, Curso de Atualização em Imuno-Hematologia Eritrocitária (Belo Horizonte: Senac, 2000).

A incidência do antígeno K pode variar de acordo com a origem étnica; é menos encontrado em negros do que em brancos e é extremamente raro na Ásia oriental (China, Japão, Coreia). Esse antígeno, porém, é frequente entre povos árabes, e na península do Sinai já foi encontrado em até 25% dos indivíduos estudados. A frequência do antígeno k é alta em todas as populações.

O antígeno K (K1) é três vezes mais imunogênico que *c* e *E*; vinte vezes mais imunogênico que os demais antígenos, mas seis vezes menos imunogênico que *D*.

A probabilidade de sensibilização após transfusão de uma unidade de sangue K+ é de aproximadamente 10%.[5]

Fenótipos raros: K_0/Kell e null - provável gene silencioso no *locus KEL*; indivíduos não apresentam nenhum antígeno do sistema Kell nos eritrócitos.

O antígeno K_u está presente em todas as hemácias, exceto em K_o.

[4] Disponível em http://www.iccbba.com/wpantigentables.htm.

[5] Sociedade Brasileira de Hematologia e Hemoterapia, *Imuno-hematologia eritrocitária: sistema de treinamento a distância* (*STD*) (Belo Horizonte: SBHH/Instituto de Engenharia Aplicada, 1996).

Tabela 3. Outros antígenos do sistema Kell

Ku	Ul[a]	K11	K12
K13	K14	K16	K17
K18	K19	Km	Kp[c]
K22	K23	K24	VLAN
TOU	RAZ	VONG	KALT
KTIM	KYO	KUCI	KANT
KASH	KELP		

Sobre a associação dos antígenos do sistema Kell a doenças, pode-se citar a síndrome McLeod, por deleção do gene *XK*, herança ligada ao sexo, ocorrendo somente em homens. A síndrome inclui depressão dos antígenos Kell, acantocitose, anemia hemolítica, anormalidade do sistema neuromuscular, cardiomiopatia com elevação nos níveis da enzima creatina fosfoquinase e pode estar associada à doença granulomatosa crônica.

Características sorológicas importantes: Os antígenos do sistema Kell são inativados por tratamento com reagentes thiol, como DTT, 2-ME, AET e ZZAP.

Anticorpos do sistema Kell

Clinicamente tais anticorpos são significativos, podendo ocasionar reações transfusionais e DHPN.

Ao contrário do anti-D, a concentração dos anticorpos não se relaciona com a severidade da DHPN e, assim, é importante a genotipagem do feto para avaliar o risco gestacional.[6] Os poucos casos de DHPN causados por imunização K tendem a apresentar anemia fetal severa, porque o anti-K materno se direciona para os precursores das células vermelhas fetais, suprimindo a produção de células vermelhas pelo feto.[7]

Caso seja identificado anticorpo contra os antígenos do sistema Kell, deve-se fenotipar bolsa para o antígeno. Recomenda-se, também, que indivíduos em regime de transfusão crônica recebam unidades negativas para K (K1), para evitar sensibilização.

[6] L. M. Castilho, *Aspectos da biologia molecular aplicados à imuno-hematologia,* Curso de Aperfeiçoamento em Biologia Molecular (São Paulo: Editora Senac São Paulo, 2001).

[7] Laura Dean, *Blood Groups and Red Cell Antigens* (Bethesda: National Library of Medicine/ National Center of Biotechnology Information – NCBI, 2005).

Comportamento sorológico: O anti-K, como os demais anticorpos do sistema Kell, é geralmente de classe IgG, reativo em fase AGH, e pode ser potente e ocasionar reações hemolíticas graves imediatas ou tardias, assim como DHPN grave.

O Anti-K pode reagir salinicamente e não reagir bem em alguns meios de baixa força iônica (LISS); 20% dos anti-K ativam complemento. Exemplos de anti-K foram encontrados em pacientes não expostos a hemácias K+. Esses pacientes se apresentavam infectados por diversas bactérias, porém só foi evidenciada substância K em *Escherichia coli* 0125:B15, que aparentemente estimulou a produção de anti-K em uma criança de 20 dias com enterocolite. Após a cura, o anticorpo não foi mais detectado na criança.

O tratamento de hemácias com enzimas proteolíticas não altera o padrão da expressão dos antígenos desse sistema, assim como a reatividade dos anticorpos a eles específicos.

Outros anticorpos:

- Anti-k, -Kp^b, -Js^b: raramente encontrados, pois os antígenos são de alta frequência. Todos os casos de anti-Js^b foram relatados em negros.
- Anti-Kp^a e -Js^a: também raros, pois são antígenos de baixa frequência. Estão comumente associados a outros anticorpos.
- Anti-K_u: encontrados nos raros indivíduos de fenótipo K_0. Provocam reação hemolítica grave e DHPN.
- Anti-K_x: encontrados em indivíduos com o fenótipo McLeod. Reagem fortemente com hemácias K_0.

Sistema Duffy

- Símbolo do sistema: FY
- Nome do gene: *FY*
- Classificação ISBT: 008
- Número de antígenos associados: O sistema Duffy é composto por cinco antígenos: Fy^a, Fy^b, Fy3, Fy5 e Fy6.[8]
- Localização cromossômica: O *locus* Duffy está no cromossomo 1q22-23.

---

8 Disponível em http://www.ncbi.nlm.nih.gov/gv/mhc/xslcgi.cgi?cmd=bgmut/home, acesso em 30-8-2011.

Histórico: O primeiro caso de anti-Fy[a] foi descoberto em 1950 por Cutbush e colaboradores.

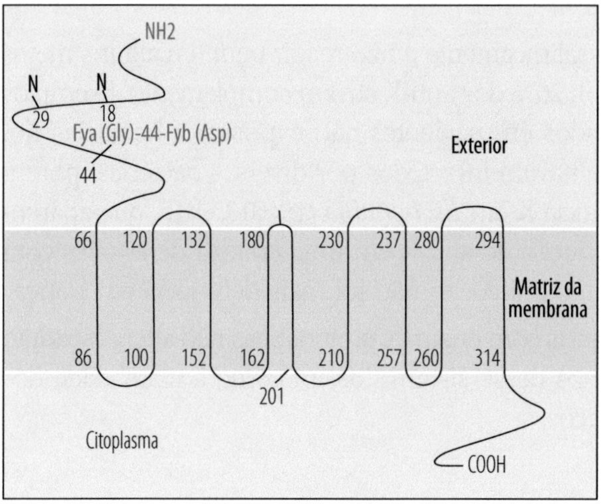

FIGURA 2. REPRESENTAÇÃO ESQUEMÁTICA DA PROTEÍNA DUFFY.

Bases moleculares: O gene *FY* possui dois éxons e um íntron, e codifica uma proteína multipasso, com 336/338 aminoácidos, que atravessa a membrana eritrocitária sete vezes. Os polimorfismos entre os antígenos Fy[a] e Fy[b] resultam de uma única substituição de aminoácido (Gly[42] → Asp). A frequência fenotípica dos antígenos varia conforme a população estudada.

TABELA 4. BASES MOLECULARES DOS ANTÍGENOS DO SISTEMA DUFFY

ISBT	Nomenclatura clássica	Frequência relativa		Bases moleculares do polimorfismo
		Raça Branca	Raça Negra	
FY1	Fy[a]	Polimórfico	Polimórfico	Glicina - pos. 42
FY2	Fy[b]	Polimórfico	Polimórfico	Aspartato - pos. 42
FY3	Fy[3]	Alta	Polimórfico	-
FY5	Fy[5]	Alta	Polimórfico	-
FY6	Fy[6]	Alta	Polimórfico	-

Fonte: José A. Santos, *Atualização em Sistemas ABO e Rh*, cit. Atualização disponível em http://www.ncbi.nlm.nih.gov/gv/mhc/xslcgi.cgi?cmd=bgmut/home (acesso em 30-8-2011).

Obs.: O polimorfismo Fy[a]/Fy[b] resulta de uma simples substituição de nucleotídeos no principal "éxon" do gene *FY*.

Funções fisiológicas: A glicoproteína Duffy é quimiorreceptora nas hemácias para diversas substâncias, como quimiocinas (IL-8, Melanoma Growth Stimulating Activity – MGSA), e é conhecida também como Duffy Antigen Receptor for Chemokines (Darc).[9] É receptora também para o *Plasmodium vivax* e *Plasmodium knowlesi*, e é essencial para a invasão desses parasitas. Portanto, indivíduos Fy(a-b-), fenótipo comumente encontrado em indivíduos negros africanos, são naturalmente resistentes à malária pelos plasmódios citados, o que certamente representa uma vantagem evolutiva.

Distribuição/frequência dos antígenos: Os antígenos Fy^a e Fy^b são os mais importantes do sistema. Estão presentes em fetos de 6 a 7 semanas. Expressam-se em células eritroides e não eritroides, como células endoteliais, epiteliais, em vários órgãos como cérebro, rins, baço, coração, pulmão, pâncreas e placenta; não são detectados em linfócitos, monócitos e plaquetas.

Na população caucasiana três fenótipos correntes são definidos: Fy(a+b-), Fy(a-b+) e Fy(a+b+).

Fenótipos raros: A presença simultânea das mutações 265C>T e 298G>A está associada ao surgimento de um fenótipo conhecido como Fy^x em caucasianos.

O fenótipo Fy(a-b-) em caucasianos é produto de um gene alelo silencioso *FY*, em indivíduos dos genótipos Fy^xFy e Fy^xFy^x.

Em africanos, o mesmo fenótipo Fy(a-b-) é produto de uma mutação de ponto na região promotora GATA-1(-33T>C) do gene *Duffy*, que leva a uma ausência de expressão do antígeno nas hemácias, mas não em outros tecidos. Isso explica por que indivíduos com esse fenótipo não desenvolvem anticorpos anti-Fy3. Esse fenótipo é muito raro entre caucasianos, mas comum na população negra, com frequência girando em torno de 60% a 100%.

O antígeno Fy6 foi definido por um anticorpo monoclonal murino, de classe IgG1. É semelhante ao Fy3, mas com a diferença de ser sensível ao tratamento enzimático. As evidências sugerem que o Fy6 é necessário para a penetração do merozoíta *P.vivax* no eritrócito.

Imunogenicidade: Os antígenos Fy^a e Fy^b são moderadamente imunogênicos. O antígeno Fy^a é quarenta vezes menos imunogênico que K (K1).

---

9 G. Daniels, *Human Blood Groups: Duffy System*. 2ª ed. Oxford: Blackwell Science, 2002, p. 333.

TABELA 5. FREQUÊNCIAS FENOTÍPICAS DO SISTEMA DUFFY

Fenótipos Duffy na raça branca					
Raça branca	**Anti-Fy^a**	**Anti-Fy^b**	**Anti-Fy3**	**Anti-Fy5**	**Frequência (%)**
Fy (a+b-)	+	-	+	+	19,5
Fy (a-b+)	-	+	+	+	33,0
Fy (a+b+)	+	+	+	+	47,5
Fy (a-b-)	-	-	-	+	Raro
Fenótipos Duffy na raça negra					
Raça negra	**Anti-Fy^a**	**Anti-Fy^b**	**Anti-Fy3**	**Anti-Fy5**	**Frequência (%)**
Fy (a+b-)	+	-	+	+	20,0
Fy (a-b+)	-	+	+	+	10,0
Fy (a+b+)	+	+	+	+	2,0
Fy (a-b-)	-	-	-	-	68,0

Fonte: José A. Santos, *Atualização em Sistemas ABO e Rh*, cit.

Obs.: Hemácias de fenótipo Rh_{null} apresentam reações negativas contra anti-Fy5, mesmo não sendo Fy(a-b-).

Associação com doenças: Ainda não conhecida.

Características sorológicas importantes: Enzimas proteolíticas como ficina, papaína e bromelina destroem os antígenos Fy^a, Fy^b e Fy^6. A tripsina não destrói Fy^a e Fy^b e ainda intensifica a reatividade de Fy^6.

Anticorpos Duffy

Significado clínico: São geralmente classe IgG e clinicamente significantes, podendo fixar complemento.

Comportamento sorológico: Apresentam efeito de dose (reagem melhor quando testados com hemácias de indivíduos homozigotos para o gene em questão). Como alguns dos antígenos desse sistema (Fy^a, Fy^b e Fy^6) geralmente são destruídos por ação de enzimas proteolíticas, os anticorpos não reagirão com hemácias de painel tratadas enzimaticamente, podendo constituir um grande auxílio na identificação de anticorpos irregulares.

Frequência: O anti-Fy^a é relativamente comum. Pode causar DHPN moderada e reações transfusionais agudas e tardias. É raro em negros. Anti-Fy^a é três vezes menos frequente que anti-K(K1). Anti-Fy^b é vinte vezes menos frequente que anti-Fy^a.

O anti-Fy^b é incomum e geralmente associado a outros anticorpos.

Outros anticorpos: O anti-Fy3 pode ser formado em indivíduos brancos, com fenótipo Fy(a-b-), geralmente politransfundidos, sendo raro em negros. Age como se fosse uma mistura de anti-Fy^a e anti-Fy^b; não é, porém, separado por procedimentos de adsorção e eluição. É resistente ao tratamento enzimático, reage com todas as hemácias que possuam Fy^a e/ou Fy^b e não reage com hemácias Fy(a-b-). O anti-Fy4 reage com células Fy(a-b-), com algumas Fy(a+b-) e Fy(a-b+) de negros, mas nunca com células Fy(a+b+). O anti-Fy5 é semelhante ao anti-Fy3, diferenciando-se deste pelo fato de apresentar reações negativas com células Rh_{null} e com as células Fy(a-b-) de caucasianos.

Sistema Kidd

- Símbolo do sistema: JK
- Nome do gene: *JK* ou *SLC14A1*
- Classificação ISBT: 009
- Número de antígenos associados: O sistema Kidd é composto de três antígenos: Jk^a, Jk^b, Jk3.
- Localização cromossômica: O *locus* Kidd está localizado no cromossomo 18q12-q21.

Histórico: Os antígenos desse sistema foram descritos entre os anos de 1951 e 1953.

Bases moleculares: O gene *JK ou SLC14A1* é composto de onze éxons e 30 kb. Os éxons 4 -11 codificam uma glicoproteína multipasso de 391 aminoácidos, que atravessa dez vezes a membrana do eritrócito (figura 3).

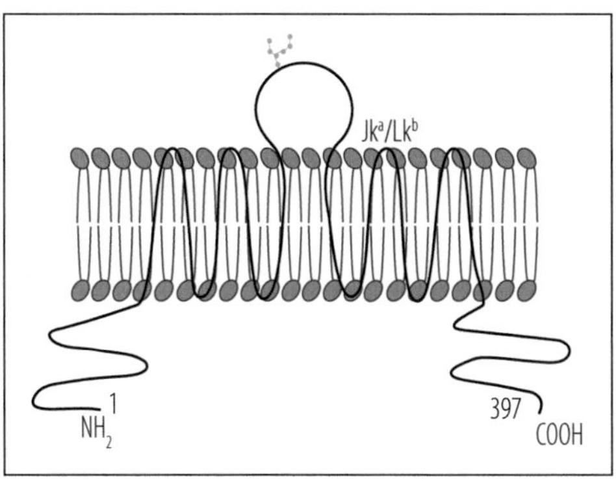

Figura 3. Representação esquemática da proteína Kidd.

Tabela 6. Bases moleculares no sistema Kidd

ISBT	Nomenclatura clássica	Frequência relativa	Bases moleculares do polimorfismo
JK1	Jk^a	Polimórfico	Aspartato - pos. 280
JK2	Jk^b	Polimórfico	Aspargina - pos. 280
JK3	Jk3	Alta	-

Fonte: J. A. Santos, *Atualização em sistemas ABO e RH*, cit.

Funções fisiológicas: A proteína é integral e tem função de transporte de ureia, preservando a estabilidade osmótica e a deformabilidade do eritrócito.

Distribuição/ frequência dos antígenos: Os antígenos Jk^a e Jk^b estão bem desenvolvidos ao nascimento (são detectados entre a sétima e a décima primeira semana de gestação) e podem ser encontrados, além de em eritrócitos, em células endoteliais de rim. Não foram detectados em outros tecidos, linfócitos, monócitos ou plaquetas. Existem três alelos, dois deles codominantes, responsáveis pela produção dos antígenos Jk^a e Jk^b, e outro aparentemente silencioso (*JK*) , que leva à formação do fenótipo nulo Jk(a-b-). Os principais fenótipos Kidd são Jk(a+b-), Jk(a-b+) e Jk(a+b+).

Tabela 7. Frequências fenotípicas do sistema Kidd

Fenótipos	Reações com antissoros Anti-Jk^a	Anti-Jk^b	Genótipos	Frequência em caucasianos (%)
Jk (a+b-)	+	-	Jk^aJk^a(Jk)	28,0
Jk (a-b+)	-	+	Jk^bJk^b(Jk)	22,0
Jk (a+b+)	+	+	Jk^aJk^b	50,0
Jk (a-b-)	-	-	JkJk	Raro

Fonte: J. A. Santos, *Atualização em sistemas ABO e RH*, cit.

Imunogenicidade: Apesar da moderada imunogenicidade dos antígenos, os anticorpos Kidd (anti-Jk^a e anti-Jk^b) estão envolvidos em severas reações hemolíticas imediatas e tardias, em politransfundidos, e podem ocasionar DHPN não severa.

Fenótipos raros: Como já dissemos, Jk(a-b-) é raro, originado de gene silencioso *JK* em homozigose, ou de gene inibidor *In(JK)*, não herdado no mesmo *locus* Kidd e transmitido de maneira dominante. Apesar de esse fenótipo ser raro, é mais comumente encontrado em orientais e ocasiona formação de anticorpo anti-Jk3, que reage com hemácias Jk(a+) e/ou Jk(b+).

Associação com doenças: indivíduos de fenótipos *null* Jk(a-b-) que não expressam a proteína nos eritrócitos apresentam resistência destes à lise em solução aquosa de ureia 2M e são incapazes de concentrar maximamente a urina.

Características sorológicas importantes: Os antígenos Jk^a, Jk^b e Jk3 são resistentes ao tratamento enzimático (enzimas proteolíticas). Hemácias Jk(a-b-) são resistentes à lise celular por ureia 2 M.

Anticorpos Kidd

Significado clínico: Os anticorpos Kidd são geralmente IgG (eventualmente misturas de IgG e IgM) e fixam complemento. Os antígenos Kidd são de difícil acesso aos anticorpos, pois a alça da proteína que não contém o polimorfismo é que se expressa melhor (mais longa).[10] Anticorpos anti-Jk^a e anti-Jk^b estão implicados em reações pós-transfusionais graves em alguns casos de DHPN. O anti-Jk^a é o mais perigoso dos anticorpos imunes, ocasionando muitas vezes reações fatais. O anti-Jk^b é mais raro que o anti- Jk^a e tem sido usualmente encontrado em soro de pacientes que possuem outros anticorpos irregulares. Diversos casos foram relatados de anemias hemolíticas autoimunes por anti-Jk^a, alguns deles relacionados ao uso de metildopa.

Comportamento sorológico: As reações entre os antígenos Kidd e os anticorpos são fracas, com efeito de dose, e de difícil detecção; o teste de antiglobulina poliespecífica é a melhor prova de rotina. O uso de enzimas e hemácias de indivíduos homozigotos para o gene em questão pode melhorar sua identificação. O título desses anticorpos decresce rapidamente; é indicada sua testagem utilizando amostras recém-colhidas.

Sistema Lewis (LE)

- Símbolo do sistema: LE
- Nome do gene: *FUT3*

---

10 Por serem de difícil detecção, os anticorpos Kidd muitas vezes podem passar despercebidos em testes pré-transfusionais, ocasionando resposta anamnéstica, com reação transfusional hemolítica do tipo tardia. Portanto, recomenda-se verificar os registros anteriores dos pacientes. Fenotipar bolsa em caso de identificação positiva.

- Gene associado: *FUT2* (secretor)
- Classificação ISBT: 007
- Número de antígenos associados: O sistema Lewis é composto de seis antígenos: Le^a, Le^b, Le^{ab}, Le^{bH}, ALe^b e BLe^b.
- Localização cromossômica: O *locus* Lewis (*FUT3)* está localizado no cromossomo 19p-13.3, fazendo um *cluster* com outros genes homólogos desta família - *FUT5* e *FUT6*.[11]

A expressão fenotípica dos antígenos Lewis depende do gene *Lewis* e do gene secretor (*FUT2*), que são herdados independentemente.

Aspectos bioquímicos e bases moleculares: Os sistemas ABO, H e LE são considerados associados, uma vez que seus antígenos são partes de moléculas complexas que possuem as especificidades ABO, H e Lewis. Os antígenos que compõem esses sistemas estão presentes em glicolipídios e glicoproteínas membranares de diversos tecidos, além das hemácias, devendo ser considerados antígenos de histocompatibilidade.

Os genes *FUT2* e *FUT3* produzem duas enzimas (fucosiltransferases) que agem sobre a mesma substância de base e produzem, respectivamente, os antígenos Le^a e H, cuja interação produz a especificidade Le^b.

Distribuição/ frequência dos antígenos: Os antígenos Lewis diferem dos demais por serem adsorvidos secundariamente às hemácias. São marcadores tissulares, formando um sistema de antígenos solúveis no plasma e na saliva. Esses antígenos são sintetizados pelas células epiteliais e mesodérmicas e adsorvidos pelas hemácias a partir do plasma. Antígenos Lewis já foram identificados em linfócitos e plaquetas. Apesar de serem produzidos durante a vida fetal, no nascimento a expressão dos antígenos nas hemácias é mínima; a maioria dos RN apresenta fenotipagem eritrocitária Le (a-b-). Por volta de 2 meses de idade começa a produção do antígeno Le^a; e, aos 6 anos, a expressão do antígeno Le^b alcança os níveis encontrados em adultos. A enzima glicosiltransferase adiciona uma fucose ao antígeno H em secreções para produzir o antígeno Le^b; ou, se o antígeno H não estiver presente (em indivíduos não secretores), adiciona fucose ao precursor do antígeno H, formando antígeno Le^a. Portanto, a maioria dos indivíduos H secretores apresenta o fenótipo Le(a-b+) e os não secretores Le(a+b-).

[11] J. Reguine-Arnould *et al.*, "Relative positions of two clusters of human alpha-L-fucosyltransferases in 19q (FUT1-FUT2) and 19p (FUT6-FUT3-FUT5) within the microsatelite genetic map of chromosome 19", em *Cytogenet Cell Genet*, 71 (2), 1995, pp. 158-162.

Além dos antígenos Le^a e Le^b, temos Le^{ab}, Le^{bH}, ALe^b, BLe^b.

Os indivíduos de fenótipo A_1 possuem menor quantidade de antígenos Lewis que os A_2, que por sua vez possuem menor quantidade que os indivíduos O. Isso reflete a competitividade das enzimas ABO e Lewis pela substância precursora.

Biossíntese dos antígenos ABO, H e Lewis solúveis

Relembrando:

- As glicoproteínas dos líquidos biológicos, como saliva, constituem a melhor maneira de análise dessas substâncias.
- Transferases são produzidas a partir dos genes específicos dos sistemas ABO, H e LE.
- A expressão dos genes é controlada por outro par de genes alelos conhecidos como Secretores (*FUT2*). Esses genes *não são* ativos nos eritroblastos. Apesar disso, indivíduos não secretores podem apresentar os antígenos ABO e H nas hemácias.
- O gene secretor (*FUT2*) é responsável pela formação de uma enzima 2-*alfa*-fucosiltransferase, que adicionará uma *fucose* à substância precursora, produzindo o antígeno *H solúvel* (imprescindível para a formação dos antígenos A e B nas células secretoras). Essa enzima é ativa sobre cadeias precursoras dos tipos 1 e 2.
- Os indivíduos sese são chamados "não secretores". O gene *secretor* não afeta a formação de antígenos ABO e H nos eritroblastos. Indivíduos não secretores terão expressão normal dos antígenos ABO e H nos eritrócitos.
- Cerca de 80% da população caucasoide é constituída de indivíduos secretores.
- O gene secretor é também importante na formação dos fenótipos Lewis.

Esquema da biossíntese das substâncias solúveis

- As células da mucosa salivar produzem substâncias precursoras dos tipos 1 e 2: as do tipo 1 apresentam ligação do tipo 1-3 entre a Gal β e a GlcNac e, por isso, apresentam ligação livre no carbono 4 da GlcNac.

- O gene Lewis *(FUT3)* produz uma enzima do tipo 4-alfa-fucosiltransferase. Esta ligará uma fucose neste carbono 4 livre, produzindo o antígeno Le[a].
- Pela atividade da enzima produzida pelo gene secretor *(FUT2)*, 2-alfa-fucosiltransferase, outra fucose é ligada ao carbono 2 da Gal β, produzindo o antígeno H.
- A especificidade conhecida como antígeno Le[b] é, na verdade, a interação dessas duas especificidades (Le[a]+H), nos indivíduos LeSe.
- As enzimas A e B produzirão, então, os fenótipos ABO da mesma maneira que nos eritroblastos.

Tabela 8. Produção dos antígenos Lewis

Fenótipo	Estrutura	Determinante antigênico
H	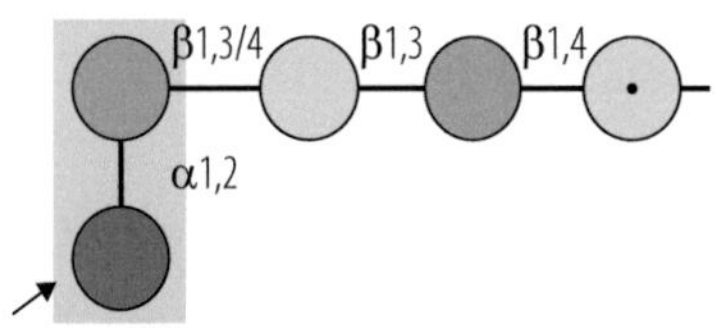	Fuc–α1→2–Gal–β1–R
Le[a]	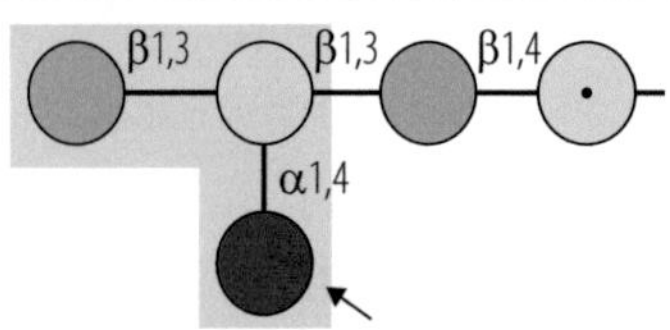	Gal–β1→3 GlcNAc–β1–R Fuc–α1→4
Le[b]	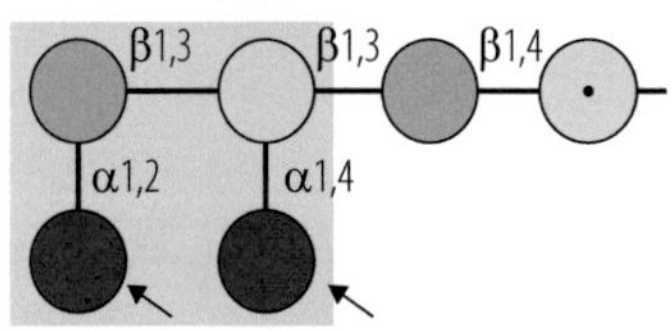	Fuc–α1→2–Gal–β1→3 GlcNAc–β1–R Fuc–α1→4

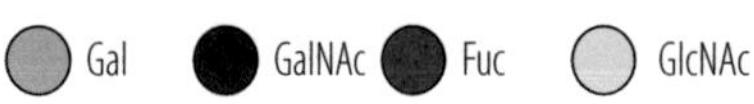

Fonte: V.v. A.a. *Blood Group Antigen Gene Mutation Database*, 2001. Disponível em http://www.ncbi.nlm.nih.gov/projects/gv/mhc/xslcgi.cgi?cmd=bgmut/systems_info&system=lewis, acesso em 30-8-2011.

R (resíduo) é glicose, no caso dos glicolípides na retícula do determinante antigênico.

Seta: indica açúcar adicionado pela enzima que é o direito do gene (transferase).

Características sorológicas: A melhor maneira de determinar a presença das glicoproteínas ABO, H e Lewis é a pesquisa em saliva. Os antígenos Lewis devem ser pesquisados em amostras recentes, já que podem eluir com o passar do tempo.

TABELA 9. DETERMINAÇÃO GENÉTICA DOS ANTÍGENOS ABO E LEWIS

Genes herdados	Substâncias solúveis	Fenótipo eritrocitário
Le, Se, H, ABO	Le^{a}*, Le^{b}, A, B, H	ABO, Le(a-b+)
lele, Se, H, ABO	A, B, H	ABO, Le(a-b-)
Le, sese, H, ABO	Le^{a}	ABO, Le(a+b-)
lele, sese, H, ABO	-	ABO, Le(a-b-)
Le, Se, hh, ABO	Le^{a}*, Le^{b}, A, B, H	Obombay, Le(a-b+)
Le, sese, hh, ABO	Le^{a}	Obombay, Le(a+b-)

* Presente em baixíssimas concentrações.

Fonte: L. Melo & J. A. Santos, "Sistemas ABO, Hh e Lewis", em *STO*, vol. 4, Belo Horizonte, 1996.

Anticorpos Lewis

Significado clínico: São geralmente IgM, não atravessando a barreira placentária, não ocasionam DHPN. Além disso, as hemácias fetais não apresentam antígenos Lewis.

Em geral, fixam complemento. São normalmente de ocorrência natural, encontrados principalmente em indivíduos Le(a-b-). É raro terem atividade a 37 °C, e podem causar reação hemolítica leve se hemácias Le+ forem transfundidas. Se reativos a 37 °C são capazes de fixar complemento e causar quadro hemolítico severo.

Importante:

Indivíduos com fenótipo Le(a-b+) não produzem anti-Le^{a}, já que alguma quantidade de antígeno Le^{a} pode ser detectada, por não haver sido convertida em Le^{b}.

Comportamento sorológico: Reatividade aumentada com hemácias tratadas por enzimas proteolíticas. Reativos preferencialmente entre 4 °C e 22 °C, podendo apresentar reatividade a 37 °C e fase de AGH por efeito residual da reação à temperatura ambiente. Recomenda-se preaquecimento do teste para determinação de seu significado clínico e, eventualmente, tratamento do soro com reagentes Thiol (2-ME ou DDT).

Sistema MNS

- Símbolo do sistema: MNS
- Nome dos genes: *GYPA, GYPB, GYPE*
- Classificação ISBT: 002
- Número de antígenos associados: É o segundo sistema em diversidade antigênica, depois do Rh. Sistema complexo de 46 antígenos.[12] O sistema possui muitos antígenos de baixa frequência, associados a glicoforinas híbridas anormais, resultantes de glicosilações das GPA/B.
- Localização cromossômica: Os antígenos desse sistema são codificados por dois genes, *GYPA* e *GYPB,* altamente homólogos e pela região 3′ de um terceiro gene homólogo, *GYPE,* no cromossomo 4q28-q31. Contêm aproximadamente 350 kb e formam *cluster* gênico (5′- *GYPA-GYPB-GYPE*-3′).

Histórico: Os antígenos M e N foram descobertos por Karl Landsteiner em 1927. Em 1947 foi descrito o antígeno S e em 1951 seu antitético S. Em 1953 foi relatada a existência de um antígeno de alta frequência denominado U, comum em 100% da população branca e em 98,5% dos negros.

Bases moleculares: Os antígenos do sistema MNS estão associados às sialoglicoproteínas (SGP) da membrana eritrocitária, denominadas glicoforina A (GPA) e glicoforina B (GPB), transmembranárias. São as maiores proteínas do eritrócito e contêm apoximadamente 50% de carboidratos. A GPE não é expressa em condições normais; entretanto, o gene *GYPE* participa de rearranjos gênicos, fazendo surgir as formas alélicas variantes.

A base molecular da formação da maioria dos antígenos desse sistema foi determinada devido à substituição de nucleotídeos, perda de éxons ou mecanismos de recombinação gênica que dão origem a glicoforinas híbridas, GPA e GPB.

Os antígenos M e N estão localizados na GPA, sequência de 131 aminoácidos, e diferem entre si em apenas dois aminoácidos:

---

[12] Disponível em http://ibgrl.blood.co.uk/ISBTPages/ISBTTerminologyPages/Table%20of%20blood%20group%20antigens%20within%20systems.htm, acesso em 30-8-2011.

- M: serina (pos. 1) e glicina (pos. 5);
- N: leucina (pos. 1) e ácido glutâmico (pos. 5).

Os antígenos S, s e U estão localizados na GPB, que é menor que a GPA (72 aminoácidos), e S e s diferem em simples substituição de aminoácido na posição 29: S: metionina / s: treonina.

Funções fisiológicas: A função das SGP parece ser a de manter as hemácias afastadas entre si, participando da cobertura de carboidratos (glicocálice) da membrana e impedindo agregação espontânea dos eritrócitos; portanto, são importantes na manutenção do Potencial Zeta. Alguns autores relatam que podem também ser receptoras para complemento, citocinas, bactérias, vírus e *Plasmodium falciparum*.[13]

Distribuição/frequência dos antígenos: A maioria dos antígenos do sistema MNS está bem desenvolvida ao nascimento, e eles parecem ser restritos à linhagem eritroide; envolvidos, portanto, com casos de DHPN. Os antígenos podem estar em dose simples ou dupla: MM, NN, MN, SS, Ss, ss. Em negros podemos encontrar o fenótipo S-s-. Também não apresentarão antígeno de alta frequência U, ou sua expressão estará diminuída.

Fenótipos raros: Fenótipo En(a-): são GPA negativos (M-N-). São raros também os indivíduos *null* (Mk), que não possuem GPA ou GPB.

TABELA 10. PRINCIPAIS GENÓTIPOS E FENÓTIPOS DO SISTEMA MNS

Reações com antissoros				Fenótipos	Genótipos	Frequência em caucasianos (%)
Anti-M	Anti-N	Anti-S	Anti-s			
+	-	+	-	MS	MS/MS	7,3
+	-	+	+	MSs	MS/Ms	16,2
+	-	-	+	Ms	Ms/Ms	9,0
+	+	+	-	MNS	MS/NS	4,0
+	+	+	+	MNSs	MS/Ns	19,2
+	+	+	+	MNSs	Ms/NS	4,5
+	+	-	+	MNs	Ms/Ns	21,3
-	+	+	-	NS	NS/NS	0,6
-	+	+	+	NSs	NS/Ns	5,3
-	+	-	+	Ns	Ns/Ns	12,6

Fonte: J. A. Santos, *Atualização em imuno-hematologia eritrocitária* (São Paulo: Senac, 1998).

[13] Margaret E. Perkins & Elizabeth H. Holt, "Erythrocyte Receptor Recognition Varies in *Plamodium falciparum* Isolates", em *Molecular and Biochemical Parasitology*, 27 (1), 1º-1-1988.

Outros antígenos estão representados na tabela a seguir:

TABELA 11. OUTROS ANTÍGENOS DO SISTEMA MNS

M^g	He	Mi^a	M^c	ENDA	MNTD
MINY	Vw	Mur	Vr	DANE	
MUT	M^e	Mt^a	St^a	\`N\`	
SAT	Ri^a	Cl^a	Ny^a	TSEN	
ERIK	Hut	Hil	Mv	ENEP	
Os^a	Far	s^D	Mit	ENEH	
ENAV	Dantu	Hop	Nob	HAG	
MARS	En^a	ENKT	Or	ENEV	

Associação com doenças: Nenhuma conhecida, pois indivíduos de fenótipos En(a-) (GPA-) e M^k (GPA e B-) apresentam eritrócitos com sobrevida normais.

Características sorológicas: Os antígenos M/N e S/s são antitéticos. Possuem efeito de dose, reagindo melhor com hemácias de indivíduos homozigotos para o gene em questão. Os antígenos M, N, S, s são geralmente destruídos com tratamento por enzimas proteolíticas; exceto: S, s, N são tripsina-resistentes; às vezes o S não é destruído pelo tratamento com ficina ou papaína.

Anticorpos MNS

Significado clínico: O anti-M é um anticorpo geralmente natural e irregular, que reage melhor a 4 °C, mas pode reagir fracamente a 37 °C. É quase sempre IgM, mas geralmente apresenta associação IgG + IgM. Normalmente não fixa complemento, mas IgM potentes e reativas a 37 °C podem causar reações hemolíticas agudas e tardias. Raramente causa DHPN. De modo geral, o anti-M não é clinicamente significativo, tendo pouca importância em nível transfusional. Sua atividade pode ser potencializada pelo uso de albumina ou meio de pH reduzido.

O anti-N apresenta características sorológicas semelhantes ao anti-M, embora seja mais raro. Geralmente é de ocorrência natural, apresenta efeito de dose e é inativo a temperaturas superiores a 25 °C. Uma especificidade Anti-Nf (ou N-like) pode ser observada em pacientes submetidos a hemodiálise, em aparelhos esterilizados por formaldeído.

Os anticorpos anti-S, anti-s e anti-U, ao contrário, são clinicamente significativos e produzidos por aloimunizações.

O anti-S pode ser eventualmente de ocorrência natural (IgM). O anti-s é um anticorpo mais raro e imune (IgG). O anti-U é extremamente raro, imune e capaz de causar hemólise pós-transfusional grave (todas as hemácias U negativas são S e s negativas). Devemos lembrar que esse fenótipo ocorre em indivíduos de raça negra já transfundidos e/ou com história gestacional que desenvolvem anticorpo contra antígeno de alta frequência.

Outros anticorpos: Anticorpos contra antígenos de baixa frequência são raramente identificados, mas podemos suspeitar quando encontramos DHPN de leve intensidade ou provas incompatíveis inexplicáveis.

Sistema Diego

- Símbolo do sistema: DI
- Nome dos genes: *SLC4A1*
- Classificação ISBT: 010
- Número de antígenos associados: 22, sendo antígenos de baixa ou alta frequência.[14] Os mais conhecidos são Di^a /Di^b e Wr^a/ Wr^b.
- Localização cromossômica: Os antígenos desse sistema são codificados por um gene, *SLC4A1,* localizado no cromossomo 17q21-q22, com quinze éxons.

Histórico: Em 1955, Miguel Layrisse e colaboradores descreveram um caso de DHPN provocada por anticorpo contra antígeno de baixa frequência (anti-Di^a). Em 1953, Holman descreveu outro antígeno de baixa frequência, Wr^a.

Bases moleculares: A banda 3 (AE1) é uma glicoproteína (N-glicosilada), mutipasso (14x) e possui 403 aminoácidos no domínio N-terminal citoplasmático, 479 aa no domínio transmembranar e 29 aa no domínio C-terminal citoplasmático. Seu peso molecular é de 100 kDa e apresenta cerca de 10^6 cópias na membrana eritrocitária.

Os fenótipos Di^a/Di^b resultam de uma mutação de ponto (2561 C>T), que provoca uma substituição de aa prolina (Di^b) para leucina (Di^a) na posição 854 da proteína.

---

14 G. Daniels, *Blood Group Terminology*. Disponível em http://ibgrl.blood.co.uk/ISBTPages/ISBTTerminologyPages/Table%20of%blood%20group%20antigens%20within%20systems.htm, acesso em 30-8-2011.

Estudos recentes demonstraram que o alelo Di^a apresenta polimorfismos, que causam mutações na proteína banda 3, com substituição de lisina por ácido glutâmico na posição 56, e que foram denominadas Memphis e Memphis II. Estudos recentes mostram que 76% dos índios brasileiros apresentam o alelo Di^a; 85% apresentavam essa mutação.[15]

Funções fisiológicas: Já se comprovou a dupla função biológica; está ligada ao transporte de ânions (HCO_3^- e Cl^-) e à manutenção da integridade celular pela ligação do seu domínio N-terminal citoplasmático ao citoesqueleto.

Além disso, parece estar implicada na formação dos antígenos senescentes, ou seja, marcadores de hemácias velhas que devem ser retiradas da circulação pelos macrófagos do SMF. A exata estrutura desses antígenos ainda não está elucidada.

Parece também fazer parte do complexo de adesão do parasita da malária à superfície dos eritrócitos e da adesão destes ao endotélio vascular.

Distribuição/frequência dos antígenos: A banda 3 (AE1) expressa 21 antígenos, e os pares antitéticos Di^a/Di^b e Wr^a/Wr^b são os mais conhecidos.

- Di^a e Wr^a: baixa frequência
- Di^b e Wr^b: alta frequência
- mais 18 antígenos de baixa frequência: Wd^a, Rb^a, WARR, ELO, Wu, Bp^a, Mo^a, Hg^a, Vg^a, Sw^a, BOW, NFLD, Jn^a, KREP, Tr^a, Fr^a, SW1, DISK.

O antígeno Di^a é predominante entre indivíduos de origem asiática. A frequência do antígeno Di^a é maior em índios sul-americanos (36%), sendo observada em 5% a 15% dos japoneses e chineses.[16] Estudos mostraram que a sua incidência é de 1:4462 europeus; 1:827 negros norte-americanos; 1:1374 aborígines australianos; 4,6% de japoneses; 6,1% de coreanos; 10,2% de mexicanos (dos Estados Unidos); e 20,4% de indígenas mexicanos. No Brasil, temos estudos que comprovam a incidência desse fenótipo nos indígenas, sendo 54% em caingangues e 36,1% em carajás.[17]

Associação com doenças: A deficiência de banda 3 é responsável por grande parte dos casos de esferocitose hereditária, pois a porção N-terminal da proteína se associa com o citoesqueleto de actina-espectrina.

[15] W. Baleotti & L.Castilho *et al.*, "A Novel DI* A Allele without the Band 3. Menphis Mutation in Amazonia Indians", em *Vox Sanguinis*, vol. 24, Oxford, 2003, pp. 326-330.

[16] Levine *et al.*, "The Diego Blood Factor", em *Nature*, 177(4497):40-1, 7-1-1956.

[17] P. D. Issit & D. J. Anstee, *Applied Blood Group Serology*, cit.

Anticorpos Diego

Significado clínico: Geralmente de origem imune, classe IgG, e, em alguns casos, subclasses IgG1 e 3; portanto, são bons fixadores de complemento, nesses casos.

Anti-Di^a pode ser de ocorrência natural, porém existem vários relatos de casos em que a produção desse anticorpo foi secundária à gestação.[18] Pode estar envolvido em reações transfusionais imediatas e tardias e DHPN.

Os primeiros casos de anti-Di^b foram relatados em 1967.

Devido à crescente frequência de anti-Di^a em nossa população receptora e ao aumento da frequência do antígeno na população doadora, a triagem sorológica é indicada pelo uso de hemácias comerciais positivas para Di^a.[19]

Comportamento sorológico: Reagem melhor em fase de antiglobulina humana. Alguns exemplares de anti-$Di^{a/b}$ reagem melhor com hemácias tratadas por enzimas, como proteases.

Sistema Dombrock

- Símbolo do sistema: DO
- Nome do gene: *ART4*
- Classificação ISBT: 014
- O sistema Dombrock é composto de sete antígenos: Do^a, Do^b, Gy^a, Hy, Jo^a, DOYA e DOMR.
- Localização cromossômica: Os antígenos desse sistema são codificados por um gene, *ART4*, localizado no cromossomo 12p12.3, com três éxons.

Histórico: Os antígenos desse sistema foram primeiramente descritos no ano de 1965, quando Swanson e colaboradores identificaram um anticorpo no soro do sr. Dombrock, em que se definiu um novo antígeno chamado Do^a. Em 1973, Molthan e colaboradores descreveram o anti-Do^b, antitético de Do^a. Até 1992 o sistema era composto de dois antígenos (Do^a e Do^b). A partir desse ano, após a descoberta de hemácias raras de fenótipo Gy(a-), Hy-, Jo(a) que também eram Do(a-b-), os antígenos Gy^a, Hy e Jo^a

---

[18] C. R. G. Silva *et al.*, "Aloanticorpo anti-Diego (a) em gestante", em *Revista Brasileira de Hematologia e Hemoterapia*, 26(4), São José do Rio Preto, 2004, pp. 285-287.

[19] P. D. Issit & D. J. Anstee, *Applied Blood Group Serology*, cit.

foram relacionados a esse sistema. Recentemente (em 2008 e 2010), novos antígenos foram adicionados ao sistema Dombrock (DOYA e DOMR).

Bases moleculares: Os antígenos do sistema Dombrock estão localizados na glicoproteína de ligação glycosylphosphatidylnositol (GPI).

Tabela 12. Antígenos do sistema Dombrock

ISBT	Nomenclatura clássica	Frequência relativa
DO1	Do^a	Polimórfico
DO2	Do^b	Polimórfico
DO3	Gy^a	Alta
DO4	Hy	Alta
DO5	Jo^a	Alta
DO6	DOYA	Alta
DO7	DOMR	Alta

Funções fisiológicas: O sistema Dombrock apresenta possíveis funções enzimáticas. O gene *DO* é idêntico ao gene *ART4*, codificador da enzima mono-ADP ribosiltransferase, porém nenhuma atividade enzimática nos eritrócitos foi demonstrada.

Distribuição/frequência dos antígenos: Os antígenos Do^a e Do^b estão bem desenvolvidos ao nascimento e são encontrados nos eritrócitos. Não foram detectados em outros tecidos ou em formas solúveis. Existem dois alelos codominantes (DOA e DOB), responsáveis pela produção dos antígenos Do^a e Do^b. Além destes, outros alelos já foram descritos (JO, HY1, HY2, GY5), associados aos demais antígenos do sistema. Os principais fenótipos Dombrock são: Do(a+b-), Do(a-b+) e Do(a+b+). Os demais fenótipos, Gy(a-), Hy- e Jo(a-), são raros.

Imunogenicidade: Apesar da pouca imunogenicidade dos antígenos, os anticorpos Dombrock (anti-Do^a e anti-Do^b) estão envolvidos em reações hemolíticas imediatas e tardias e podem ocasionar teste da antiglobulina direto positivo nas hemácias do recém-nascido, mas sem sinais clínicos em DHPN. O Gy^a é altamente imunogênico, no entanto o anticorpo é raro, uma vez que esse antígeno está presente em 100% da população.

Tabela 13. Frequências fenotípicas do sistema Dombrock (Marion E. Reid)

Fenótipos	Reações com antissoros					Frequência	
	Do^a	Do^b	Gy^a	Hy	Jo^a	Caucasianos	Negros
Do(a+b-)	+	-	+	+	+	18%	11%
Do(a-b+)	-	+	+	+	+	33%	45%
Do(a+b+)	+	+	+	+	+	49%	44%
Gy(a-)	-	-	-	-	-	Raro	Raro
Hy-	-	Fraco	Fraco	-	-/Fraco	0%	Raro
Jo(a-)	Fraco	-/Fraco	+	Fraco	-	0%	Raro

Fenótipos raros: Gy^a, Hy, Jo^a e DOYA são antígenos de alta frequência populacional (100% da população), portanto os fenótipos Gy(a-), Hy-, Jo(a-), DOYA- são raros, e consequentemente a formação desses anticorpos é rara. A ausência do antígeno DOMR está associada ao enfraquecimento dos antígenos Do^b, Gy^a, Hy, Jo^a e DOYA. Gy(a-) é o fenótipo nulo do sistema Dombrock, encontrado em pessoas do Leste Europeu e em japoneses.

Associação com doenças: Hemácias de indivíduos com hemoglobinúria paroxística noturna (HPN) tipo III podem ter redução dos antígenos Dombrock na membrana.

Características sorológicas importantes: Os antígenos são resistentes ao tratamento enzimático (enzimas proteolíticas ficina e papaína), porém sensíveis a tripsina.

Anticorpos Dombrock

Significado clínico: Os anticorpos Dombrock são da classe IgG e não fixam complemento. Os anticorpos anti-Do^a e anti-Do^b são frequentemente encontrados em soros contendo outros anticorpos. Raramente são encontrados como única especificidade. Anticorpos Dombrock podem estar implicados em reações pós-transfusionais, no entanto podem ser de difícil detecção, pois o TAD é sempre negativo, nenhum anticorpo é eluído das amostras (hemácias) pós-transfusões e não há aumento no título dos anticorpos. Os anticorpos Dombrock não estão envolvidos em DHPN. São estimulados por gestação; entretanto, anti-Do^a, anti-Gy^a e anti-Hy podem causar TAD positivo nas hemácias do recém-nascido, mas sem significado clínico de DHPN.

Comportamento sorológico: A melhor técnica para detecção dos anticorpos Dombrock é o teste indireto da antiglobulina. Anti-Do^a e anti-Do^b reagem bem utilizando polietilenoglicol (PEG) e testes enzimáticos. Anti-Hy não reage bem utilizando PEG.

Sistema Cartwright

- Símbolo do sistema: YT
- Nome do gene: *ACHE*
- Classificação ISBT: 011
- O sistema Cartwright é composto de dois antígenos: Yt^a e Yt^b.
- Localização cromossômica: O *locus* Cartwrigh está localizado no cromossomo 7q22.1.

A acetilcolinesterase (AChE) é a proteína que expressa os antígenos do sistema de grupo sanguíneo Yt (Cartwright) e é produto do gene *ACHE*. Está presente nas hemácias e em tecidos inervados. É uma enzima cuja função está ligada à transmissão de impulsos nervosos. A função nos eritrócitos não é conhecida, mas o polimorfismo Yt^a/Yt^b não afeta a atividade enzimática de AChE.

Histórico: Os antígenos desse sistema foram inicialmente descritos, em 1956, como de alta frequência populacional (Yt^a), e somente em 1964 foi descrito o antígeno antitético Yt^b.

Bases moleculares: O gene *ACHE* é composto de seis éxons. Os dois alelos conhecidos *YT* são produzidos por uma simples troca de bases (mutação *missense*) na posição 1057, onde o alelo Yt^a apresenta uma citosina e codifica uma proteína que carreia o antígeno Yt^a, caracterizado pela presença do aminoácido histidina na posição 353 da proteína. No alelo YT^b, a citosina da posição 1057 é substituída por adenina, e o novo códon formado promove a troca do aminoácido histidina por asparagina, na posição 353 da proteína, caracterizando a especificidade Yt^b.

Tabela 14. Bases moleculares no sistema Cartwright

ISBT	Nomenclatura clássica	Frequência relativa	Bases moleculares do polimorfismo
YT1	Yt^a	Alta (99,8%)	Histidina - posição 353
YT2	Yt^b	Baixa (8%)*	Asparagina - posição 353

* Entre indivíduos israelitas (judeus e mulçumanos), a frequência do antígeno Yt^b pode chegar a 26%.

Funções fisiológicas: Papel na neurotransmissão. Nas hemácias, a função é desconhecida, mas acredita-se na possibilidade de função enzimática.

Distribuição/frequência dos antígenos: Os antígenos Yt^a e Yt^b estão desenvolvidos ao nascimento. Células de cordão não apresentam expressão antigênica do antígeno Yt^a, mas expressam o antígeno Yt^b. Estão presentes em tecidos nervosos, músculos e cérebro. Não são detectados em linfócitos, granulócitos ou monócitos. Existem dois alelos responsáveis pela produção dos antígenos Yt^a e Yt^b. O fenótipo *null* não foi encontrado. O fenótipo Yt(a-b-) foi descrito, associado à deficiência de AChE. Os fenótipos Cartwright são Yt(a+b), Yt(a-b+) e Yt(a+b+).

Tabela 15. Frequências fenotípicas do sistema Cartwright

Fenótipos	Reações com antissoros		Genótipos	Frequência na maioria das populações
	Anti-Yt^a	Anti-Yt^b		
Yt(a+b-)	+	-	Yt^aYt^a	91,9%
Yt(a-b+)	-	+	Yt^bYt^b	0,3%
Yt(a+b+)	+	+	Yt^aYt^b	7,8%

Imunogenicidade: Apesar da pouca imunogenicidade dos antígenos, os anticorpos Cartwright (anti-Yt^a e anti-Yt^b) podem ser estimulados por gravidez e transfusões. Poucos casos de anti-Yt^a estão envolvidos em reações transfusionais tardias. Os anticorpos Yt não estão envolvidos em DHPN.

Fenótipos raros: Como já dissemos, Yt(a-b+) é raro. Indivíduos com esse fenótipo podem formar aloanticorpos anti-Yt^a, que reagem com hemácias Yt(a+). O fenótipo Yt(a-b-) pode ser encontrado em indivíduos com hemoglobinúria paroxística noturna de tipo III (HPN III).

Associação com doenças: Nos casos de hemoglobinúria paroxística noturna de tipo III (HPN III), em que a âncora de GPI não é produzida ou apresenta um déficit importante, não detectamos na membrana eritrocitária as proteínas ligadas a GPI, inclusive a acetilcolinesterase (AChE). Neste caso, os indivíduos apresentam o fenótipo Yt(a-b-).

Características sorológicas importantes: Os antígenos Yt são sensíveis ou variáveis ao tratamento enzimático (enzimas proteolíticas ficina e papaína). Também são sensíveis ao tratamento com quimotripsina e ditiotreitol (DTT) a 0,2M.

Anticorpos Cartwright

Significado clínico: Os anticorpos Cartwright são da classe IgG, e somente anticorpos anti-Yt^a podem fixar complemento. Os anticorpos Cartwright são imunes. A melhor técnica para identificá-los é o teste indireto da antiglobulina (fase AGH). Anticorpos anti-Yt^a podem estar implicados em reações pós-transfusionais moderadas, enquanto os anticorpos anti-Yt^b não estão implicados em reações transfusionais. Os anticorpos anti-Yt^a e anti-Yt^b não estão envolvidos em DHPN. Embora tenhamos relatos de anticorpos anti-Yt envolvidos em reações transfusionais em politransfundidos, eles são, via de regra, considerados benignos. Para afastar a importância clínica dos anticorpos anti-Yt^a, em razão da dificuldade de encontrar glóbulos compatíveis Yt(a-b+), alguns autores sugerem o estudo de hemácias marcadas com Cr^{51} para observar a sobrevida delas e, de acordo com os resultados desse estudo, verificar a necessidade ou não de transfundir hemácias Yt(a-).

Comportamento sorológico: O teste indireto da antiglobulina é a melhor prova de rotina. O uso de enzimas pode enfraquecer as reações. Alguns anticorpos anti-Yt^a podem apresentar características HTLA (sigla em inglês *High Titer Low Avidity*, que significa alto título e baixa avidez).

9

Doença hemolítica perinatal (DHPN)

Ao final deste capítulo, você deverá ser capaz de responder às seguintes perguntas:

- O que é DHPN e qual o mecanismo imunológico que a promove?
- Como caracterizar e diferenciar as doenças hemolíticas perinatais?
- Que testes imuno-hematológicos devem ser realizados nesse caso e quando?

O que são anemias hemolíticas?

Anemias hemolíticas são causadas por um aumento da destruição de glóbulos vermelhos e podem ser devidas a diversas causas, entre as quais podemos citar hemoglobinopatias, enzimopatias eritrocitárias, alterações de membranas celulares das hemácias e anemias hemolíticas de origem imunológica, como as anemias hemolíticas autoimunes (AHAI), que serão discutidas no capítulo 10, e a doença hemolítica neonatal por incompatibilidade eritrocitária materno-fetal, que é tema deste capítulo.

De acordo com Humbert,[1] na atualidade o grupo de anemias neonatais mais comuns são as anemias hemolíticas, incluindo:

- as incompatibilidades pelos antígenos de grupos sanguíneos ABO, mais frequentes em relação à incidência, porém raramente graves; e Rh(D), que tende a diminuir com o advento da imunoprofilaxia pela imunoglobulina anti-D;
- esferocitose hereditária;
- deficiência de G-6-PD.

---

[1] J. Humbert & P. Warcker, "Common Anemias in Neonatology", em *Schweiz Rundsch Med Prax*, 88(5), 1999.

Por definição, nas anemias hemolíticas ocorre o encurtamento da sobrevida dos eritrócitos, normalmente estipulada em torno de 120 dias para o adulto, 60 a 80 dias para o neonato a termo e pode ser de somente 20 a 30 dias para os prematuros, entre 30 e 32 semanas de gestação. Por isso, o diagnóstico da anemia hemolítica no período de recém-nascimento é complexo, e, devido a uma destruição fisiológica intensa, é necessária a avaliação conjunta de vários critérios.

Doença hemolítica perinatal (DHPN) por anticorpos eritrocitários

Doença hemolítica perinatal (DHPN) pode ocorrer por dois mecanismos imunológicos: aloimunização materna, por incompatibilidade com antígenos de grupos sanguíneos do feto, ou incompatibilidade ABO entre os antígenos ABO fetais e os anticorpos naturais e regulares maternos.

Há 50 anos, a DHPN ocasionada por anti-D era a maior causa de morte perinatal. Dentre os casos de DHPN por anti-D, a incidência de óbito fetal era de 25%, e um terço dos neonatos afetados morriam após o nascimento.[2]

Linha do tempo: histórico da DHPN[3]

A doença hemolítica perinatal (DHPN) foi reportada pela primeira vez por uma parteira chamada Louise Borgeois, que descreveu, em 1609, uma ocorrência em um parto gemelar no qual um dos recém-nascidos apresentou um quadro claro de hidropsia (edema generalizado) e veio a óbito, enquanto o segundo desenvolveu rapidamente uma icterícia severa e faleceu três dias depois. Nos anos seguintes, foram vários os casos descritos de DHPN, porém ainda sem nenhuma ideia de sua causa.

Um marco histórico foi o artigo publicado em 1932 por Diamond e colaboradores, que associou, pela primeira vez, o edema fetal generalizado com a icterícia neonatal grave e a anemia do recém-nascido como uma tríade clássica que caracteriza a doença neonatal, ainda sem precisar sua etiologia.

2 W. J. Judd, *Guidelines for Prenatal and perinatal Immunohematology* (AABB editors, 2005).

3 Adaptada de A. C. Buelvas, *Inmunohematologia básica y aplicada*, cit. pp. 371-376; W. J. Judd, *Guidelines for Prenatal and perinatal Immunohematology*, cit.

- 1938: Dra. Ruth Darrow postula que a hemólise se daria por mecanismo imune. Introduz o conceito de hemorragia feto-materna.
- 1939: Levine e Stetson reportaram uma reação transfusional hemolítica grave ao transfundir o sangue de mesmo grupo ABO do marido em sua esposa no pós-parto. Eles postularam que a mãe havia sido imunizada por antígeno paterno por meio de hemorragia feto-materna. Mais tarde, em 1940, Landsteiner e Wiener identificaram este antígeno como sendo o Rh(D).
- 1946: Wallerstein descreve o método que permite retirar as hemácias RhD+ do recém-nascido, repondo-o utilizando sangue RhD-.
- 1947: Diamond propõe a utilização de um cateter plástico introduzido na veia umbilical. Esse método passou a ser conhecido como exsanguíneo-transfusão.
- 1952: Mollison e Walker publicam um amplo estudo multicêntrico, demonstrando a diminuição da incidência de kernicterus[4] e um incremento na sobrevida de neonatos utilizando-se esta metodologia, que passou a ser amplamente utilizada. Até aquele momento, cerca de 50% dos neonatos acometidos morriam por ocorrência do kernicterus e/ou hidropsia fetal, e esses índices foram diminuindo progressivamente.
- 1954: Allen, Diamond e Jones propõem a titulação de anticorpos maternos a fim de predizer a severidade de hemólise fetal.
- 1956: Bevis propõe a dosagem de bilirrubina no líquido amniótico a fim de predizer a severidade da hemólise fetal.
- 1958: Cremer e Perryman introduzem a fototerapia como tratamento da DHPN neonatal.
- 1961: Liley propõe a elaboração de um gráfico que correlaciona a quantidade de bilirrubina no líquido amniótico *versus* semanas de gestação como acompanhamento perinatal.
- 1963: Liley descreve a técnica de transfusão intrauterina (T.I.U.).

4 Kernicterus: síndrome neurológica causada por bilirrubina indireta (BI) não conjugada ou lipossolúvel, que atravessa a barreira hematoencefálica e se deposita nos núcleos cerebelares e na base do cérebro. Os sinais clínicos iniciais podem ser leves e muitas vezes confundidos com hipoglicemia, asfixia, sepsis, hemorragia intracraniana. Se o neonato sobreviver, pode ser observada incoordenação neuromuscular, surdez, deficiência mental.

- 1965: Freda, a partir de um amplo estudo, publica um artigo em que determina títulos críticos do anticorpo anti-D como preditivos para determinar a necessidade da realização de amniocentese.
- 1966: Freda, Gorman, Polack, Clarke *et al.* introduzem a terapia com imunoglobulina anti-D no pós-parto. No mesmo ano, dois grupos provenientes do Reino Unido e dos Estados Unidos demonstraram, em um estudo combinado, que a profilaxia com a imunoglobulina anti-D (IgRh) logo após o parto impediu a sensibilização de mulheres Rh-negativas.
- 1967: Donal e Abdula propõem a ultrassonografia para acompanhamento perinatal do feto.
- 1971: A Organização Mundial da Saúde (OMS), em um relatório técnico, recomenda que uma dose de 25 mcg (125 UI) de imunoglobulina anti-D deve ser administrada por via intramuscular para cada 1 mL de hemorragia feto-materna de hemácias RhD+ ou 2 mL de sangue total.
- 1978: Bowman *et al.* sugerem a aplicação da Ig anti-D no período antenatal.
- 1985: Daffos, Capella, Pavlovsky e Forrestier descrevem a técnica da cordocentese.
- 1993: Bennet *et al.* propõem a determinação do Rh fetal usando DNA de amniócitos.
- 1998: Lo *et al.* propõem a determinação do Rh fetal usando DNA de plasma materno.
- 1998: AABB e Colégio Americano de Obstetrícia e Ginecologia recomendam a Ig anti-D a partir da 28ª semana de gestação.
- 2000: Marl *et al.* introduzem a dopplervelocimetria da artéria cerebral média fetal.

Fisiopatologia da doença hemolítica do recém-nascido ou perinatal

Por aloanticorpos maternos

Na aloimunização materna, a mãe produz um aloanticorpo contra um antígeno eritrocitário fetal herdado geneticamente do pai, ausente nos glóbulos vermelhos maternos, como se pode ver no esquema da página 250. Geralmente são anticorpos do sistema Rh, e o anti-D ainda continua sendo o mais frequentemente encontrado, apesar do emprego amplo da imunoprofilaxia anti-D após a década de 1970, mas vem decaindo. Com essa diminuição, um aumento na incidência de aloimunização por outros anticorpos tem ocorrido. Ex.: anti-K, anti-c, entre outros.

O aumento de destruição eritrocitária inicia-se já no período intra-uterino, por isso, atualmente, prefere-se utilizar a expressão *doença hemolítica perinatal* (DHPN), ou seja, em torno do período de nascimento.

A destruição acelerada dos glóbulos vermelhos do feto ou recém-nascido estimula um aumento da eritropoiese, podendo ser observada a presença de células nucleadas em sua circulação (eritroblastos); por isso, a expressão também utilizada é *eritroblastose fetal*.

Por anticorpos regulares ABO

A sensibilização ABO decorre de estímulos inespecíficos por ocasião de vacinas, processos gastroentéricos e da absorção de substâncias grupo-específicas do tipo A e/ou B existentes no líquido amniótico da gestante de feto incompatível e secretor.[5] Os indivíduos produzem, em maior quantidade, anticorpos em maior quantidade de classe IgM contra os antígenos do sistema ABO (ver capítulo 6, "Sistemas ABO (ABO 001) e associados").

Porém, como já mencionado, indivíduos de fenótipo O produzem, em maior quantidade, anticorpos IgG da especificidade anti-AB.

Esses anticorpos de classe IgG podem atravessar a barreira placentária e recobrir os eritrócitos fetais, acelerando sua destruição antes e depois do nascimento. Entretanto, a severidade clínica da doença pode variar desde casos graves de morte intrauterina (raros) a anormalidades hematológicas detectadas somente se o sangue de um recém-nato aparentemente saudável for sorologicamente testado (mais frequente).

---

5 F. Ghilardi *et al.*, "Análise clínica laboratorial na sensibilização eritrocitária perinatal com a realização de estudo imuno-hematológico pela gel-centrifugação", em *Boletim da Sociedade Brasileira de Hematologia e Hemoterapia*, 17(170), 1995, pp. 59-63.

Esquema 1. Mecanismo de sensibilização da mãe por gestação

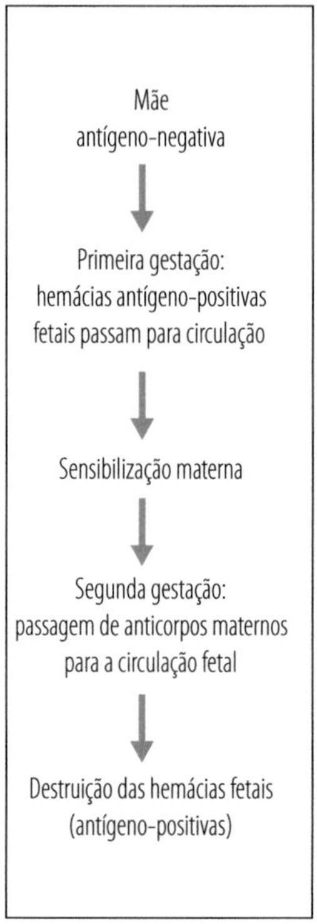

Fisiopatologia no período intraútero

Fetos severamente acometidos podem desenvolver hidropsia fetal, cuja patogênese não está claramente definida. Sabe-se que em DHPN severa, a eritropoiese no fígado pode ser tão intensa que a circulação portal é interrompida e a síntese de albumina é prejudicada, promovendo, assim, uma redução da pressão osmótica coloidal do plasma e desequilibrando a hemodinâmica, levando a anemia, falência cardíaca e hipóxia tissular.[6] Sem tratamento, o feto pode morrer intraútero. A transfusão intraútero pode salvar sua vida nessas circunstâncias. Se sobreviver, a criança afetada severamente pode exibir anemia profunda e falência cardíaca.

6 American Association of Blood Banks, *Technical Manual* (12ª ed. Bethesda: AABB, 1996).

Antes do nascimento, devido à comunicação entre a circulação feto-materna, a bilirrubina é processada no fígado materno e, dessa forma, o aspecto mais deletério para o feto é a anemia, e secundariamente a hiperbilirrubinemia.

Fisiopatologia após nascimento

Após o nascimento, o fígado imaturo é incapaz de conjugar a quantidade aumentada de bilirrubina proveniente da destruição das células recobertas por anticorpos, produto final do catabolismo do grupo HEME da hemoglobina; assim, seu excedente pode atravessar a barreira hematoencefálica e se depositar no sistema nervoso central (SNC), lesando-o. As consequências da hiperbilirrubinemia nesse período apresentam maior perigo que a anemia, que pode ser mais facilmente controlada. Prematuridade, acidose, hipóxia, hipoalbuminemia aumentam o perigo para o SNC nesses casos.

Crianças afetadas menos severamente têm a destruição acelerada dos eritrócitos, o que geralmente aumenta a quantidade de bilirrubina. No sangue, a bilirrubina está ligada à albumina. Nessa forma, a bilirrubina não pode cruzar a barreira hematocefálica, enquanto a forma não conjugada livre pode entrar no sistema nervoso central (SNC), causando lesões irreversíveis (*kernicterus*). Ao ser captada pelo hepatócito, ocorre ligação com proteínas (ligandina, proteína Z, etc.) e, pela ação da glicuroniltransferase, dá-se sua conjugação com o ácido glicurônico. Esse composto hidrossolúvel poderá agora ser excretado pela urina, e mais rapidamente pela bile.

Em recém-nascidos normais pode ocorrer icterícia fisiológica, causada por uma sobrecarga de bilirrubina nos hepatócitos, insuficientes ou ainda imaturos para a conjugação e excreção da bilirrubina. Essas causas são transitórias e consideradas normais, com exceção de prematuros extremos (menos de 1.500 g) e em RN com doença hemolítica grave.

A icterícia clínica é visível quando os níveis séricos de bilirrubina se aproximam de 5 mg% a 7 mg%. A icterícia é frequentemente vista pela face, especialmente o nariz, prosseguindo caudalmente:

- valores aproximados de até 10 mg% de bilirrubina indireta quando a icterícia atinge toda a face;
- entre 10 mg% e 13 mg% quando a icterícia cobre face e tronco;

- de 12 mg% a 15 mg% quando atinge face, tronco, abdômen e raiz dos membros;
- e entre 15 mg% e 20 mg% quando todo o corpo está ictérico, cobrindo face, tronco, abdômen e membros, passando os joelhos e cotovelos.[7]

Os achados físicos são úteis para complementação dos achados laboratoriais e diagnóstico.

Classificação da doença hemolítica perinatal (DHPN)

Segundo o manual técnico da Associação Americana de Bancos de Sangue,[8] a doença hemolítica perinatal é frequentemente classificada em três categorias, com base na especificidade do anticorpo IgG que a promoveu. São elas:

1. Doença hemolítica por D, causada pelo anticorpo anti-D sozinho ou, em menor frequência, quando combinado com anti-C ou anti-E (ambos do sistema Rh).
2. Doença hemolítica por ABO, usualmente devida ao anti-AB, um anticorpo IgG presente no soro de mulheres do grupo O. Ainda pode ser devido a IgG anti-A ou anti-B.
3. Doença hemolítica por outros anticorpos, causada por anticorpos do sistema Rh que não o anti-D, ou anticorpos contra antígenos de outros sistemas. Anti-c e anti-K são mais frequentemente implicados.

Em todas, exceto na doença hemolítica por incompatibilidade ABO, os anticorpos maternos são decorrentes de aloimunização em virtude de gestação ou transfusão prévias. Na doença hemolítica do recém-nascido por incompatibilidade ABO, os anticorpos maternos são naturais e já estão presentes no soro das gestantes, e essa condição não pode ser diagnosticada durante a gestação pelo teste de antiglobulina humana, porém a criança é raramente sintomática ao nascimento.

Já no caso da DHPN por anti-D, a incidência no mundo vem decaindo gradativamente após o advento da imunoprofilaxia anti-D. Em contrapartida, outras especificidades vêm sendo identificadas. Mais de 50 especificidades

---

[7] F. Ghilardi *et al.*, "Análise clínica laboratorial na sensibilização eritrocitária perinatal com a realização de estudo imuno-hematológico pela gel-centrifugação", cit.

[8] American Association of Blood Banks, *Technical Manual* (Bethesda: AABB, 1999).

diferentes de anticorpos já foram relatadas como implicadas em DHPN, mas a maioria dos casos severos foi relacionada a anti-D, anti-c, anti-K.[9] Há ainda diferenças étnicas e raciais relacionadas à ocorrência da DHPN pelos diferentes anticorpos, pois refletem diretamente a frequência dos alelos gênicos na população e a consequente imunização materna. Por exemplo, o anti-D é raramente encontrado nos casos de DHPN em asiáticos, pois o fenótipo RhD- é extremamente raro; enquanto nos caucasianos e afro-americanos, a incompatibilidade Rh(D) ocorre em 10% de todas as gestações.

DHPN por presença de anticorpos anti-D maternos

Etiologia

Mulheres grávidas ou mulheres em idade fértil de fenótipo Rh(D) negativo que receberão transfusão sanguínea devem ser encaradas como indivíduos que potencialmente podem produzir anti-D. Como discutimos no capítulo de Rh, o antígeno D é altamente imunogênico, e pequenas quantidades de hemácias (alguns autores citam volumes de até 1 ml de sangue incompatível) podem desencadear a formação de anti-D. Uma vez produzido o anticorpo anti-D (que pode estar associado a outro anticorpo, sendo os mais frequentes anti-C e/ou anti-E), e se essa mulher gerar posteriormente uma criança de fenótipo Rh(D) positivo, esse anticorpo atravessa a barreira placentária, ligando-se a hemácias fetais, aumentando o processo de destruição. Essa é a mais conhecida causa de DHPN, já que ainda é a mais frequentemente encontrada no Brasil.

Existem vários fatores que podem limitar a sensibilização materna. Vamos comentar adiante sobre a profilaxia utilizando a imunoglobulina anti-D e a proteção por incompatibilidade materno-fetal ABO.

Aspectos laboratoriais

Geralmente podemos observar, no neonato, hiperbilirrubinemia (com bilirrubinas em torno de 18 mg% a 20 mg%) e reticulocitose. Esses dados laboratoriais podem variar de acordo com a gravidade do caso. Como já

---

[9] A. F. Eder. "Update on HDFN: new information on long-standing controversies", em *Immunohematology*, vol. 22, nº 4, 2006.

citamos, no hemograma podemos observar a presença de células jovens da linhagem eritrocitária (eritroblastos).

Teste de antiglobulina direto (TAD ou Coombs direto) de amostras de recém-nascidos acometidos por DHPN por incompatibilidade RhD costumam apresentar-se positivos, e métodos de eluição de anticorpos quentes são normalmente utilizados para confirmação da especificidade do anticorpo, como as técnicas de eluição por alteração de pH e por solventes orgânicos, como clorofórmio ou éter.

Podemos observar, em casos em que verificamos altos títulos de anti-D maternos, já que esses anticorpos ligam-se exclusivamente aos eritrócitos fetais (pois os antígenos Rh são exclusivamente eritrocitários), que a fenotipagem ABO e RhD do recém-nato pode estar prejudicada pela interferência destes anticorpos, sendo necessária a utilização de técnicas auxiliares como a solução de cloroquina para a dissociação dos anticorpos IgG interferentes, possibilitando a fenotipagem eritrocitária.

Severidade da doença

A doença hemolítica perinatal causada por anti-D é severa, na maioria dos casos. Isso se deve à alta imunogenicidade do antígeno Rh(D) e à possibilidade de produção de altos títulos do anticorpo e de sua subclasse IgG, promovendo destruição acentuada de hemácias do feto, podendo ser evidenciadas, em muitos casos, hiperbilirrubinemia, anemia profunda e hidropsia fetal, que muitas vezes pode evoluir para o óbito.

Como os anticorpos atravessam a barreira placentária?

A transferência placentária de anticorpos maternos para a corrente circulatória do feto é um evento essencialmente fisiológico. Como o sistema imunológico do recém-nascido está funcionalmente imaturo, a transferência de anticorpos da mãe serve para proteção da criança contra possíveis infecções durante os primeiros meses de vida. Os anticorpos IgG atravessam a barreira placentária, o mesmo não ocorrendo para os anticorpos de classe IgM e IgA. Sabemos também que se trata de um processo de transporte ativo à custa de receptores contidos nas células placentárias.

Quando o soro da mãe contém anticorpos IgG contra antígenos de grupo sanguíneo do feto, sabe-se que durante as primeiras doze semanas de gestação somente poucas quantidades de IgG entram na circulação fetal, mas, quando a mãe tem em seu soro um potente anti-Rh(D), o TAD dessa criança pode apresentar-se positivo precocemente já da 6ª à 10ª semana de gestação.

O que é proteção ABO e como ela limita a sensibilização materna?

Quando ocorre a passagem de eritrócitos fetais para a corrente circulatória materna, o sistema imune pode reconhecer ou não estruturas da membrana eritrocitária como não próprias (*non-self*) e, dessa forma, desencadear a produção de resposta imune. Porém, essa fase de reconhecimento envolve algumas etapas. Se o eritrócito for retirado rapidamente de circulação, essas estruturas podem não ser reconhecidas e, desse modo, não ocorrer a sensibilização materna. Assim, por exemplo, uma mulher de fenótipo O Rh(D) negativo gera uma criança A Rh(D) positiva: se hemácias fetais passarem para a circulação materna, serão rapidamente destruídas por anticorpos IgM anti-A fixadores de complemento, impossibilitando que o sistema imune reconheça o antígeno Rh(D). No entanto, se a mesma mãe gerar uma criança de fenótipo O Rh(D) positivo, eritrócitos fetais na corrente circulatória materna podem promover sua sensibilização.

O que é prevenção de imunização por imunoglobulina anti-D?

A imunoprofilaxia anti-D (IgRh), erroneamente chamada de "vacina", foi descrita por dois grupos, quase que simultaneamente: um de Liverpool, na Inglaterra, e outro em Nova York, nos Estados Unidos, em 1956. O grupo de Liverpool propôs que a destruição de hemácias ABO incompatíveis pelas isoaglutininas anti-A e anti-B impediam o início do contato com o antígeno D (como já citamos anteriormente). O grupo de Nova York propôs que a administração de anticorpos passivamente (soro contendo anticorpos) suprimia a resposta imune. Esses dois estudos culminaram no desenvolvimento da imunoprofilaxia anti-D.

Esta imunoglobulina é produzida a partir de uma mistura de plasmas humanos obtidos por plasmaférese de doadores imunizados com anti-D em altos títulos. As misturas de plasmas são então processadas industrialmente, de forma que o produto final contenha especialmente anticorpos classe IgG (principalmente IgG1 e IgG3).

Uma dose de IgRh contém apenas uma pequena porção desses anticorpos anti-D (entre 50 e 300 microgramas de anticorpos, *versus* 50 a 70 miligramas de proteínas totais, dependendo da sua formulação). Por serem anticorpos policlonais, supomos que tenham especificidade contra a totalidade dos epítopos do antígeno D.

> Portanto, a IgRh é um *soro que contém anticorpos anti-D*, o que é diferente do conceito clássico de vacina, já que esta última é composta de antígenos atenuados, ou partes deles, que têm por objetivo imunizar indivíduos a fim de evitar a doença.
>
> Resumindo: a IgRh tem o objetivo inverso, de evitar a sensibilização da mãe!

Mecanismo de ação da IgRh

A imunoprofilaxia é aplicada em mulheres grávidas RhD- (ou Dvariantes parciais) que não tenham ainda formado anti-D. Seu objetivo é evitar a produção de anticorpos anti-D durante a gestação e, mais especialmente, após o parto.

Alguns outros eventos também podem ser considerados fatores de risco para a aloimunização, como:

- amniocentese e cordocentese;
- hemorragia antenatal;
- trauma abdominal com sangramento;
- ruptura de vilo coriônico;
- gravidez ectópica;
- óbito fetal;
- abortos espontâneos ou terapêuticos.

O mecanismo de ação da IgRh reside na observação de que anticorpos anti-D, quando entram em contato com hemácias Rh(D)+, se ligam aos epítopos do antígeno D, marcando então as hemácias para a fagocitose pelos macrófagos do baço, impedindo a formação ativa de anticorpos anti-D em indivíduos Rh(D)-.

Níveis mensuráveis de anticorpos são obtidos 24 horas após a injeção intramuscular. O pico dos níveis de soro é geralmente atingido de 2 a 3 dias depois da administração. A meia-vida na circulação de indivíduos com níveis normais de IgG é de 3 a 4 semanas.

Devemos lembrar que estas imunoglobulinas anti-D circulantes no plasma ocasionam uma pesquisa de anticorpos irregulares (PAI ou Coombs indireto) positiva, podendo levar até 10 meses para que seus títulos abaixem até serem indetectáveis sorologicamente.[10]

Dose da IgRh

Para saber a dose adequada de IgRh a ser administrada, sugere-se realizar o teste de quantificação da hemorragia materno-fetal pelo método de Kleihauer, também chamado de teste de resistência ácida da hemoglobina fetal-HbF, podendo ser calculada, assim, a dose efetiva. Porém, geralmente no Brasil esse teste não é realizado e, dessa forma, para evitar sensibilização, administram-se doses-padrão (geralmente 300 g) de anti-Rh(D), segundo a maioria dos protocolos nacionais.

Essa dose é capaz de neutralizar em média 15 ml de hemácias, ou 30 ml de sangue total. Deve ser administrada até 72 horas após o parto de uma mulher Rh(D)- que deu à luz a um neonato Rh (D)+. Também pode ser administrada em mulheres grávidas Rh(D)- ainda não sensibilizadas, entre a 26ª e 28ª semanas de gestação; e em todas as situações de risco para a mulher grávida, citadas acima.

Essa profilaxia promove uma proteção de 98% a 99%, quando administrada uma dose adequada.

Antes do advento da profilaxia com imunoglobulina anti-D, a frequência de mulheres grávidas que nunca receberam transfusão sanguínea, e que produziam anti-D durante a primeira gestação, era ao redor de 1%, considerando o grupo de risco, isto é, de mães Rh (D) negativas que geravam crianças Rh(D) positivas.

Dentre as mulheres Rh(D) negativas que geraram duas ou mais crianças Rh(D) positivas e nas quais a imunoglobulina anti-D não havia sido administrada, cerca de 15% a 20% produziram anti-D. Esse fato reforçou a ideia de que a produção de anti-D se dá principalmente durante o parto, sendo um evento incomum durante a gestação.

---

10 A. C. Buelvas, *Inmunohematologia básica e aplicada*, cit.

Quando uma mãe já se imunizou, esse tipo de tratamento não é mais necessário, já que sua única função é evitar a sensibilização prévia da mãe. Também não é efetivo para evitar a sensibilização prévia da mãe contra outros antígenos eritrocitários.

Assim, vale a pena ressaltar a importância da correta classificação do fenótipo RhD. Como já discutido no capítulo 7 ("Sistema Rh"), existem indivíduos classificados como Rh(D)+ que podem apresentar o antígeno D parcial e, portanto, produzir anti-D. Em várias publicações relacionadas aos cuidados do pré-natal, recomenda-se a repetição do fenótipo ABO/Rh por volta da 28ª semana de gestação (em que se repete também a pesquisa de anticorpos irregulares) com a finalidade de detectar possíveis desvios na classificação ABO/Rh(D). Ainda existe a recomendação do uso de técnicas moleculares para o esclarecimento de casos indefinidos sorologicamente.

Em casos em que não se consegue esclarecer o fenótipo RhD sorologicamente em tempo hábil, ou em casos em que a mulher apresenta a fenotipagem RhD fraca (Dvariante), e na impossibilidade de determinar se se trata de uma variante capaz de ser imunizada pelo antígeno RhD, recomenda-se a administração da imunoglobulina anti-D, apesar de essa conduta ainda não possuir consenso na literatura médica pertinente.

Causas de falhas na imunoprofilaxia IgRh:

- hemorragia materno-fetal antes da 28ª semana;
- dose insuficiente da imunoglobulina anti-D;
- falha no reconhecimento de situações de risco para hemorragia materno-fetal;
- ausência de prevenção;
- erro na classificação RhD;
- mau atendimento ao parto e custo elevado da IgRh (citados em artigo brasileiro);[11]
- administração da IgRhD em prazo superior a 72 horas.

---

[11] Cynthia Amaral Moura Sá, "Doença hemolítica perinatal pelo fator Rh: experiência de 10 anos do Instituto Fernandes Figueira" (Dissertação de Mestrado em Saúde da Criança e da Mulher – Instituto Fernandes Figueira, Fundação Oswaldo Cruz, Rio de Janeiro, 2006).

DHPN por incompatibilidade materno-fetal ABO

Etiologia

Os primeiros relatos de doença hemolítica por incompatibilidade materno-fetal ABO foram apresentados na década de 1960. Em fevereiro de 1960, uma criança foi a óbito (apesar de ter sido realizada exsanguíneo-transfusão) devido a doença hemolítica por anti-A materno. Em abril de 1961 e novembro de 1962, mais dois relatos foram documentados de doença hemolítica por incompatibilidade ABO, porém ambas as crianças evoluíram bem após exsanguíneo-transfusão. Nesses dois últimos casos, os dados laboratoriais eram quase os mesmos e os títulos dos anticorpos maternos eram praticamente iguais (títulos de 4.096 e 8.192, respectivamente).

Os anticorpos anti-A e anti-B, que ocorrem em indivíduos do grupo B e A respectivamente, são em geral de classe IgM; diferentemente, nos indivíduos do grupo O, uma grande quantidade de anticorpos da classe IgG é encontrada. Além disso, nesses indivíduos encontramos um anticorpo complexo, inseparável, anti-AB, que reage tanto com hemácias A quanto B.

Apesar de, em aproximadamente 15% de todas as gestações de mulheres caucasianas haver a "incompatibilidade ABO", ou seja, a mãe ser do grupo O e seus filhos do grupo A ou do grupo B, a doença hemolítica perinatal por ABO é um evento relativamente raro e, quando ocorre, é branda e resolvida com a fototerapia.

Existem duas razões para explicar o fato:

- primeiramente, antígenos A e B não estão bem desenvolvidos ao nascimento;
- as substâncias A e B não são exclusivamente eritrocitárias. Antígenos ABO, como já vimos no capítulo 6 ("Sistema ABO"), são carboidratos considerados "antígenos de histocompatibilidade". Sendo assim, apenas uma pequena quantidade de anticorpos IgG anti-A e/ou anti-B que atravessam a placenta combina-se com as hemácias da criança, pois se ligam primariamente aos antígenos tissulares e solúveis.

Como exemplo, observou-se que crianças prematuras parecem estar protegidas de doença hemolítica perinatal por ABO devido, presumidamente, à quantidade de sítios antigênicos eritrocitários A e/ou B ser menor que em células de recém-natos a termo. Essa pequena quantidade de anticorpos fixados às hemácias pode ser evidenciada somente por meio da utilização de métodos sensíveis de pesquisa de anticorpos (eluição, TAD em cartelas de gel-teste centrifugação), e, quando ocorre doença hemolítica por anticorpos anti-A e/ou anti-B, a destruição celular costuma ocorrer em menor grau, com o surgimento de icterícia leve e diminuição moderada da concentração de hemoglobina.

Em aproximadamente 50% de famílias nas quais a doença hemolítica por ABO é diagnosticada, a primeira criança ABO incompatível é afetada. Em famílias nas quais essa doença é moderada, uma criança afetada pode ser seguida por uma criança clinicamente não afetada. Entretanto, quando a doença é severa, as crianças subsequentes com o mesmo grupo sanguíneo são semelhantemente acometidas.

Por meio do critério de desenvolvimento de icterícia com menos de 24 horas de nascimento, a incidência é de 1 para 180 nascimentos; essa incidência será de 1 para 70 nascimentos se considerarmos as 24 horas como critério.

Existem diferenças de frequência de doença hemolítica por incompatibilidade ABO de acordo com a origem étnica?

Sim. Foi observado que a doença hemolítica perinatal por incompatibilidade ABO ocorre com uma frequência diferente em crianças recém-nascidas negras e brancas. Essa diferença relativa foi inicialmente descrita por Kirkman, mas vários trabalhos posteriores confirmaram seus achados. Nesse estudo se estabeleceu que a frequência relativa foi de 2 a 6 crianças negras para 1 criança branca. Essa variação da frequência ocorre devido a critérios particulares escolhidos para o diagnóstico.

Porém, Peevy e Wiserman observaram que, uma vez estabelecida a doença hemolítica perinatal por ABO, nenhuma diferença de evolução clínica ou necessidade de fototerapia foi verificada em recém-nascidos negros ou brancos.[12]

Outros estudos apontam uma frequência de ocorrência maior também em nigerianos, latino-americanos e árabes. Em nigerianos, a frequência relativa da doença hemolítica por ABO chega a ser 5%. Já para crianças árabes, sua ocorrência é tão comum quanto para crianças negras, sendo

[12] K. J. Peevy & H. J. Wiseman, "ABO Hemolytic Disease of the Newborn: Evaluation of Management and Identification of Racial and Antigenic Factors", em *Pediatrics*, nº 61, 1978, p. 475.

sua severidade mais marcante (1 a cada 500 crianças árabes recém-nascidas recebiam exsanguíneo). Em latino-americanos, a frequência dessa doença parece ser maior devido à miscigenação das raças.

Aspectos laboratoriais

A técnica de eleição para testes com IgG anti-A, anti-B e anti-AB das mães é tratar os seus soros com reagentes thiol (DTT ou 2-ME) e, assim, titulá-los na fase de antiglobulina indireta usando o soro anti-IgG. Em trabalhos que utilizaram essa técnica, títulos acima de 512 de anti-A e anti-B parecem ser sugestivos para desenvolvimento de doença hemolítica nos recém-nascidos por incompatibilidade ABO. Porém, a correlação entre o título e a reatividade desses anticorpos na fase de antiglobulina humana e a intensidade da doença hemolítica não podem ser estabelecidas, pelo fato de que os anticorpos IgG anti-A e anti-B muitas vezes são da subclasse IgG2, biologicamente inativa, independentemente de seu título.

Existe uma diferença significativa nos achados sorológicos entre uma criança acometida de doença hemolítica por incompatibilidade ABO e outra com doença hemolítica por incompatibilidade RhD. Nestas últimas, o teste de antiglobulina direto (TAD) pode ser fortemente positivo, sem ser observado nenhum sinal clínico da doença; já quando se apresenta incompatibilidade ABO, esse mesmo teste pode ser fracamente positivo, ou até negativo para crianças clinicamente afetadas. Até mesmo em doença hemolítica por ABO severa, as hemácias do recém-nascido podem não aglutinar com o reagente monoespecífico anti-C3d, utilizado para a detecção de células recobertas por essa fração do sistema complemento, indicando sua ativação. Isso ocorre basicamente por dois fatores: a fraca expressão dos antígenos A e B em hemácias de crianças recém-nascidas e o nível relativamente baixo de complemento no soro.

Na análise de dados hematológicos, a concentração de hemoglobina (Hb) no sangue de cordão pode apresentar-se abaixo dos limites normais. Já após o nascimento, em função de um aumento dos limites dos valores normais de Hb, devido a uma diminuição fisiológica, pela troca de produção da hemoglobina fetal pela hemoglobina A de adulto, é incomum encontrar uma criança definida como anêmica. Comparada com a doença hemolítica por incompatibilidade materno-fetal RhD, a doença por ABO é um incidente que encurta a vida das células, mas é incomum a anemia ser encontrada após duas semanas de vida.

Na doença hemolítica perinatal por incompatibilidade materno-fetal por ABO, um aumento moderado de reticulócitos é comum. Apenas em casos muito graves (que, por sua vez, são raros na incompatibilidade ABO) pode-se encontrar uma contagem de reticulócitos de até 15%. Nesses casos, o encontro de células da linhagem eritroide nucleadas é bastante comum (eritroblastose fetal). Também, observam-se microesferócitos e fragilidade osmótica dessas hemácias, pelo menos em casos moderadamente graves. Considerando a doença hemolítica por Rh, até mesmo em casos graves, são achados apenas aumentos secundários na fragilidade osmótica e a esferocitose é incomum.

Em crianças com doença hemolítica por ABO relativamente severa, a quantidade de anticorpos por célula parece ser menor que 220 moléculas de anticorpo por célula em 10 de 15 casos. Dessa forma, o teste de antiglobulina direto pode estar negativo em uma criança moderadamente afetada pela doença hemolítica, já que esse teste possui a limitação de detectar hemácias recobertas por anticorpos que estejam em quantidade mínima de 100 a 150 moléculas de anticorpo/célula.

O teste de antiglobulina direto realizado pelo método em tubo possui uma sensibilidade menor que pelo método em reação em coluna. Desse modo, acentua a observação de casos de crianças com DHPN por incompatibilidade ABO que possuem esse teste negativo.

O teste de antiglobulina indireto realizado com *eluato* de hemácias de recém-natos e hemácias A_1/B pode apresentar forte intensidade de reação, mesmo quando o teste de antiglobulina direto (TAD) dessas crianças apresente resultados de aglutinação fracamente positivos ou até negativos. Assim, acredita-se que os achados no TAD não indicam corretamente a quantidade de anticorpos ligados nas hemácias *in vivo*. Já na técnica de eluição, ocorre uma concentração de anticorpos que permite sua detecção.

Considerações transfusionais

Embora o aumento da concentração de bilirrubina no soro da criança seja normalmente moderado, e podendo ser controlado por fototerapia, inicialmente casos de *kernicterus* (por incompatibilidade ABO) foram descritos. Atualmente, quando o caso é muito grave, a exsanguíneo-transfusão é imediatamente realizada aliada à fototerapia, evitando, assim, o dano ao sistema nervoso central. Sempre que a exsanguíneo for realizada em recém-nascido com DHPN por incompatibilidade ABO, hemácias O devem ser utilizadas. Na escolha do doador, excluem-se aqueles com anti-A e anti-B potentes, que podem exarcebar o processo hemolítico. A melhor solução nesses casos é reconstituir uma bolsa de sangue total utilizando concentrado de plaquetas e de hemácias do grupo O e plasma do grupo AB, de preferência de indivíduos secretores.

Em alguns casos, a utilização de hemácias de adultos do grupo A ou B, em uma transfusão simples em crianças com DHPN, pode ajudar a retirada rápida dos anticorpos anti-A e/ou anti-B da circulação da criança, já que essas hemácias possuem uma quantidade maior de sítios antigênicos A e B. Porém, dependendo da potência dos anticorpos maternos, pode ocorrer hemoglobinúria e aumento de bilirrubina indireta, podendo levar até a uma lesão do SNC.

Falterman e Richardson[13] descreveram reações hemolíticas com hemoglobinúria e hiperbilirrubinemia em três casos de crianças prematuras do grupo A ou B de mães do grupo O e que receberam hemácias ABO compatíveis com seus grupos sanguíneos. Exames pré-transfusionais mostraram teste de antiglobulina direto negativo e pós-transfusionais positivos. O anticorpo foi identificado como anti-A ou anti-B maternos, que estavam na circulação da criança, mas, devido à pequena expressão dos sítios antigênicos A ou B, estes não haviam se ligado aos eritrócitos. Reagiram, porém, com as hemácias de adulto transfundidas, que apresentam grande quantidade de sítios antigênicos.

DHPN por outros anticorpos

Etiologia

A etiologia da doença hemolítica perinatal por outros anticorpos é igual às causadas por incompatibilidade materno-fetal por anti-D. Costuma ser pouco frequente. Porém, se a mãe é politransfundida ou em algum momento de sua vida recebeu transfusão sanguínea e se sensibilizou, existe maior probabilidade de ter produzido um anticorpo IgG que atravessa a barreira placentária, e, se o feto for antígeno-positivo, pode ser estabelecido um aumento de destruição de hemácias e consequentemente doença hemolítica perinatal.

---

13 C. G. Falterman & J. Richardson, "Transfusion Reaction Due to Unrecognized ABO Hemolytic Disease of the Newborn Infant", em *J. Pediat.*, nº 97, 1980, pp. 812-814.

Podemos utilizar a imunoglobulina anti-D como medida profilática nesses casos?

Não. A imunoglobulina anti-D só efetiva se a mãe é Rh(D)– e o feto Rh(D)+. Caso contrário, se a mãe é Rh(D)+ e produz outro anticorpo contra outro antígeno Rh ou de outro sistema, a imunoglobulina anti-D não deve ser administrada: primeiro porque este anticorpo se ligaria às hemácias maternas (que são Rh(D)+) e depois porque não bloquearia os epítopos dos antígenos fetais no qual a mãe não possui, podendo ocorrer a fase de reconhecimento da resposta imune e, assim, sensibilização materna.

Não existem procedimentos de administração de imunoglobulinas profiláticas para evitar a sensibilização da mãe contra outros antígenos eritrocitários, que não o antígeno Rh(D). Como na maioria dos casos, estes são oriundos de sensibilização por transfusão sanguínea. Vale a pena ressaltar a importância de selecionar sangue de hemocomponente fenotipicamente semelhante (pelo menos para os antígenos mais imunogênicos, como outros antígenos do sistema Rh, K (K1), Kidd, Duffy e MNS) a crianças do sexo feminino ou mulheres em idade fértil que estão ou entrarão em esquema de transfusão crônica, mesmo que ainda não aloimunizaram. Essa atitude é um meio profilático para essas doenças hemolíticas (Portaria 158 de 4 de fevereiro de 2016).

Quais as frequências e especificidades mais comuns de DHPN por outros anticorpos?

Sabemos que, após o advento da IgRh, vem diminuindo a incidência da DHPN por anti-D no mundo, e aumentando a incidência por outros anticorpos. As especificidades mais envolvidas, em ordem crescente, são: anti-c, anti-K, anti-E, anti-Fy^a e anti-Jk^a. Ainda, outros anticorpos de outras especificidades menos frequentes podem estar envolvidos, isolada ou conjuntamente.

Segundo alguns estudos,[14] a prevalência da produção de um novo anticorpo é de 0,24%. O anti-D é ainda o mais frequente de forma geral,

[14] Van der Schoot *et al.*, "Prenatal typing of Rh and Kell blood group system antigens: the edge of a watershed", em *Transfus Med Rev.*, 17(1), jan. 2003, pp. 31-44; Eder, A.F., "Update on HDFN: new information on long-standing controversies", em *Immunohematology*, vol. 22, nº 4, 2006.

mas pesquisas já demonstram que a ocorrência de outras especificidades em algumas populações já ultrapassa a ocorrência do anti-D.[15] Um estudo demonstrou a ocorrência do anti-K em 3,1/1.000 casos contra o anti-D em 2,6/1.000 casos.[16]

As especificidades mais frequentes, em ordem crescente, são: anti-E, anti-K, anti-c, anti-C e anti-e. Ainda, outros anticorpos de outras especificidades menos frequentes podem estar envolvidos, isolada ou conjuntamente. Em uma pesquisa na Holanda, o anti-E foi encontrado em 23%, seguido do anti-K (18,8%), contra 18,7% do anti-D e anti-c (10,4%).

Isso reforça a teoria de que há diferenças étnicas e raciais relacionadas à ocorrência da DHPN pelos diferentes anticorpos, pois reflete diretamente a frequência dos alelos gênicos na população e a consequente imunização materna. Por exemplo, o anti-D é raramente encontrado nos casos de DHPN em asiáticos, pois o fenótipo Rh(D)- é extremamente raro; enquanto nos caucasianos e afro-americanos, a incompatibilidade Rh(D) ocorre em 10% de todas as gestações.

No Brasil, estudos em centros de referência materno-fetal ainda demonstram que a incidência do anti-D é muito alta, em torno de 60-80%, seguido de anti-C, anti-K e anti-E, mostrando a fragilidade na prevenção da DHPN por anti-D.[17]

Qual a severidade da DHPN por outros anticorpos? Como podemos quantificá-la/predizê-la?

Mais de 50 especificidades diferentes de anticorpos já foram relatadas como implicadas em DHPN, mas a maioria dos casos severos foi relacionada ao anti-D, anti-c e anti-K[18] (ver tabela 1).

---

[15] Heddle, N.M. *et al.*, "A retrospective study to determine the risk of red cell alloimmunization and transfusion during pregnancy", em *Transfusion*, 23, 1993, pp. 217-220.

[16] Gelfman-Holtzman, O. *et al.* "Female Alloiminization with antibodies know to cause hemolytic disease", em *Obstet. Gynecol.*, 89, 1997, pp. 272-275.

[17] Sá, Cynthia Amaral Moura. *Doença hemolítica perinatal pelo fator Rh: experiência de 10 anos do Instituto Fernandes Figueira* (Dissertação de mestrado em Saúde da Criança e da Mulher – Instituto Fernandes Figueira, Fundação Oswaldo Cruz, Rio de Janeiro, 2006.)

[18] Eder, A.F., "Update on HDFN: new information on long-standing controversies", cit.

Fatores preditivos da severidade da hemólise[19]

- Classe do anticorpo materno: somente IgG atravessam barreira placentária.
- Subclasse da IgG: IgG3 e IgG1 são mais hemolíticas pela capacidade de fixação de complemento.
- Especificidade do anticorpo.
- Concentração do anticorpo no plasma materno.
- Estrutura do antígeno e sua densidade na membrana eritrocitária fetal.
- Maturidade esplênica do feto.
- Capacidade de supressão da eritropoese em nível medular fetal, como é o caso do anti-K.

Sobre a especificidade dos anticorpos

A mera ocorrência de uma pesquisa de anticorpos irregulares positiva (Coombs indireto) na gestante não é indício de que a DHPN ocorrerá. Por isso, é importantíssimo saber, no pré-natal, qual a especificidade do anticorpo que a mãe possui, pois dessa forma é possível inferir a severidade da hemólise das hemácias fetais, e por consequência, alertar ao obstetra para a necessidade de um acompanhamento clínico-laboratorial da gestação.

> Dependendo da especificidade dos anticorpos, estes podem ocasionar graus diferentes de severidade de hemólise das hemácias fetais e diferentes manifestações clínicas e laboratoriais. Isso sugere que o título dos anticorpos e a análise do líquido amniótico não correspondem necessariamente à evolução dos sinais e sintomas!

Isso se confirma especialmente no caso do anti-K (K1): vários estudos mostraram que a intensidade do anticorpo não se correlaciona diretamente com a severidade da doença. Estudos de Vaughan e colaboradores[20] demonstraram que os anticorpos IgG anti-K inibem a eritropoese de células

---

[19] Andrew G. Hadley e Peter Soothill, *Alloimmune disorders of pregnancy: anaemia, thrombocytopenia, and neutropenia in the fetus and newborn* (Cambridge: Cambridge University Press, 2002).

[20] J. L. Vaughan *et al.*, "Inhibition of erythroid progenitor cells by anti-Kell antibodies in fetal alloimmune anemia", em *The New England Journal of Medicine*, 338, 1998, pp. 798-803.

progenitoras K positivas *in vitro*. Isso sugere que os anticorpos inibem a eritropoese em nível medular, exacerbando a anemia fetal. Nesses casos, indica-se que seja feita a genotipagem do feto para predizer o valor clínico e para determinação de feto de risco. Vamos discutir adiante a validade das titulações e os testes funcionais sugeridos atualmente.

Por outro lado, anticorpos como anti-P1, anti-Le^a, anti-Le^b são predominantemente IgM e, por isso, não atravessam a placenta. Ainda, esses antígenos estão raramente expressos nas membranas eritrocitárias ao nascimento. Então, caso sejam identificadas estas especificidades, não serão necessários outros testes complementares durante a gestação.

Anticorpos anti-M podem ser IgM e IgG e são esporadicamente encontrados durante a gestação no soro materno, mas dados de literatura indicam que esses anticorpos raramente ocasionam DHPN.

TABELA 1. PROBABILIDADE DE DHPN SEVERA ASSOCIADA A ANTICORPOS ERITROCITÁRIOS*

Grupo sanguíneo	**Comumente associados à DHPN severa**	**Casos raros de DHPN severa relatados**	**Geralmente associados à DHPN leve**	**Sem casos relatados de DHPN**
MNS		M, S, s, U, Mi^a, Vw, Mur, Mt^a, Hut, Hil, M^v, Far, s^D, En^a, MUT	M, S, s, U, Mt^a, Mit	N
Rh	D, c	C, E, f, Ce, C^W, C^X, E^W, G, Hr$_0$, Hr, Rh29, Go^a, Rh32, Be^a, Evans, Tar, Rh42, Sec, JAL, STEM	E, e, f, C, D^W, Rh29, Riv, LOCR	
Lutheran			Lu^a (raro), Lu^b	
Kell	K	k, Kp^a, Kp^b, Ku, Js^a, Js^b, Ul^a, K11, K22	Ku, Js^a, K11	K23, K24
Lewis				Le^a, Le^b
Duffy		Fy^a	Fy^b (raro), Fy3 (raro)	
Kidd		Jk^a	Jk^b (raro), Jk3	
Outros		Di^a, Wr^a, Rd, Co^a, Co3, PP1P^k, Vel, MAM, Bi, Kg, JONES, HJK, REIT	Di^b, Sc3, Co^b, Ge2 (raro), Ge3, Ls^a, Lan, At^a, Jr^a, JFV, HOFM	P1, Wr^b, Yt^a, Yt^b, Sc1, Sc2, CH/RG, CROM, KN, JMH I, Jr^a HLA: Bg^a, Bg^b, Bg^c

* *No caso de alguns dos anticorpos listados acima, a informação foi baseada em um pequeno número de casos relatados, muitas vezes apenas um.*

Fonte: A. F. Eder, "Update on HDFN: new information on long-standing controversies", cit., pp. 189.

Monitorização laboratorial pré e perinatal

Testes pré-natais na gestante[21]

- *Tipagem ABO/Rh(D):* A tipagem ABO materna é importante, pois, como já vimos, gestantes com incompatibilidade ABO poderão ter filhos com sinais e sintomas de hemólise após o nascimento. Mas o mais importante é determinar corretamente o fenótipo Rh(D) para que a gestante Rh(D)- seja submetida à IgRh no pré e pós-natal, caso seja Rh(D)- ou Dvariante (fraca/parcial). O teste deve ser feito na visita inicial e repetido após 26-28 semanas de gestação.
- *Pesquisa de anticorpos irregulares (Coombs indireto):* Deve ser realizada em todas as gestantes, e não apenas naquelas classificadas como Rh(D)-, já que existem outros anticorpos envolvidos na DHPN. O teste deve ser feito na primeira visita pré-natal e repetido por volta da 28ª semana de gestação.

> Se a pesquisa de anticorpos for positiva, proceder a identificação do anticorpo para que seja possível inferir a sua importância clínica.
> ***Importante:*** Nunca assumir que uma pesquisa positiva é sempre ocasionada pelo anti-D![22]

- *Titulação de anticorpos:* Apesar de ser ainda bastante usual, não é um teste que tenha valor preditivo significativo - portanto, é sempre solicitada a critério do médico. (Discutiremos adiante essa questão ainda tão controversa.) Se for detectado anticorpo que possa induzir o desenvolvimento de DHPN, deve-se seguir a titulação (em alguns casos) e a fenotipagem do sangue paterno para o respectivo antígeno. Se o sangue paterno for negativo para esse antígeno, o feto não será afetado, não sendo necessário realizar testes adicionais. A titulação inicial deve ocorrer entre a 18ª e a 20ª semana de gestação, e deve ser repetida a cada 2-4 semanas de intervalo, caso seja identificado título crítico para ocasionar DHPN.

---

21 *Guidelines for Prenatal and Perinatal Immunohematology*, AABB Standards, 2005.

22 *Ibidem*, pp. 9-10.

- *Genotipagem para determinação da zigosidade RhD paterna:* Caso o sangue paterno seja positivo para o antígeno Rh(D) especificamente, hoje já é possível utilizar a técnica de genotipagem do sangue paterno para saber a zigosidade (se é heterozigoto ou homozigoto para o gene *RhD*). Nos casos de pai heterozigoto ou pai desconhecido é possível ainda utilizar a técnica de genotipagem para o líquido amniótico, vilo corial e sangue fetal obtido por cordocentese. Como a maioria das ocorrências é associada ao antígeno RhD, essa técnica permite o esclarecimento, em grande parte dos casos, do genótipo do feto. Atualmente, um recurso também muito utilizado para esclarecimento do genótipo do feto é a técnica molecular utilizando o sangue periférico materno, sendo uma metodologia não invasiva e com acurácia maior de 94,8%.

Tabela 2. Resumo dos testes pré-natais

Teste	Período
Tipagem ABO e Rh(D)	Visita inicial. 26-28ª semana de gestação.
Pesquisa de anticorpos irregulares (PAI ou Coombs Indireto)	Padrões internacionais recomendam a todas as gestantes na visita inicial. Repetir após a 28ª semana de gestação.
PAI+: Identificação dos anticorpos	Assim que forem detectados.
Titulação de anticorpos	Anticorpos anti-D: quando identificado; repetir na 18ª-20ª semana de gestação; repetir no intervalo de 2-4 semanas se estiver abaixo do título considerado crítico (16-32).
	Outros anticorpos: sugere-se avaliar potencial clínico e a titulação será uma decisão do médico obstetra.

Exames que auxiliam no diagnóstico em DHPN no pré-natal

- *Ultrassonografia*: Avalia função cardíaca, tamanho da área cardíaca, esplênica, hepática, placenta e volume de líquido amniótico/"hidropsia". Auxilia amniocentese e coleta de amostra vilosidade coriônica.
- *Amniocentese*: Estudo do líquido amniótico, dosagem de Bilirrubina, espectrofotometria.

- *Dopplervelocimetria*: Realizado por doppler na artéria craniana média. Demonstra o grau de anemia correlacionado à velocidade do fluxo sanguíneo.
- *Cordocentese*: Estudo do sangue fetal, direto de parâmetros hematológicos e bioquímicos do sg do feto (+ TAD, ELUATO, IAI).

Discutindo a titulação de anticorpos maternos

Uma prática clínica bastante frequente é a solicitação de titulação de anticorpos maternos nos testes de antiglobulina humana (Coombs indireto). Porém, é bastante discutível sua eficácia na predição da severidade da hemólise e, consequentemente, do significado clínico do anticorpo materno.

Segundo a Associação Americana de Bancos de Sangue (AABB), o resultado de titulação sozinho não deve ser considerado como indicativo da severidade de hemólise e risco fetal, pois a metodologia de titulação serve apenas como uma "triagem". Associados a outros dados da história obstétrica prévia, esses resultados demonstraram apenas 62% de acurácia na predição da severidade da hemólise.

Recomenda-se, portanto, aliar exames adicionais para monitorização da DHPN, como a análise espectofotométrica do líquido amniótico. Mais modernamente, o doppler da artéria cerebral média do feto (dopplervelocimetria) vem sendo o teste de escolha.

É necessário, então, repensar essa prática, especialmente reavaliando os protocolos de monitorização materno-fetal pré-natais. Dados de literatura ainda são escassos, porém os padrões internacionais alertam para isso. A seguir estão listadas algumas considerações, especialmente a respeito da especificidade dos anticorpos e das possíveis recomendações:

Anticorpos ABO

- A técnica de eleição para testes de titulação das IgG anti-A, anti-B e anti-AB das mães é tratar os seus soros com reagentes thiol (DTT ou 2-ME) e, assim, titulá-los na fase de antiglobulina indireta usando o soro anti-IgG. Em trabalhos que utilizaram essa técnica, títulos acima de 512 de anti-A e anti-B parecem ser sugestivos para desenvolvimento de doença hemolítica nos recém-nascidos por incompatibilidade ABO. Porém, a correlação entre o título e a reatividade desses anticorpos na fase de antiglobulina humana e a intensidade da doença hemolítica não pode ser estabelecida, pelo fato de que os anticorpos IgG anti-A e anti-B muitas vezes são da subclasse IgG2, biologicamente inativa, independentemente de seu título.

Anticorpos anti-D

- O conceito de título crítico foi originado de um trabalho de V. J. Freda, de 1965, no qual foi observado que das 771 gestantes com anti-D, presente pela primeira vez, não houve morte intrauterina quando o título apresentado foi de 16 ou menor, e somente uma morte intrauterina quando o título foi de 32.[23] Por isso o título 32 ficou conhecido como perigoso para o anti-D, e o título de 16 como o limite crítico. Neste trabalho, as titulações foram realizadas em técnicas de meio de força iônica normal (tubo), com leitura na fase de antiglobulina humana (Coombs), antes do advento dos meios de baixa força iônica (ex: Liss) ou de substâncias macromoleculares (ex: PEG-polietilenoglicol). Por isso, mais modernamente, se realizadas em outras metodologias, como o gel-teste, é indicado fazer testes de validação comparativos antes de sua implementação. Dados preliminares indicam que o título crítico em gel terá uma variação de pelo menos dois títulos acima daqueles realizados em tubo (meio salínico).[24]

  Importante: os laboratórios devem sempre indicar a metodologia utilizada e os valores de referência!
- Seguindo orientações do manual técnico da AABB, a titulação do anticorpo deve ser realizada em técnica de meio de força iônica normal, com incubação de 60' a 37 ºC, com leitura em AGH, utilizando células fenótipo R2R2.
- Ainda segundo os padrões da AABB:

  Titular precocemente anticorpos clinicamente significantes é apropriado para pressupor uma potencial DHPN e especialmente para estabelecer uma base de comparação para as titulações posteriores.

---

[23] V. J. Freda, "The Rh problem in obstetrics and a new concept of its management using amniocentesis and spectrophotometric scanning of amniotic fluid", em *Am. J. Obstet. Gynecol.*, 92, jun. 1965, pp. 341-374.

[24] *Guidelines for Prenatal and Perinatal Immunohematology*, cit., p. 13.

É recomendado repeti-las após o intervalo de 2 a 4 semanas após a 18ª semana de gestação, e observar se há necessidade de indicação de procedimentos adicionais, como amniocentese ou doppler. A segunda titulação deve ser feita em paralelo à primeira, utilizando-se o soro previamente congelado.[25]

Importante:

Outros cuidados técnicos devem ser observados nos testes de titulação, para que tragam resultados fidedignos:

- Empregar sempre a mesma técnica na realização do teste e proceder sua validação.
- Utilizar sempre hemácias de mesmo fenótipo nas titulações sucessivas.
- O soro e as hemácias devem estar na mesma proporção utilizada na titulação prévia.
- Se possível, as titulações devem ser realizadas pela mesma pessoa.
- Trabalhar sempre com a titulação, em paralelo, da amostra utilizada na titulação anterior.
- O título deve ser expresso em número absoluto, ou seja, ele é o inverso da diluição onde a aglutinação observada foi de 1+ ("uma cruz"). Ex: Na diluição 1:32, a aglutinação observada foi de 1+ e na seguinte (1:64) foi "pó" (w ou weak). Então, o título será anotado como 32.
- Atentar ao aumento súbito dos títulos em determinações sucessivas, de modo que o incremento de mais de dois títulos (ou duas diluições) pode ser preditivo do aumento da aloimunização materna e de um possível acometimento fetal.[26]

Outros anticorpos

- A eficácia da titulação de outros anticorpos, que não o anti-D, ainda é bastante controversa e deve ser avaliada cuidadosamente pelo médico obstetra, a fim de estabelecer a melhor conduta frente ao significado dos resultados. A literatura ainda é bastante escassa sobre os títulos críticos estabelecidos para outros anticorpos.[27]

---

25 *Guidelines for Prenatal and Perinatal Immunohematology*, cit., pp. 9-10.

26 Armando Cortés Buelvas, *Inmunohematologia básica y aplicada* (Cali: Feriva, 2014), pp. 406-407.

27 *Guidelines for Prenatal and Perinatal Immunohematology*, cit., pp. 14-15.

Alternativas às titulações

Como já dissemos, o título não deve ser utilizado para predizer a severidade de hemólise, mas sim para indicar a necessidade da utilização de outros métodos para monitorização fetal. Por causa disso, alguns autores preferem não utilizar mais o termo "título crítico". Então, como proceder?

- É possível determinar a subclasse da IgG maternal e titulá-la utilizando-se os anticorpos específicos, disponíveis em cartelas de gel-teste (Bio-Rad).
- Ensaios funcionais têm sido utilizados por alguns grupos europeus com sucesso, mas ainda estão indisponíveis nas rotinas laboratoriais, por serem de difícil execução e padronização. São eles: MMA, quimiluminescência e ADCC. Estes medem a capacidade dos anticorpos maternos em promover a interação entre as hemácias e os monócitos ou linfócitos K.
    - *Monocyte Monolayer Assay* ou Ensaio da monocamada de monócitos (MMA): Avalia a aderência e fagocitose das hemácias por monócitos.
    - Quimioluminescência (CLT): Avalia a resposta metabólica dos monócitos na presença de hemácias sensibilizadas por meio do método de quimioluminescência.
    - *Antibody-dependent cell-mediated citotoxicity assay* (ADCC): Avalia a lise de hemácias induzida por monócitos ou linfócitos K.

Diagrama dos ensaios celulares

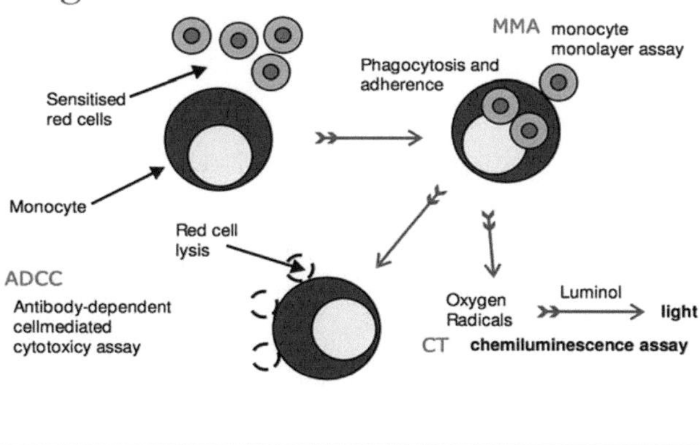

A.G. Hadley / Transplant Immunology 10 (2002) 191–198

FONTE: A. G. Hadley, "Laboratory assays for predicting the severity of haemolytic disease of the fetus and newborn", em *Transplant Immunology*, nº 10, 2002, pp. 191-198.

Testes laboratoriais para detecção de DHPN pós-natal

Mãe

O objetivo dos testes nas amostras maternas é investigar a causa da icterícia neonatal, em testes pré-transfusionais, e para determinar a quantidade de imunoglobulina anti-D a ser administrada em mães RhD- com neonatos RhD+.

Devem ser repetidos os testes imuno-hematológicos, como tipagem ABO, Rh(D) e PAI. E para mães RhD- não sensibilizadas, a literatura recomenda a avaliação da hemorragia fetal a fim de estabelecer a quantidade necessária de Ig anti-D a ser administrada, mas não são geralmente realizados no Brasil:

- Detecção de hemácias fetais na circulação materna: teste da Roseta.
- Quantificação do volume de hemácias fetais que passou para a circulação materna: teste de Kleihauer-Betke.

Neonato (RN)

Após o nascimento da criança com suspeita de DHPN, deve-se colher sangue do cordão umbilical para realização dos seguintes exames:

- fenotipagem ABO/Rh(D);
- teste de antiglobulina direto (TAD ou Coombs direto);
- bilirrubinas;
- hemograma.

Podem-se, ainda, realizar hematócrito, dosagem de hemoglobina e contagem de reticulócitos, exames complementares de grande importância na avaliação clínica.

Como citado em outros capítulos, esses testes podem ser realizados por várias metodologias. O importante é que, quando utilizamos sangue de cordão umbilical para os testes imuno-hematológicos em tubos, as hemácias a ser utilizadas devem ser lavadas com solução fisiológica de 6 até 9 vezes. Esse processo visa eliminar a interferência da grande quantidade de proteínas ali contidas (sobretudo pela presença da geleia de Wharton). Esse procedimento não é necessário quando se utilizam métodos de aglutinação em coluna (gel-teste ou perólas de vidro).

Na impossibilidade da utilização de sangue de cordão, sangue venoso do recém-nato pode ser utilizado e, principalmente nesse caso, recomenda-se a utilização de metodologia que requeira pequena quantidade de amostra, como métodos de aglutinação em coluna.

Tabela 3. Resumo dos testes laboratoriais para detecção de DHPN pós-natal

MÃE	RN
Tipagem ABO e Rh(D)	Tipagem ABO e Rh(D)
Pesquisa de anticorpos irregulares (PAI ou Coombs indireto)	Teste da antiglobulina humana direto (TADA ou Coombs direto)
PAI+: identificação dos anticorpos	TAD+ com sinais/sintomas de hemólise: eluição e identificação de anticorpos
A titulação dos anticorpos não é recomendada	A titulação dos anticorpos não é recomendada
Mães Rh(D)- não aloimunizadas: testes para avaliação da hemorragia fetal	

Tratamento de DHPN no feto e neonato

O tratamento da doença hemolítica perinatal por incompatibilidade materno-fetal fundamenta-se:

a) Na correção da anemia nas formas predominantemente anêmicas: transfusões intrauterinas são indicadas nos casos graves prevenindo morte ou hidropsia fetal. Esse procedimento visa manter volume efetivo de eritrócitos no feto, até aumentar sua chance de sobrevi vência na vida extrauterina.

b) Na detenção do aumento da bilirrubina indireta (BI-não conjugada), por meio da fototerapia nas formas ictéricas leves, em que há a exposição do recém-nascido à luz branca ou azul, que promove a fotoisomerização da bilirrubina, transformando-a em isômeros não tóxicos. Essa transformação acontece no espaço extravascular, sendo esses fotoisômeros transportados pela albumina até o fígado e excretados na bile sem necessidade de conjugação hepática. Uma vez no intestino, esses isômeros podem ser transformados novamente em bilirrubina não conjugada. Os produtos da fotoxidação, além de serem eliminados nas fezes, são também eliminados na urina, em proporções bem menores.

c) Na detenção do aumento da bilirrubina indireta (BI-não conjugada), remoção dos anticorpos maternos e correção da anemia, por meio da exsanguíneo-transfusão, nos casos graves e muito graves. A decisão sobre a exsanguíneo depende da gravidade do caso e pode ser: parcial imediata, com papa de hemácias ao nascimento e posterior exsanguíneo-transfusão completa, se o recém-nascido apresentar hidropsia, hepatoesplenomegalia considerável, icterícia, palidez; e exsanguíneo-transfusão total, baseada nos níveis de bilirrubina e, em menor grau, na severidade da anemia.[28]

[28] E. Miura, *Neonatologia: princípios e prática* (Porto Alegre: Artes Médicas, 1991), pp. 131-144.

10

Anemia hemolítica autoimune (AHAI)

Ao final deste capítulo, você deverá ser capaz de responder às seguintes perguntas:

- O que são autoanticorpos? Por que e como são formados?
- Como caracterizar e diferenciar as anemias hemolíticas autoimunes na rotina laboratorial?
- Que testes imuno-hematológicos são realizados e como resolver os problemas da rotina pré-transfusional?

Como vimos no capítulo 1, o sistema imune é vital, pois nos defende de agentes estranhos. Mas, se por um lado a imunodeficiência pode tornar o indivíduo vítima das infecções e tumores, por outro um sistema imune hiperativo pode causar doença fatal, como no caso da reação alérgica ao veneno de abelha. Ainda, em algum momento, esse sistema pode perder a capacidade de reconhecer o que é próprio do não próprio, produzindo imunidade contra os próprios tecidos e células. E como explicar esse fato?

Com os avanços no campo da imunologia molecular, alguns paradigmas vêm sendo discutidos - por exemplo, o clássico conceito de compatibilidade, que vai muito além de "especificidade", pois devemos considerar aspectos funcionais do sistema imune e os componentes estruturais das suas células e receptores, assim como compreender os mecanismos regulatórios que determinam a capacidade de distinção entre o que é próprio e o que não é próprio (*self* e *non-self*), com vistas ao dinâmico e complexo processo das respostas imunes e humorais. Então, parece que temos muito caminho ainda a trilhar para entender mais a fundo essas questões.[1]

---

1 D. Sthal, "The Concept of Compatibility: Towards a Functional Understanding of Immunohematology", em *Transfus. Med. Hemoter.*, 33: 5-7, 2006.

A hemólise mediada por anticorpos representa uma anormalidade adquirida e extrínseca aos glóbulos vermelhos, diferente das anormalidades genéticas. Pode ser mediada por alo ou autoanticorpos, ou ainda induzida por drogas (fármacos). Em qualquer caso, as características principais são a diminuição da sobrevida das hemácias, com acúmulo de produtos do catabolismo da hemoglobina, e aumento da eritropoiese em nível de medula óssea, como forma de compensar as perdas.

Neste capítulo, abordaremos as anemias hemolíticas de origem autoimune (AHAI) e as induzidas por drogas. Além da importância clínica, essas anemias são fatores complicantes da rotina laboratorial em imuno-hematologia, visto que os autoanticorpos podem interferir nas fenotipagens, na identificação de aloanticorpos e nas provas de compatibilidade pré-transfusionais.

Antes de entrarmos no mérito da resolução desses casos, é necessário conhecer a fisiopatologia da hemólise mediada pelos autoanticorpos ou anticorpos induzidos por drogas. Recomendamos a leitura do capítulo 2, para compreensão da inter-relação entre o sistema complemento, os anticorpos e a hemólise.

Aspectos imunológicos das doenças autoimunes

O sistema imune é um conjunto integrado de células e moléculas que atuam cooperativamente nos defendendo e protegendo contra "invasores", sendo imprescindível para a manutenção da homeostase do indivíduo. Além dos mecanismos de imunidade inata, como as barreiras físicas e químicas do organismo, contamos com as respostas imunes específicas (adquiridas), nas quais ocorre uma intricada e complexa sequência de eventos que envolve diversos tipos celulares e substâncias por eles produzidas, como citocinas (linfocinas) ou anticorpos.

Esse sistema imune adaptativo evoluiu para permitir o reconhecimento e a captura de quaisquer substâncias estranhas ao organismo e, assim, promover sua remoção. Não é esperada a produção de linfócitos reativos contra os próprios componentes do organismo, pois existe um mecanismo inibidor que gera tolerância imunológica. A *autoimunidade* surge provavelmente do desgaste ou da falha desse mecanismo supressor.

Tolerância imunológica e autoimunidade

No período perinatal, com a discriminação do que é próprio (*self*) ao organismo, cria-se uma *não reatividade* permanente ou tolerância, de modo que, após se alcançar a maturidade imunológica, exista uma incapacidade de reagir contra componentes que são próprios ao indivíduo. Esse mecanismo pode falhar em determinado momento e, por razões variadas, promover o aparecimento de autoanticorpos, provocando as doenças autoimunes. Entre elas destacamos as anemias hemolíticas autoimunes, lúpus eritematoso sistêmico (LES), artrite reumatoide, *diabetes mellitus* dependente de insulina, tireoidite de Hashimoto, entre outras.

A autoimunidade é uma causa importante de doenças, estima-se que afete de 1% a 2% da população norte-americana.[2] Pode resultar de vários fatores, como anormalidades primárias dos linfócitos (falha na deleção de linfócitos autorreativos); bases genéticas que predispõem à autoimunidade (por exemplo, no *diabetes mellitus* insulino-dependente); o sexo (por exemplo, o LES é mais comumente encontrado em mulheres). Alguns autores[3] correlacionam ainda ao gatilho para o desenvolvimento de autoimunidade as infecções virais e/ou bacterianas, a influência hormonal, as alterações anatômicas nos tecidos e consequente exposição de antígenos próprios que estavam ocultos, promovendo a formação de autoanticorpos.

Há uma crescente evidência de que células B e T autorreativas estão presentes normalmente no organismo. Muitos autores sugerem que autoanticorpos tenham função de promover a marcação de células para a morte, em uma ação fisiológica, podendo ser encontrados ligados às hemácias de indivíduos considerados "saudáveis", ou seja, sem nenhum indício de que a ação desses anticorpos contribua para uma hemólise patológica.

Mas a principal dificuldade na definição dos mecanismos autoimunes está em estabelecer e identificar os antígenos que iniciam as respostas autoimunes e os linfócitos que medeiam essas reações. Em suma, as etiologias específicas dessas doenças ainda não estão bem definidas.

---

[2] A. K. Abbas *et al.*, *Imunologia celular e molecular* (3ª ed., Rio de Janeiro: Revinter, 2000).

[3] H. G. Klein & D. J. Anstee, *Mollison's Blood Transfusion in Clinical Medicine* (11ª ed., Oxford: Blackwell, 2005).

Avaliando especificamente a consequências dessa resposta na anemia autoimune, a hemólise é o efeito mais deletério, mediada por anticorpos (imuno-hemolíticos) que estão adsorvidos na membrana eritrocitária. Já nos casos de hemólise induzida por drogas, existem outros mecanismos nos quais, por exemplo, complexos imunes ou neoantígenos formados (com seus anticorpos específicos) adsorvidos na membrana eritrocitária promovem a destruição celular. A principal questão é que essa hemólise constante, e em alguns casos aguda, não consegue ser compensada pela eritropoese, que geralmente está aumentada, caracterizando o quadro anêmico, e que pode variar de intensidade dependendo dos anticorpos ou mecanismos imunes envolvidos. Em casos mais graves, também pode levar o paciente a óbito.

A diferenciação entre AHAI e outras anemias hemolíticas (por exemplo, hemoglobinopatias, enzimopatias, etc.) se dá pela presença de autoanticorpos antieritrocitários. O teste laboratorial da antiglobulina humana direta (TAD) é o mais utilizado para esse fim.

Anemias imuno-hemolíticas

A hemólise mediada por anticorpos (imuno-hemolíticas) representa uma anormalidade adquirida e extrínseca aos glóbulos vermelhos, diferente das anormalidades genéticas. Pode ser mediada por aloanticorpos (anemias aloimunes, como na doença hemolítica perinatal ou DHPN), autoanticorpos (como nas anemias hemolíticas autoimunes ou AHAI), ou ainda por anticorpos que foram formados contra medicamentos (anemia hemolítica induzida por drogas). (Ver tabela 1.)

Em qualquer caso, as características principais são a diminuição da sobrevida das hemácias com acúmulo de produtos do catabolismo da hemoglobina e aumento da eritropoiese em nível de medula óssea, como forma de compensar as perdas.

Nas anemias causadas por autoanticorpos (AHAI), o organismo produz anticorpos contra as hemácias, promovendo a destruição celular. Esses anticorpos reagem com todas as hemácias normais, incluindo as do próprio paciente.

Tabela 1: Classificação das anemias imuno-hemolíticas

Anemias hemolíticas autoimunes	Anemias hemolíticas por aloanticorpos	Anemias hemolíticas induzidas por drogas
- Anemia hemolítica autoimune a quente - Síndrome da crioaglutinina - Anemia hemolítica autoimune do tipo misto - Hemoglobinúria paroxística a frio - Anemia hemolítica autoimune com teste da antiglobulina humana direto (TAD) negativo	- Reação tranfusional imuno-hemolítica - Doença hemolítica perinatal (DHPN)	- Droga-dependente - Droga-independente

Fonte: J. D. Roback *et al.*, *AABB Technical Manual* (16ª ed., Bethesda: AABB, 2008), p. 504.

Classificação e aspectos fisiopatológicos das AHAI

Em sua maioria, as AHAI são causadas por anticorpos quentes (usualmente de classe IgG). Já as AHAI idiopáticas (sem nenhuma associação com uma doença demonstrável) representam 30% a 40% dos casos, e sua única manifestação é a presença do anticorpo antieritrocitário, enquanto de 60% a 70% dos casos são secundárias a uma outra patologia.[4]

A classificação das AHAI é importante, pois o prognóstico e a terapêutica variam significativamente dependendo do caso (ver tabela 2).

Tabela 2: Classificação e incidência das anemias hemolíticas autoimunes

AHAI a quente - Idiopática - Secundária	48%-70%
AHAI a frio (Síndrome da crioaglutinina) - Idiopática - Secundária - Desordens benignas (infecção por Mycoplasma pneumoniae, mononucleose infecciosa e outras infecções virais) - Desordens malignas (doenças linforproliferativas)	16%-32%

(cont.)

[4] D. T. Covas *et al.*, *Hemoterapia: fundamentos e prática* (1ª ed., São Paulo: Atheneu, 2007).

Tabela 2: Classificação e incidência das anemias hemolíticas autoimunes

Hemoglobinúria paroxística a frio - Idiopática - Secundária (viroses, sífilis)	Rara em adultos 32% em crianças
Mista	7%-8%
Anemia imuno-hemolítica droga-induzida* - Anticorpos droga-dependentes - Anticorpos droga-induzidos	12%-18%

* Obs.: Esta anemia não é considerada verdadeiramente autoimune (ver texto).

Fonte: J. D. Roback *et al.*, *AABB Technical Manual*, cit.

Tabela 3: Características do teste de antiglobulina humana direto nas AHAI

	AHAI a quente	**Síndrome da crioaglutinina**	**AHAI mista**	**HP a frio**
TAD (rotina)	IgG, IgG +C3; C3	C3 somente	IgG+C3; C3	C3 somente
Imunoglobulina típica	IgG	IgM	IgG; IgM	IgG
Eluato	Anticorpo IgG	Não reativo	Anticorpo IgG	Não reativo
Soro	AGH, 35% aglutina hemácias não tratadas a 20 ºC	Anticorpo aglutinante IgM; título > 1000 (60%) a 4 ºC, reativos à temperatura > 30 ºC.	Anticorpo reativo na fase AGH mais anticorpo aglutinante IgM reativo em temperatura > 30 ºC.	Geralmente negativo na fase AGH, hemolisina IgG bifásica em teste de Donath--Landsteiner
Especificidade	Múltiplas especificidades relatadas	Usualmente anti-I	Usualmente não claros	Anti-P

Fonte: J. D. Roback *et al.*, *AABB Technical Manual*, cit.

Anemia hemolítica autoimune a quente

Causada por anticorpos IgG reativos a 37 °C, podendo ser evidenciado complemento (C). Mais raramente é induzida por IgM ou IgA.

Como já foi dito, pode ser de origem idiopática (50% dos casos) ou secundária a outras doenças autoimunes e linfoproliferativas (50% dos casos), como lúpus eritematoso sistêmico (LES), leucemia linfocítica crônica, linfomas colite ulcerativos e teratoma ovariano. Sua origem também pode ocorrer após a utilização de medicamentos, mas esta não é considerada como verdadeiramente autoimune e será abordada em um item à parte.

Características gerais

É a forma mais comum das AHAI, podendo ser encontrada em até 70% dos casos. Os anticorpos são geralmente de classe IgG associada a complemento (67% dos casos); 20% são apenas IgG e 13% dos casos apresentam apenas complemento, e mais raramente IgM ou IgA fixados às hemácias. Os anticorpos IgG se ligam otimamente às hemácias a 37 °C.

A severidade da doença vai depender de algumas características desses anticorpos, como a quantidade deles fixada às células, o número e a distribuição dos sítios antigênicos, e sua subclasse - e consequentemente a capacidade hemolítica, geralmente ligada à capacidade de fixar complemento *in vivo*.[5] (Ver capítulo 2 - Sistema complemento e hemólise.)

Autoanticorpos podem ser formados em pacientes previamente aloimunizados por antígenos eritrocitários, sendo uma complicação frequentemente relatada às transfusões de concentrados de hemácias.[6]

Aspectos clínicos

O grau de hemólise pode ser bastante variável, assim como a intensidade dos sinais e sintomas clínicos. A doença pode ser crônica ou ainda apresentar-se em episódios agudos de hemólise. Os sinais clínicos mais frequentes são palidez cutâneo-mucosa, taquipneia, taquicardia e icterícia em decorrência do aumento da bilirrubina não-conjugada. O fígado e o baço podem ser palpáveis e dolorosos.

Aspectos laboratoriais

Anemia macrocítica devido à reticulocitose; esferocitose e anisocitose. A contagem de leucócitos costuma ser normal, assim como a de plaquetas. Raramente há elevação das bilirrubinas séricas acima de 5mg/dl, sendo a maior parte não conjugada. A desidrogenase lática (LDH) está aumentada.

---

5 H.G. Klein & D.J. Anstee, *Mollison's Blood Transfusion in Clinical Medicine*, cit.

6 K.D. Blaney & P.R. Howard, *Basic & Applied Concepts of Immunohematology* (2ª ed., St. Louis: Mosby e Elsevier, 2009).

Problemas na rotina imuno-hematológica

Os autoanticorpos IgG podem causar uma série de inconvenientes na rotina imuno-hematológica. A seguir descrevemos as reações laboratoriais típicas:

- *Teste da antiglobulina direto (TAD):* Se o TAD for positivo com o soro de antiglobulina poliespecífico, recomenda-se repeti-lo pelo menos com o soro monoespecífico IgG (ou perfil completo de soros monoespecíficos, incluindo anti-IgA, anti-IgM, complemento C3c e C3d).
- *Fenotipagem do paciente:* Alguns antissoros contêm certa quantidade de albumina, que pode produzir aglutinação de glóbulos com anticorpos adsorvidos. Menos frequentemente ocorre aglutinação espontânea com antissoros monoclonais (pouco proteicos).

Assim, se a fenotipagem eritrocitária estiver comprometida, é necessário dissociar os autoanticorpos IgG pelo tratamento das hemácias por difosfato de cloroquina. Essas hemácias poderão ser utilizadas posteriormente para fenotipagens e autoadsorções. Em casos, ainda, em que o TAD for menor ou igual a 2+, poderá ser utilizada a técnica de bloqueio das frações Fc por soro de antiglobulina humana IgG. Alguns autores relatam que ambas as técnicas descritas poderão ser utilizadas associadas quando o TAD é fortemente positivo.

- *Anticorpos no soro e/ou adsorvidos:* É necessário realizar a eluição (teste do eluato) dos anticorpos fixados às hemácias e posteriormente realizar a sua identificação pelo painel de hemácias, por meio de técnicas eficazes para remoção de IgGs, como clorofórmio ou éter, eluição a quente e kits comerciais com base em glicina ácida. Geralmente, os anticorpos do eluato reagem com todas as células testadas devido à presença de uma panaglutinina, a qual possui especificidade provavelmente à proteína Rh ou a antígenos Rh. Mais raramente exibem alguma especificidade, como anti-e (em aproximadamente 10% dos casos). Dentro das especificidades que já foram relatadas, além do Rh, encontramos contra-antígenos dos sistemas Kell, Kidd, Duffy, Diego, e contra-antígenos de alta frequência, como anti-En^a, anti-U, anti-Wr^b, anti-Ge, anti-Kp^b, anti-K13 e anti-Lw.[7]

---

[7] W.J. Judd *et al.*, *Judd's Methods in Immunohematology* (3ª ed., Bethesda: AABB Press, 2008).

Dessa forma, a definição da especificidade dos autoanticorpos costuma ser secundária e raramente tem valor para a condução do caso.

Quanto à pesquisa de anticorpos irregulares no soro, em mais de 60% dos casos ela costuma ser positiva. Nesses casos, devemos identificar os anticorpos livres utilizando painel de hemácias. Só existirão autoanticorpos livres no soro se todos os sítios antigênicos das hemácias estiverem ocupados, o que geralmente é observado nos casos de TAD fortemente positivos. O mais importante é lembrar que autoanticorpos podem estar misturados a aloanticorpos no soro, oriundos de imunização prévia por gestação ou por transfusões. Então, é preciso, antes de tudo, certificar se há histórico prévio; e em caso afirmativo, havendo suspeita da presença de eventuais aloanticorpos, devem ser utilizadas técnicas complementares que possam evidenciá-los, como a autoadsorção ou a aloadsorção a quente. É de suma importância a identificação de aloanticorpos para a seleção de hemácias antígeno-negativas para posteriores transfusões.

Ainda é possível predizer o significado clínico do autoanticorpo IgG a partir da avaliação de sua subclasse e título. (Ver passo nº 7 no item "Algoritmo dos testes imuno-hematológicos em casos de TAD positivo", p. 306.)

As subclasses IgG e a severidade da hemólise

Dependendo da subclasse IgG envolvida, há uma maior severidade do grau de hemólise. As subclasses IgG_3 e IgG_1 são as mais eficientes na ativação do complemento, mas essa ativação geralmente não chega até C9 e à formação do CAM (complexo de ataque à membrana). Por isso, o mecanismo de destruição das hemácias não é intravascular, então as hemácias permanecem marcadas por frações C3b ou C3d (produto da degradação do C3b por inativadores) e sofrem fagocitose especialmente pelo baço, com consequente esplenomegalia.

Quanto à afinidade das células fagocíticas pelas frações Fc das $IgG_{4,}$ esta é muito baixa. No caso das $IgG_{2,}$ a afinidade é variável.

Já está disponível no mercado o teste para determinação e titulação de subclasses IgG pela metodologia em gel-teste centrifugação (Bio-Rad Laboratórios®).

Um amplo estudo realizado com 572 casos de AHAI a quente, por Engelfriet e colaboradores, demonstrou que na maioria dos casos pesquisados (438 casos, ou 76%) havia apenas um tipo de anticorpo IgG envolvido (uma única subclasse IgG) e somente nos demais casos (134 casos, ou 24%) havia uma associação de subclasses.

Ainda nesse estudo, em cerca de 72% dos casos a subclasse isolada mais frequentemente encontrada foi a IgG_1; em 25% dos casos encontrou-se IgG_1 associada a outra subclasse, e em somente 3% não foi encontrada IgG_1.

Na avaliação da correlação da subclasse e a severidade da hemólise, analisaram-se os casos em que havia envolvimento de uma única subclasse (438 casos). Eis os resultados:

- Subclasse IgG_1: dos 416 pacientes, em 75% observou-se um aumento de destruição celular, e ainda uma clara correlação entre a quantidade de anticorpos fixados às hemácias e a fagocitose pelos macrófagos.
- Subclasse IgG_3: em 100% dos casos (13 pacientes) demostrou-se um alto grau de hemólise, a despeito de pequenas quantidades de anticorpos fixados, o que pode explicar casos de AHAI sintomáticas com TAD negativos.
- Em nenhum caso de pacientes com IgG_2 (4 casos) e IgG_4 (5 casos) houve um grau expressivo de hemólise.[8]

Suporte terapêutico

A seguir listamos os protocolos propostos no manual da AABB, 13ª edição:

- Corticoterapia para diminuir o ritmo de produção dos autoanticorpos, e a liberação de enzimas lisossomais deve ser considerada como terapia de primeira escolha. Os esteroides têm mostrado também ter um efeito sobre os macrófagos do tecido, tornando-os menos eficientes na captura de hemácias revestidas de IgG e C3, dentro dos primeiros oito dias de terapia (KING & KE, 2007). A resposta clínica com melhoria das variáveis hematológicas pode ser vista dentro de alguns dias (até uma semana). 80% dos pacientes têm uma boa resposta inicial a essa terapia. Porém, se em três semanas não for observada a melhora, terapias alternativas devem ser consideradas.
- Imunoglobulina endovenosa.

---

8 H.G. Klein & D.J. Anstee, *Mollison's Blood Transfusion in Clinical Medicine*, cit.

- Drogas imunossupressoras, como ciclofosfamida, azatioprina e ciclosporina.
- Quando as terapias supracitadas não forem efetivas ou recomendadas, pode ser indicada a esplenectomia. A esplenectomia era tradicionalmente a segunda linha de abordagem terapêutica, após a corticoterapia, porém com a melhoria das opções farmacológicas, este já não é mais o procedimento alternativo inicial de escolha, principalmente porque pode causar sepse fulminante, na qual o óbito ocorre em poucas horas ou dias após o início de um quadro infeccioso, que começa com aparência simples, mas evolui rapidamente para uma síndrome de resposta inflamatória sistêmica e de difícil controle.
- Em casos severos, a plasmaférese ou a adsorção em coluna dos autoanticorpos pode ser utilizada.
- Existem relatos, também, de terapia de heparina para inativação do complemento.

Suporte transfusional

As transfusões são sempre problemáticas em pacientes com autoanticorpos. É preciso lembrar que a seleção de sangue para transfusões será dificultada devido à característica da maioria dos autoanticorpos quentes de reagir com todas as células testadas.

Os pacientes com AHAI quente crônica geralmente se apresentam estáveis e toleram bem as eventuais transfusões, sem apresentar reações significativas. A sobrevida das hemácias transfundidas geralmente é a mesma que a das hemácias autólogas; porém, independentemente disso, deve-se analisar cuidadosa e criteriosamente a indicação de transfusões.

Nos casos de pacientes críticos, com hemólise ativa, baixos níveis de hematócrito e hemoglobina e que apresentem complicações por causa da intensa anemia, como insuficiência coronariana, falência cardíaca congestiva, descompensação cardíaca e comprometimento neurológico, as transfusões devem ser consideradas a fim de preservar-lhes a vida. Pode haver um agravamento significativo da hemólise, levando a quadros mais graves, como CIVD (coagulação intravascular disseminada) em pacientes com hemólise severa pós-transfusional.

Portanto, transfusões nesses pacientes são sempre uma decisão médica, com avaliação dos riscos e benefícios. Quando esses benefícios são maiores, existe a recomendação de realizá-las em pequenos volumes (100 ml), a fim de diminuir os sinais e sintomas, com recuperação da capacidade de oxigenação. Deve haver ainda uma monitorização permanente do paciente.

O sangue a ser selecionado deve ser antígeno negativo para os eventuais aloanticorpos detectados no soro desses pacientes. No passado, existia uma recomendação de selecionar a bolsa de sangue "menos reativa" nas provas de compatibilidade, para os casos em que o autoanticorpo estava livre no soro e reativo com todas as amostras-teste. Essa indicação caiu em desuso, pois verificou-se que raramente esse procedimento tem valor na prática transfusional de pacientes com AHAI, principalmente pelo fato de que a intensidade de aglutinação não está relacionada à resposta imune *in vivo*, já que os mecanismos e moléculas envolvidos são diferentes.

A recomendação mais aceita atualmente é selecionar sangue ABO, RhD e antígenos mais importantes (os mais imunogênicos) compatíveis com o paciente a ser transfundido, quando a transfusão realmente for necessária.

Anemia hemolítica autoimune a frio

Podemos encontrar dois tipos de AHAI a frio: a síndrome da crioaglutinina e a hemoglobinúria paroxística a frio (HPF).

Síndrome da crioaglutinina

Causada por anticorpos geralmente IgM, reativos em temperatura entre 4 °C e 22 °C. Geralmente possuem origem secundária a pneumonia por *Mycoplasma sp*, a mononucleose infecciosa ou linfoma maligno. Em aproximadamente 10% dos casos é idiopática.

Características gerais

Menos frequente que a anemia hemolítica a quente, perfaz cerca de 15% a 20% das AHAI.[9] A característica principal dos autoanticorpos é a melhor reatividade a frio; portanto esses anticorpos são considerados benignos, mas tornam-se clinicamente significantes se reativos também a temperaturas mais elevadas, próximas ou iguais à temperatura corpórea (superior a 30 °C) ou em altos títulos (maior que mil quando titulados a 4 °C). Geralmente apresentam especificidade anti-I (em pacientes com

[9] H.G. Klein & D. J. Anstee, *Mollison's Blood Transfusion in Clinical Medicine*, cit.

infecção por *Mycoplasma sp*) e anti-i (em pacientes com mononucleose), sendo encontrados também anti-H, anti-P e anti-Pr.

Dessa forma, a patologia é decorrente de autoanticorpos IgM que se ligam avidamente a eritrócitos em temperaturas mais baixas (circulação sanguínea periférica) e depois se "desligam" ao retornar à circulação visceral; por isso são chamados de *crioaglutininas*.

O mecanismo completo mais comum resume-se da seguinte maneira:

Anticorpo se liga ao glóbulo vermelho na circulação periférica (32 °C) → ativa complemento → retorna à circulação interna, deixando somente o C3 na membrana → fatores inibidores de C3 → C3b → C3c → C3d → interrompem a cascata do complemento → porém causa a hemólise extravascular dos eritrócitos marcados. Nos casos mais graves, o anticorpo pode produzir hemólise intravascular.

Esses casos podem ser classificados ainda como agudos ou crônicos. Na forma aguda, ocorre em indivíduos de qualquer idade e decorre secundariamente a doenças infecciosas, como pneumonia por *Mycoplasma* ou mononucleose infecciosa, ou ainda a linfomas. Na forma crônica, ocorre geralmente em indivíduos idosos, às vezes associada a linfomas, macroglobulinemia de Waldenstrom ou leucemia linfoide crônica. Caracteriza-se por hemólise branda, com hemoglobinúria e fenômeno de Raynauld (cianose de extremidades quando da exposição ao frio).

Aspectos clínicos e laboratoriais

Os autoanticorpos frios patogênicos diferem-se dos benignos pela capacidade de fixar complemento, ativando a cascata e provocando hemólise *in vivo* intra ou extravascular, sendo essa a responsável pelas manifestações clínicas típicas das anemias hemolíticas a frio.

Pacientes com síndrome de crioaglutinina geralmente evoluem bem, não necessitando de transfusão sanguínea. A conduta mais comum é recomendar que evitem a exposição ao frio, para evitar as situações que promovem a ativação do sistema complemento e a destruição celular, e assim a anemia.

Nos casos mais severos observa-se a presença de anemia intensa, sendo possível avaliar pelos achados laboratoriais comuns desses casos e a hemoglobinúria e/ou oclusão vascular, especialmente em extremidades e partes do corpo expostas ao frio.

Existem relatos de casos raros em que pacientes com altos títulos de autocrioaglutininas são submetidos a plasmaféreses, e geralmente nesses indivíduos a corticoterapia e a esplenectomia se mostraram ineficazes.

Problemas na rotina imuno-hematológica

Geralmente o teste da antiglobulina direto (TAD) é positivo somente por complemento (C3). Então, se realizado o teste de eluição, esses glóbulos vermelhos não apresentarão os autoanticorpos IgM adsorvidos, mas apenas frações de complemento, portanto o eluato resultará negativo.

A pesquisa de anticorpos irregulares é positiva a frio (podendo chegar até a fase de 37 °C e de antiglobulina humana), e as autocrioaglutininas livres no soro comumente geram interferência nos testes imuno-hematológicos por causarem panaglutinação das hemácias, ocasionando positividade nas provas cruzadas, além de gerar interferências nas fenotipagens ABO e Rh(D). Portanto, serão necessárias algumas medidas para eliminar a interferências desses anticorpos frios e/ou complemento, como:

- aquecimento da amostra após a coleta a 37 °C, para evitar a autoadsorção dos anticorpos *in vitro*;
- preaquecimento do soro para realização de provas pré-transfusionais e prova reversa (além dos próprios reagentes e materiais utilizados nesses testes, técnica esta denominada pré-aquecimento);
- lavagem das hemácias-teste com solução fisiológica aquecida a 37 °C para remoção das autocrioaglutininas.

Pode ser necessária a realização de técnicas complementares, como autoadsorção do autoanticorpo frio, adsorção alogênica a frio e inativação das IgM no soro e desnaturação daquelas ligadas às hemácias por tratamento com reagentes Thiol (sulfídricos, como DTT ou 2-ME).

Ainda, devemos evitar a utilização de potencializadores de reação, como PEG, LISS ou albumina 22% nas provas de pesquisa, na identificação de anticorpos e nas provas cruzadas que serão realizadas até a fase de antiglobulina humana. Também é necessário utilizar o plasma em vez de soro nessas pesquisas, além de substituir o soro de antiglobulina humana poliespecífico pelo monoespecífico IgG.

Suporte transfusional

Os indivíduos acometidos geralmente não necessitam receber transfusão. Nos casos mais graves, em que o quadro anêmico é mais severo, a prescrição de transfusão pode ser indicada. Nesses casos, os cuidados estão mais relacionados a não ativar ainda mais os anticorpos frios circulantes do paciente, porém ainda é controversa a recomendação de que se aqueçam as bolsas de hemocomponentes para a transfusão. No entanto, parece existir um consenso entre autores para que se mantenha o paciente aquecido, já que não existem estatísticas que comprovem a eficácia do aquecimento de hemocomponentes em detrimento às possíveis alterações qualitativas durante este procedimento. Assim, a prática mais comum nos serviços de hemoterapia é retirar o hemocomponente a ser utilizado 15 minutos antes do refrigerador, permanecendo este à temperatura ambiente até o momento da infusão.

Mesmo quando existe a definição da especificidade do anticorpo (anti-I, anti-i, anti-H, anti-P, anti-Pr), por serem anticorpos reativos caracteristicamente a baixas temperaturas, geralmente não é necessário compatibilizar as hemácias para esses antígenos antes de transfusões.[10]

Hemoglobinúria paroxística a frio (HPF)

Causada pelo anticorpo IgG bifásico reativo a frio (anticorpo Donath-Landsteiner). É uma forma rara de doença, geralmente autolimitada, e acomete de 1% a 2% de adultos e até 32% de crianças com histórico de infecção viral de vias aéreas superiores, como pneumonia *por Mycoplasma pneumoniae* ou outras infecções bacterianas ou virais. A HPF de origem idiopática ou decorrente da sífilis é rara.

Características gerais

A característica mais marcante é que os anticorpos são hemolisinas IgG que reagem otimamente com hemácias a baixas temperaturas, fixando complemento e culminando em hemólise *in vivo* e *in vitro*, mesmo à temperatura de 37 °C; por isso, são denominadas hemolisinas bifásicas.

A especificidade desses anticorpos IgG é contra-antígeno P (antígeno de alta frequência), também denominado anticorpo Donath-Landsteiner.

---

[10] K.D. Blaney & P. R. Howard, *Basic & Applied Concepts of Immunohematology*, cit.; W.J. Judd *et al.*, *Judd's Methods in Immunohematology*, cit.

É importante diferenciar a HPF da hemoglobinúria paroxística noturna (HPN, causada por defeito de membrana do glóbulo vermelho) demonstrando a presença desses anticorpos por meio do método de Donath-Landsteiner, que consiste na incubação do soro do paciente com hemácias normais e soro normal como fonte de complemento, primeiramente a 4 °C e depois a 37 °C, o que resultará na ativação da cascata de complemento, resultando em hemólise.

Problemas na rotina imuno-hematológica

- O TAD é positivo somente por C3, pois o anticorpo IgG se fixa às hemácias a baixas temperaturas e fixa complemento, mas desliga-se a 37 °C; portanto, o eluato resultará negativo, como na síndrome da crioaglutinina.
- Por serem reativos a frio, esses anticorpos não causarão interferências nos testes laboratoriais pré-transfusionais em fase de antiglobulina humana.
- Devido à especificidade do autoanticorpo (que geralmente é anti-P), este reage com todas as hemácias, exceto com as raras hemácias de *fenótipos p* ou *pk*. A chance estatística de encontramos esse raro componente contendo o antígeno *p* é de 1 em 200 mil bolsas, portanto, há de se considerar ao transfundir hemácias sem compatibilização para o antígeno P.[11]

Aspectos clínicos e suporte transfusional

Raramente existe indicação de transfusão em pacientes adultos, exceto em caso de hemólises severas. Em crianças, nas quais o range térmico desses anticorpos tende a ser mais amplo, poderá haver indicação eventual de transfusão.

A produção desse anticorpo é transitória, secundária a doença viral.

A dosagem de hemoglobina fica entre 4 g/dl a 5 g/dl.

Os sintomas são hemoglobinúria, febre, icterícia, palidez, cólicas abdominais e dores nas costas.

Recomenda-se que o paciente evite o frio.

A corticoterapia pode ser indicada.

---

[11] D.T. Covas *et al.*, *Hemoterapia: fundamentos e prática*, cit.; J.D. Roback *et al.*, *AABB Technical Manual* (16ª ed., Bethesda: AABB, 2008).

Anemia hemolítica autoimune mista

Causada por anticorpos IgG reativos a quente e IgM reativos a frio, com presença de complemento nas hemácias. Geralmente é secundária a outras doenças autoimunes, como lúpus eritematoso sistêmico (LES), chegando à frequência de até 40% nesses casos.

Características gerais

As amostras do paciente apresentam autoanticorpos IgG que são reativos a 37 °C e crioaglutinina IgM com títulos baixos, mas com grande amplitude térmica. Esses anticorpos são capazes de promover hemólise mais severa, produzindo anemia grave.

Problemas na rotina imuno-hematológica

Geralmente esses casos são mais difíceis de ser conduzidos laboratorialmente por causa da reatividade presente em todos os tubos-teste, muitas vezes até na fenotipagem. Por isso, requerem utilização de solução salina aquecida, mas muitas vezes nem mesmo esse recurso é suficiente. Assim, é preciso empregar reagentes Thiol para eliminar a ação das IgM e a possibilidade de aloadsorções na tentativa de identificar possíveis aloanticorpos.

Suporte transfusional

Como os testes são extremamente difíceis de ser executados, em virtude da grande interferência dos autoanticorpos e da gravidade da situação, a transfusão não é recomendada.

Nos casos em que é imprescindível, recomenda-se selecionar sangue fenótipo compatível para os antígenos mais importantes, além do fenótipo ABO e Rh(D), como os outros Rh (C,c,E,e,C^W), Kell, Fy^a, Fy^b e Jk^a. Outros antígenos podem ser considerados de acordo com a origem étnica do paciente.

Anemia imuno-hemolítica induzida por drogas

Causada por anticorpos induzidos por drogas (fármacos) que estão sendo administradas nesses pacientes. Esse tipo de anemia é classificado em dois tipos: os droga-independentes, em que não existe a necessidade da droga estar presente para demonstrar seu mecanismo, e os droga-dependentes, que requerem a droga para serem demonstrados.

Características gerais

Esse tipo de anemia é mais raro, menos frequente que as demais anemias hemolíticas autoimunes, representando cerca de 12% a 18%. Apesar de ser uma anemia a quente, não é considerada autoimune de fato por não ser causada por um distúrbio imunológico. Portanto, é importante diferenciar os anticorpos promotores da anemia hemolítica droga-induzida daqueles anticorpos produzidos contra autoantígenos devido à perda de autotolerância e causadores das anemias hemolíticas autoimunes crônicas.

Em caso de TAD positivos, faz-se imprescindível a verificação dos dados transfusionais, clínicos e laboratoriais. Na exclusão de outros fatores, deve ser considerada e investigada a história de administração de medicamentos como a possível causa da hemólise.

Garratty e colaboradores classificam as anemias hemolíticas imunes induzidas por drogas (conhecidas também pela sigla DIIHA) em dois tipos: as que induzem a produção de anticorpos e as que promovem a adsorção de proteínas não imunológicas (INAP). No primeiro caso, ainda, temos uma subdivisão, pois as drogas podem promover a formação de anticorpos droga-dependentes que só vão reagir com as hemácias na presença desse fármaco, e as droga-independentes que reagem com as hemácias em qualquer situação.

Os mecanismos da droga indução ainda não estão totalmente elucidados. Petz e Garratty, nos meados da década de 1980, descreveram quatro mecanismos que produzem anemias imuno-hemolíticas induzidas por drogas; porém, em estudos mais recentes, foi observado que esses mecanismos de indução são muito mais complexos, e existem várias dúvidas que ainda pairam sobre essas hipóteses, como a possibilidade de formação de neoantígenos promovendo a adsorção de anticorpos específicos.

A penicilina e a metildopa eram as drogas mais comumente envolvidas na geração de anticorpos. Porém, na última década já foram relatadas mais de cem drogas capazes de provocar o aparecimento dos anticorpos de classe IgG, e com a diminuição das terapias que envolvem altas doses de metildopa e penicilina, as cefalosporinas de segunda e terceira geração lideram o *ranking* dos casos de AHAI droga-induzidas, sendo que, dentre esses casos, 72% são associados ao cefotetan e 10% à ceftriaxona (Garratty, 2007).[12]

---

[12] G. Garratty & P.A. Arndt, "An Update On Drug-induced Immune Hemolytic Anemia", em *Immunohematology*, vol. 23, nº 3, 2007.

Tabela 4: drogas associadas ao TAD positivo e/ou anemia imuno-hemolítica

Acetaminofen	Dietilstilbestrol	Oxaliplatina
Ácido mefenâmico	Diglicoaldeído	Penicilina G
Ácido p-aminosalicílico	Dipirona	Pentotal/tiopental sódico
Aminopirina	Eritromicina	Piperacilina
Amoxicilina	Estibofen	Probenicid
Ampicilina	Estreptomicina	Procainamida
Anfotericina B	Etodolaco	Propifenazona
Antazolina	Fenacetina	Quinidina Quinino
Butizida	Fenoprofen	Ranitidina
Carbimazol	Fludarabina	Rifampicina
Carboplatina	Fluoresceína	Sulbactam sódico
Carbromal	Fluorouracil	Sulfametoxazol
Cefalexina	Hidralizina	Sulfasalazina
Cefalotina	Hidroclorotiazida	Sulindaco
Cefamandol	9-Hidroximetil-ellipticine	Suprofeno
Cefazolina	Insulina	Suramin
Cefixime	Interferon	Tazobactam sódico
Cefotaxime	Isoniazida	Teicoplanin
Cefotetan	Levodopa	Temafloxacina
Cefoxitin	Mefloquine	Teniposide
Ceftizoxima	Melphalan	Tetraciclina
Ceftriaxona	6-Mercaptopurina	Ticarcilina
Cianidanol	Methotrexate	Tolbutamida
Cisplatina	Metildopa	Tolmetin
Cladribina	Nafcillina	Triamterene
Clavulanato potássico	Naproxeno	Trimetoprim
Clorpropamida	Nomifensine	Zomepirac
Diclofenaco	Organoclorados	

Fonte: Adaptado de J. D. Roback *et al.*, *AABB Technical Manual*, cit., pp. 522-524.

Problemas na rotina imuno-hematológica

Os testes imuno-hematológicos geralmente não são alterados *in vitro*, pois dependem da presença da droga para sua interferência (atividade das respostas imunes relacionadas).

Teste de antiglobulina direto (TAD): Diante da positividade desse teste, recomenda-se realizar a pesquisa da classe do anticorpo e o envolvimento de complemento (utilizando soros monoespecíficos). Nas anemias droga-induzidas encontramos IgG, com ou sem complemento.

Também é recomendado pesquisar atentamente o histórico prévio de transfusões, gestações, dados clínicos e laboratoriais em busca de sinais de hemólise/anemia inexplicável. Devemos investigar, ainda, se há histórico de administração de drogas. Apesar de, muitas vezes, não podermos distinguir os mecanismos de droga-indução envolvidos, devemos questionar se a droga suspeita poderá ser a responsável pela positividade do teste. Inclusive, é possível que as drogas atuem por mais de um mecanismo diferente.

A pesquisa e a identificação de anticorpos irregulares no soro podem nos dar importante informação sobre esse anticorpo, ou seja, elas podem ser positivas ou negativas dependendo do mecanismo de droga-indução em que os anticorpos do indivíduo estão envolvidos.

O eluato é outra prova imuno-hematológica importante na avaliação de casos de anemia hemolítica induzida por medicamentos. Geralmente, nesses casos, o eluato resultará negativo com hemácias normais.

Os manuais técnicos internacionais consultados recomendam que, após os testes convencionais utilizados em imuno-hematologia, sejam feitas pesquisas utilizando tanto hemácias normais quanto tratadas pelas drogas supostamente envolvidas, para a confirmação do mecanismo envolvido. Na realidade, essas técnicas não são comumente realizadas em nosso país. Essas pesquisas complementares estão baseadas no fato de existirem anticorpos droga-dependentes (isto é, dependem da presença da droga para serem detectados) ou independentes. Estes últimos são facilmente confundidos com os autoanticorpos encontrados nas AHAI a quente.

Assim, os anticorpos droga-induzidos podem ser classificados em três tipos distintos, de acordo com suas características:

1) Quando a droga se liga firmemente à membrana e o anticorpo reage contra a droga: no mecanismo tipo penicilina, o TAD é positivo por IgG, com ou sem envolvimento do complemento. Eluato e soro do paciente reagem com as células recobertas pela droga.
2) Quando o anticorpo droga-dependente reage com a droga que não foi adsorvida muito firmemente à membrana (por exemplo, quinidina, ceftriaxone): mecanismo anteriormente conhecido como tipo imunocomplexo, ou seja, os anticorpos se ligam parte à droga, parte à membrana celular. O TAD é positivo por complemento. O soro do paciente reage com hemácias somente na presença da droga indutora e o eluato geralmente não reage com hemácias normais (por exemplo, do painel de hemácias).
3) Mecanismo autoimune (por exemplo, metildopa, procainamida, fludarabina): os anticorpos são droga-independentes, ou seja, não há necessidade de sua presença para que reajam, apesar de a droga ter sido a responsável pela resposta imune. Por isso, os achados se assemelham aos encontrados nas AHAI a quente. TAD positivo por IgG, eventualmente com presença de complemento. O eluato reage fracamente com hemácias normais sem a presença da droga.

Resumo da investigação de AHAIs

Aspectos clínicos

São muito variáveis e dependem de elementos como os medicamentos que estão sendo administrados, por quanto tempo, as condições orgânicas do paciente, a presença de comorbidades, a dose utilizada, entre outros.

Se a suspeita for procedente e houver sinais de hemólise, a droga deverá ser retirada ou substituída por uma mais segura, antes que o anticorpo atinja um nível suficientemente alto para produzir hemólise grave. Usualmente, a retirada da droga envolvida na indução reverte a produção de anticorpos, mas esse caráter é muito variável entre os medicamentos envolvidos.

Existem medicamentos como a metildopa, a L-dopa, a procainamida e o ácido mefenâmico, que são a causa de TAD positivo e de hemólise imune indistinguíveis das "verdadeiras" AHAI a quente.

Aproximadamente 15% dos pacientes sob tratamento com metildopa desenvolverão TAD positivo, mas somente 1% apresentará sinais de hemólise imune. Geralmente a formação dos anticorpos ocorre no período entre três a seis meses após o início da terapia e pode persistir até dois anos após a retirada do medicamento.

Considerações importantes sobre o teste de antiglobulina direto (TAD) em AHAIs

Amostras	Coletar com anticoagulante, pois os componentes do complemento se ligam à hemácia de coágulo; portanto, realizar TAD com amostra colhida com anticoagulante (EDTA, ACD, CPD).
Limitações do teste	Sensibilidade do TAD em tubo: 100-500 moléculas de IgG/g.v. 400-1100 moléculas de C3d / g.v.
	Detecção de autoanticorpos sem significado clínico: indivíduos saudáveis possuem certa quantidade fisiológica de autoanticorpos IgG (5-90 mol./ g.v.) e complemento (5-97 mol./ g.v.), sendo eventualmente detectados em testes mais sensíveis, como gel-teste centrifugação.
	Anticorpos IgG adsorvidos às hemácias com TAD negativo: em alguns casos de AHAI clinicamente significantes, pode haver um número de moléculas IgG inferior à sensibilidade do teste.
Realizar TAD de rotina em tubo ou em metodologia em coluna (gel--centrifugação)?	Considerando que existem muitos trabalhos e estudos que mostram a visível diferença de sensibilidade entre os métodos, sugerimos avaliar a necessidade e o tipo de paciente que seu serviço atende, com base nas limitações do teste apresentadas acima.
O resultado do TAD, isoladamente, não possui valor preditivo. É preciso analisar os dados clínicos e laboratoriais em conjunto (segundo o AABB Technical Manual).	
Assim como existem controvérsias em relação à conduta transfusional, pensamos ser mais adequado que o médico responsável e a equipe do laboratório decidam qual o protocolo clínico e o diagnóstico a seguir.	

Tabela 5: Resumo da investigação de AHAI

História clínica	Aspectos laboratoriais e clínicos	Imuno-hematologia
Analisar dados como a gestação, a hemólise inexplicada, os medicamentos administrados recentemente e as transfusões realizadas (especialmente a data da última transfusão).	Os achados mais frequentes são sinais clínicos e laboratoriais de hemólise como presença de icterícia, esplenomegalia, hemograma com reticulocitose e eritroblastos, esferócitos. A hemólise pode ser intravascular com aumento da hemoglobina plasmática e saturação de sua proteína de transporte, a haptoglobina - nesses casos a hemoglobina livre é oxidada e combina-se com a albumina, originando um composto característico denominado metemalbumina. Podemos encontrar também hemoglobinúria e hemossiderinúria. Quando a hemólise é extravascular, os macrófagos do baço e do fígado são responsáveis pela fagocitose dos eritrócitos anormais, e o processo anêmico tem como parâmetros bioquímicos alterados o aumento de bilirrubina e urobilinogênio. Após estabelecido que o paciente apresenta sinais de anemia hemolítica, sua causa é o próximo passo.	Realizar a fenotipagem ABO e Rh(D), PAI e TAD em casos nos quais existam sinais clínico-laboratoriais de hemólise. Com base nesses resultados, seguir o algoritmo proposto a seguir.

Algoritmo dos testes imuno-hematológicos em casos de TAD positivo

TAD+ (soro AGH poliespecífico) ⇨ achados laboratoriais e clínicos que justificam possível hemólise imune?

⇩

SIM

⇩ Continuar testes

Realizar TAD com soro AGH monoespecífico IgG (e preferencialmente também com anti-IgM, -IgA e anticomplemento frações C3c e C3d)

⇩

Testar soro/plasma para detecção e identificação dos anticorpos clinicamente significantes

⇩

Métodos para separar aloanticorpos de autoanticorpos, se houver suspeita de aloimunização

⇩

Eluição e identificação de proteínas fixadas às hemácias (Anticorpos ou complemento? Aloanticorpos ou autoanticorpos?)

1º passo: Realizar TAD e/ou autocontrole (preferencialmente utilizando o soro de antiglobulina poliespecífico). Se resultar positivo, devemos responder algumas perguntas:

- São aloanticorpos ou autoanticorpos adsorvidos nas hemácias?
- São produzidos após uma resposta imunológica normal, como no caso da reação transfusional, ou alterados pela produção atípica de autoanticorpos?
- Ou trata-se de um recém-nato com aloanticorpos maternos fixados em suas hemácias?

2º passo: Nesse momento é imprescindível verificar os demais dados do paciente: idade, histórico de transfusões, gestações e/ou administração recente de medicamentos, doença de base, transplantes de órgãos ou células-tronco hematopoéticas, administração de imunoglobulina endovenosa ou imunoglobulina anti-D, além de demais dados clínicos e laboratoriais, como a presença de reticulocitose e esferocitose, hemoglobinemia e hemoglobinúria, diminuição dos níveis de haptoglobina, aumento da bilirrubina não-conjugada ou da lactato-desidrogenase, que evidenciam hemólise.

Se não houver indícios de hemólise ou de transfusões anteriores, geralmente não será necessário prosseguir com os estudos laboratoriais, a não ser que sejam requeridas transfusões subsequentes e o soro apresentar anticorpos detectáveis pelos testes imuno-hematológicos.

De posse desses dados, agora o objetivo é determinar se o TAD está positivo por auto ou aloanticorpos, bem como sua provável especificidade, e evitar a interferência dos autoanticorpos nos testes.

3º passo: Se o TAD resultar positivo com soro AGH poliespecífico, repetir o teste utilizando soros monoespecíficos. Pode ser utilizado o soro de antiglobulina humana anti-IgG ou preferencialmente o perfil completo de soros monoespecíficos, incluindo anti-IgA, anti-IgM, complemento C3c e C3d.

TABELA 6: INTERPRETAÇÃO DO TESTE DA ANTIGLOBULINA HUMANA DIRETO (TAD) POSITIVO

Associado a	Especificidade	Anticorpo no soro
Reação transfusional imune	IgG	Aloanticorpo com especificidade definida
AHAI quente	IgG (C3)	Reage com todas as células em fase de antiglobulina
Síndrome da crioaglutinina, pneumonia	C3	Reage com todas as células em temperaturas baixas (entre 4 °C e 22 °C)
Anemia imuno-hemolítica droga-induzida	IgG (eventualmente com C3)	Soro/eluato não reativo
Aloanticorpos maternos ligados às hemácias do recém-nato	IgG	Aloanticorpo materno de especificidade definida (ABO ou contra-antígenos de outros sistemas de grupos sanguíneos)
TAD realizado em amostra coletada sem anticoagulante	C3	Nenhum

Fonte: K.D. Blaney & P. R. Howard, *Basic & Applied Concepts in Immunohematology*, cit., p.171.

Obs.: Estudos demonstraram TAD+ por IgG ou complemento sem correlação com anemia em indivíduos com anemia falciforme, beta talassemia, doenças renais, mieloma múltiplo, desordens autoimunes e AIDS (Manual AABB, 2008, p. 500).

4º passo: Se o TAD for positivo:

a) por IgG:

- se estiver comprometendo a fenotipagem eritrocitária, dissociar os autoanticorpos pelo tratamento das hemácias por difosfato de cloroquina. Como já foi dito, essas hemácias poderão ser utilizadas posteriormente para fenotipagens e autoadsorções. Em casos em que o TAD for menor ou igual a 2+, poderá ser utilizada a técnica de bloqueio das frações Fc por soro de antiglobulina humana IgG. Alguns autores relatam que ambas as técnicas descritas poderão ser utilizadas em associação quando o TAD for fortemente positivo.

  É possível fazer o tratamento das amostras também com ZZAP (DTT + papaína) para fenotipagem. Vale a pena ressaltar, no entanto, que nesse caso, como a solução possui enzimas, é possível perder alguns antígenos por clivagem enzimática;

- realizar eluição: por meio de técnicas eficazes para remoção de IgG, como clorofórmio ou éter, eluição a quente e *kits* comerciais com base em glicina ácida;
- ainda é possível predizer o significado clínico do autoanticorpo IgG, a partir da avaliação de sua subclasse e título (ver passo nº 7).

b) por IgM:

- se estiver comprometendo a fenotipagem eritrocitária, dissociar os autoanticorpos procedendo lavagens das hemácias-teste com solução fisiológica preaquecida a 37 °C;
- proceder preaquecimento dos reagentes, amostra e materiais utilizados nos testes;
- em caso de autocrioaglutininas potentes: realizar tratamento das hemácias-teste com reagente Thiol (2-ME ou DTT) para remoção dos autoanticorpos;
- não realizar eluato. Não é eficiente na remoção desses anticorpos ou do complemento.

c) por IgG+complemento:

- se estiver comprometendo a fenotipagem eritrocitária, dissociar os autoanticorpos+ complemento procedendo tratamento com ZZAP (mistura de DTT com papaína). Essas hemácias poderão ser utilizadas posteriormente para fenotipagens e autoadsorções.

5º passo: Pesquisa e identificação de anticorpos no soro/plasma e eluato:

- identificar anticorpos séricos clinicamente significantes contra antígenos eritrocitários, utilizando o painel de hemácias;
- avaliar se existe mistura de IgM e IgG no soro. É possível realizar tratamento do soro com reagentes Thiol para destruição dos anticorpos IgM;
- identificar anticorpos (IgG) no eluato utilizando o painel de hemácias.

E se o eluato resultar totalmente negativo?

- somente complemento presente e ligado às hemácias;
- ou também é característico quando os anticorpos são IgG, mas são droga-induzidos.

6º passo: Separação e distinção de autoanticorpos e outros aloanticorpos associados.

Considerações: Aproximadamente 60% a 80% dos casos de AHAI a quente apresentam autoanticorpos livres no soro[13] que reagem com todas as hemácias quando utilizamos potencializadores como PEG, albumina, enzimas e cartões de gel-teste. Portanto, deve-se evitar a adição desses reagentes na realização dos testes de pesquisa, identificação de anticorpos e provas de compatibilidade.

Entre 20% e 40% dos casos de AHAI (em pacientes que já receberam transfusões ou apresentam histórico de gestações/abortos anteriores) apresentam aloanticorpos associados. Portanto, é de fundamental importância determinar se existem aloanticorpos associados aos autoanticorpos, visto que:

- Pacientes transfundidos com glóbulos vermelhos incompatíveis apenas com o autoanticorpo raramente desenvolvem sinais/sintomas de reação hemolítica pós-transfusional.
- Esses eritrócitos transfundidos podem ou não ter sobrevida maior que a dos próprios eritrócitos do paciente.
- Quando a transfusão for incompatível com os aloanticorpos associados, os eritrócitos transfundidos apresentarão sobrevida muitas vezes menor que a dos eritrócitos do paciente, com sinais/ sintomas de reação hemolítica pós-transfusional.[14]

Por isso, é de suma importância detectar aloanticorpos mascarados pelos autoanticorpos.

E quais são os métodos indicados na pesquisa dos aloanticorpos associados aos autoanticorpos?

- Para pacientes não transfundidos recentemente, ou seja, nos três/ quatro últimos meses: autoadsorção quente após dissociação do autoanticorpo com difosfato de cloroquina/ZZAP/eluição quente.

[13] P.D. Issit, *Applied Blood Group Serology* (4ª ed., Durham: Montgomery Scientific Publications, 1999); D.T. Covas *et al.*, *Hemoterapia: fundamentos e prática*, cit.

[14] R.M. Leger & G. Garraty, "Evaluation of Methods for Detecting Alloantibodies Underlying Warm Antibodies", em *Transfusion*, 39:11-16, jan. 1999.

- Para pacientes transfundidos recentemente: aloadsorção, ou seja, adsorção com eritrócitos alogênicos, que podem ser também tratados por enzimas ou ZZAP. Selecionar glóbulos vermelhos compatíveis para antígenos Rh, K1, Fy, Jk, S, s.
- Diluição do soro do paciente apenas se o autoanticorpo estiver em título menor que o suposto aloanticorpo.

Em geral, determinar a especificidade do autoanticorpo é pouco importante. O importante é conhecer sua capacidade hemolítica e a associação com aloanticorpos.

7º passo: Como avaliar a severidade da hemólise em caso de anticorpos classe IgG? Caso o anticorpo adsorvido às hemácias seja de classe IgG, é possível predizer o significado clínico, e consequentemente, o prognóstico em relação à ocorrência/evolução da hemólise.

Protocolo sugerido para TAD positivo em método gel-teste[15]

- Realizar TAD em cartão poliespecífico (LISS Coombs).
- Se positivo, avaliar o grau de aglutinação:
  - Se < 2+: Sem significado clínico - não é necessário repetir em cartão monoespecífico, nem titular.
  - Se ≥ 2+: repetir TAD utilizando cartões monoespecíficos (perfil Coombs monoespecífico).
- Se positivo para IgG, avaliar grau de aglutinação:

  < 2+ (IgG) = não titular

  ≥ 2+ (IgG) = proceder titulação com ID-cartão IgG-Dilution.
- Se positivo somente para C3c: risco de hemólise.
- Se positivo somente para C3d: não há risco de hemólise.
- Se positivo para IgM e IgA: avaliar outros dados clínicos e laboratoriais.

15 Protocolo e imagens cedidos por Bio-Rad Laboratórios.

- Se o título da IgG for:
  < 1:30 = indica baixo risco de hemólise
  > 1:30 = indica alto risco de hemólise.
- Se possível, utilizar soros para determinação de subclasses IgG:
  Positivo 1:1 = Moderado risco de hemólise (IgG1)
  Alto risco de hemólise (IgG3)
  Positivo 1:100 = Alto risco de hemólise (IgG1 e/ou IgG3)

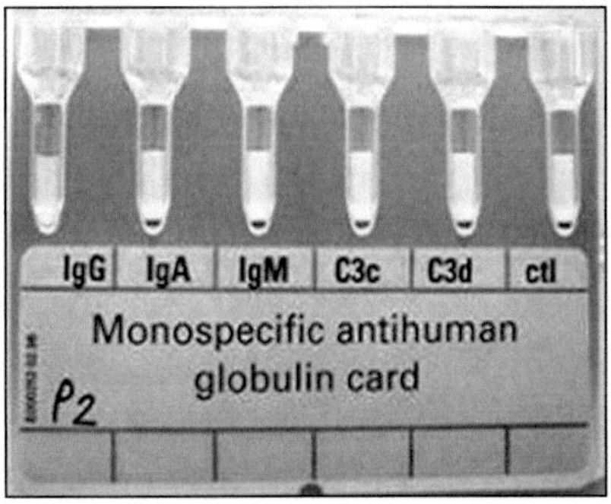

Figura 10. Cartão DC-Screening I.

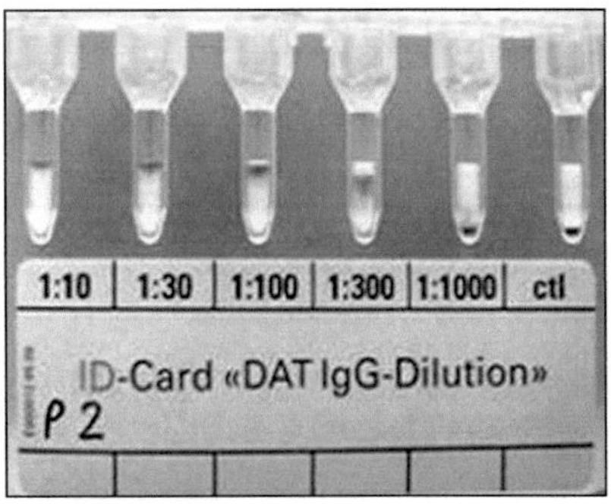

Figura 11. Cartão DAT IgG-Dilution.

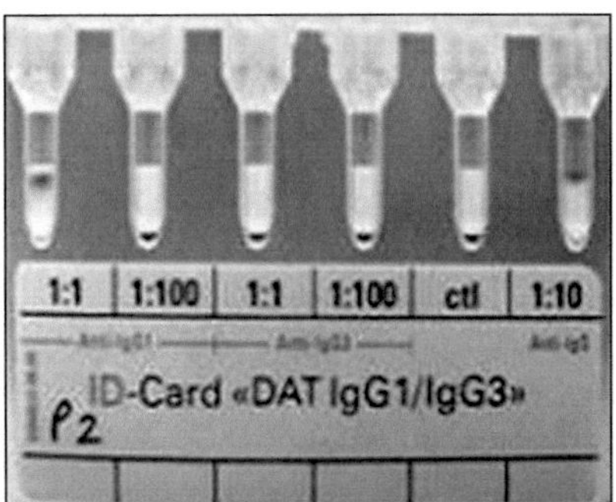

Figura 12. Cartão DAT IgG1/IgG3.

Apesar de a resolução desses problemas ser importante, atrasar a transfusão pode colocar em risco a vida do paciente. Recomendamos a ação conjunta com o médico hemoterapeuta e/ou médico responsável pelo paciente.

Aspectos gerais para a seleção de hemácias para transfusão

Já discutimos as ações para o suporte transfusional em cada tipo de anemia hemolítica autoimune, mas vale o resumo com as principais indicações para a seleção de hemácias para a transfusão:

- Se o autoanticorpo demonstrar alguma *especificidade definida*, e caso exista sangue compatível, então recomenda-se preparar *sangue negativo* para o respectivo antígeno.Talvez a sobrevida dessas hemácias seja maior.[16] Porém, se existe uma possibilidade de desenvolver aloanticorpos, principalmente em mulheres em idade fértil, a recomendação passa a ser a de respeitar o fenótipo da paciente e não considerar a especificidade do autoanticorpo.

Caso não haja tempo para realizar pesquisa dos aloanticorpos, recomenda-se fenotipagem "estendida" do paciente e bolsa, especialmente para os antígenos mais imunogênicos, como os do sistema Rh (D, C, E, e, C, c), Kell (K1) e Kidd (Jk^a/ Jk^b).

Deve-se lembrar que os próprios glóbulos vermelhos dos pacientes são "incompatíveis" com autoanticorpo, independentemente de estarem recebendo transfusões. Portanto, podemos supor que qualquer sangue selecionado também o será.

[16] R.M. Leger & G. Garraty, "Evaluation of Methods for Detecting Alloantibodies Underlying Warm Antibodies", cit.

Importante:

Não existe um ponto na avaliação dos testes pré-transfusionais considerado menos incompatível,[17,18] o que equivale dizer que não há fundamentação que sustente a prática ainda bastante difundida nos serviços de hemoterapia de nosso país de realizar provas cruzadas com várias bolsas de concentrados de hemácias a fim de encontrar "aquela que apresente o menor grau de aglutinação" para a transfusão (ou seja, classificando-a como a menos incompatível).

- Quando os métodos de remoção dos autoanticorpos não forem eficazes, ou se houver histórico de transfusões recentes, como proceder na seleção dos hemocomponentes eritrocitários por fenotipagens estendidas?

  Vale lembrar que é possível utilizar protocolos de genotipagem para que possamos inferir os fenótipos do paciente e, assim, selecionar a bolsa com o fenótipo mais parecido possível, a fim de evitar aloimunização ou reações transfusionais imunes com aloanticorpos formados previamente e "mascarados" no soro.

  Se o paciente tiver sido recentemente transfundido, o problema é que haverá uma quimera transfusional, ou seja, teremos hemácias transfundidas misturadas às hemácias do próprio indivíduo, o que inviabiliza especialmente a fenotipagem.

  É possível lançar mão de uma técnica adicional para separação de hemácias transfundidas das recém produzidas (neócitos) por técnica de micro-hematócrito.[19] É uma técnica bastante simples de realizar, em que é possível a separação das células jovens (neócitos) produzidas pelo próprio indivíduo, das células mais velhas, ou seja, as da bolsa de sangue transfundida. O princípio do método é a separação das células jovens e maiores, portanto mais pesadas, das velhas, menores e mais leves, por simples centrifugação do sangue coletado com EDTA

---

17 R.M. Leger & G. Garraty, "Evaluation of Methods for Detecting Alloantibodies Underlying Warm Antibodies", cit.

18 P.D. Issit, *Applied Blood Group Serology*, cit.

19 J.D. Roback *et al.*, *AABB Technical Manual*, cit.; W.J. Judd *et al.*, *Judd's Methods in Immunohematology*, cit.

e colocado em alguns capilares de micro-hematóciro, posteriormente submetidos a centrifugação. O sangue recuperado após a quebra dos 5 mm inferiores do microcapilar poderá ser utilizado na fenotipagem eritrocitária. Essa técnica, porém, não se aplica a pacientes com anemia falciforme e esferocitose (anemias hereditárias), bem como anemia aplástica.

Referências bibliográficas

ABBAS, A. K. & LICHTMAN, A. H. *Imunologia celular e molecular.* 5ª ed. Rio de Janeiro: Elsevier, 2005.

ALVAREZ, A. *et al.* "Relative Sensitivity of Direct Antiglobulin Test, Antibody's Elution and Flow Citometry in the Serologic Diagnosis of Immune Hemolytic Transfusion Reactions". Em *Haematologica,* 85 (2), fev. 2000.

ARAVECHIA, M. G. Nomenclatura ISBT. Curso de aperfeiçoamento em imuno-hematologia eritrocitária. São Paulo: Senac, 2000.

ARNDT, P.A. "Drug-induced Immune Hemolytic Anemia: the Last 30 Years of Changes". Em *Immunohematology,* vol. 30, nº 2, 2014.

AVENT, N. D. "Molecular Biology of the Rh Blood Group System". Em *J. Pediatr. Hematol. Oncol.,* 23 (6), ago.-set. 2001.

_____ & REID, M. E. "The Rh Blood Group System: a Review". Em *Blood,* 95 (2), 15-1-2000. Disponível em http://www.bloodjournal.org/cgi/content/full/95/2/375.

BATISSOCO, A. C. & NOVARETTI, M. C. Z. "Aspectos moleculares do sistema sanguíneo ABO", em *Rev. Bras. Hematol. Hemoter.,* 25 (1), mar. 2003. Disponível em http://www.scielo.br/scielo.php?script=sci_arttext&pid= S15168 4842003000100008&lng=en&nrm=iso.

_____ *et al.* "Easy Method for Determining the Frequency of O1 and O2 Alleles in Brazilian Blood Donors by PCR-RFLP Analysis". Em *Immunohematology,* nº 17, 2001.

BEATTIE, K. *et al. Immunohematology Methods and Procedures.* Rockville: The American National Red Cross, 1993.

BEIGUELMAN, B. *Os sistemas sanguíneos eritrocitários.* 3ª ed. Ribeirão Preto: Funpec, 2003.

BERTE, L. M. *Transfusion Service Manual of Standard Operating Procedures,* Training Guides and Competence Assessment Tools. 2ª ed. Bethesda: AABB Press, 2007.

BLANCHARD, D. "Biochemical Approaches to the Detection and Characterization of Membrane Proteins Carrying Blood Group Determinants". Em *Transfusion Clinical and Biological,* vol. 4, 1995.

BLANEY, K. D. & HOWARD, P. R. *Basic & Applied Concepts in Immunohematology.* 2ª ed. St. Louis: Mosby & Elsevier, 2009.

BORDIN, J. O. *et al. Hemoterapia: fundamentos e prática.* São Paulo: Atheneu, 2007.

BROMILOW, I. *Gel Test and HDN Investigations.* Liverpool: Meesey Reg. Transfusion Center, s/d.

BROWN, T. A. *Genética, um enfoque molecular.* 3ª ed. Rio de Janeiro: Guanabara Koogan, 1999.

BRYANT, Neville J. *An Introduction to Immunohematology.* 3ª ed. Filadélfia: W. B. Saunders, 1994.

BURNIE, D. *Concise Encyclopedia Human Body.* Londres: Dorling Kindersley, 1998.

CARDOSO, R. A. *Anticorpos monoclonais em imuno-hematologia.* Tese de mestrado. Botucatu: Unesp - Faculdade de Medicina de Botucatu, 2010.

CARTRON, J.-P. *et al.* "Tentative Model for the Mapping of D Epitopes on the RhD Polypeptide". Em *Transfus. Clin. Biol.,* nº 3, 1996.

CASTILHO, L. *et al.* "High Frequency of Partial DIIIa and DAR Alleles Found in Sickle Cell Disease Patients Suggests Increased Risk of Alloimmunization to RhD". Em *Transfusion Medicine,* 15 (1), fev. 2005.

Cell & Genes. Sutherland: The Mona Group, 1998. CD-ROM.

COVAS, D. T. *et al. Hemoterapia: fundamentos e prática.* 1ª ed. São Paulo: Atheneu, 2007.

COZAC, A. P. C. N. C. "Sistema de Grupo Sanguíneo ABO". Em BORDIN, J. O. *et al. Hemoterapia: fundamentos e prática.* São Paulo: Atheneu, 2007.

DANIELS, G. D. & BROMILOW, I. *Essential Guide to Blood Groups.* 1ª ed. Oxford: Blackwell, 2007.

DANIELS, G. *Human Blood Groups: Kell and Ks Blood Group Systems.* 2ª ed. Oxford: Blackwell Science, 2002.

______ *et al.* "ISBT Working Party on Terminology for Red Cell Surface Antigens". Em *Vox Sanguinis,* 77 (1), 1999.

DEFFUNE, E. *Obtention d'anticorps monoclonaux murins diriges contre le troisième composant du complément: interet in immunohematologie.* Tese de doutorado. Paris: Universidade Pierre et Marie Curie, 1992.

______ *et al. Manual GMP-BPL dos laboratórios de imuno-hematologia.* Botucatu: Unesp - Faculdade de Medicina de Botucatu, 1996.

FAVALORO, E. J. *et al.* "Reassessment of ABO Blood Group, Sex, and Age on Laboratory Parameters Used to Diagnose Von Willebrand Disorder: Potential Influence on the Diagnosis vs the Potential Association with Risk of Thrombosis". Em *Am. J. Clin. Pathol.,* 124 (6), dez. 2005.

FLYNN, J. C. *Essentials of Immunohematology.* Filadélfia: W. B. Saunders, 1997.

GARRATTY, G. "Review: Drug-induced Immune Hemolytic Anemia: the Last Decade". Em *Immunohematology,* nº 3, 2004.

GARRATTY, G. "Review: Immune Hemolytic Anemia and/or Positive Direct Antiglobulin Tests Caused By Drugs". Em *Immunohematology,* nº 10, 1994.

GARRATTY, G. & ARNDT, P.A. "An Update On Drug-induced Immune Hemolytic Anemia". Em *Immunohematology,* vol. 23, nº 3, 2007.

GERHS, B. C. & FRIEDBERG, R. C. "Autoimmune Hemolytic Anemia". Em *American Journal of Hematology,* nº 69, 2002.

Get it Genetics. The Mona Group, 1998. CD-ROM.

GLASS, R. I. *et al.* "Predisposition for Cholera of Individuals with O Blood Group: Possible Evolutionary Significance". Em *Am. J. Epidemiol.,* 121 (6), jun. 1985.

HARLOW, E. & LANE, D. (eds.) *Antibodies: a Laboratory Manual.* Nova York: Cold Spring Harbor Laboratory, 1988.

HARMENING, D. *Modern Blood Banking Transfusion Practices.* Filadélfia: Davis, 1989.

HUSTINIX, H. *et al. Evolution of Gel Test and Comparation with other Antiglobulin Techniques.* Simposio of New Techniques in Blood Grouping Serology. Genebra, 5 out. 1990.

ISSIT, P. D. *Applied Blood Group Serology.* 4ª ed. Durham: Montgomery Scientific Publications, 1999.

JANEWAY, C. A. *et al. Imunobiologia: o sistema imunológico na saúde e na doença.* 5ª ed. Porto Alegre: Artmed, 2002.

JOHN HOPKINS UNIVERSITY. *Online Mendelian Inheritance*. Disponível em http://www.ncbi.nlm.nih.gov/entrez/dispomim.cgi?id=110300.

JUDD, W. J. *et al. Judd's Methods in Immunohematology*. 3ª ed. Bethesda: AABB Press, 2008.

KLEIN, H. G. & ANSTEE, D. J. *Mollison's Blood Transfusion in Clinical Medicine*. 11ª ed. Oxford: Blackwell, 2005.

KING, K.E. "Review: Pharmacologic Treatment of Warm Immune Hemolytic Anemia – the Last Decade". Em *Immunohematology*, vol. 23, nº 3, 2007.

KÖHLER, G. & MILSTEIN, C. "Continuous Cultures of Fused Cells Secreting Antibody of Predefined Specificity". Em *Nature*, nº 256, 1975.

LA PIERRE, Y. *et al. The Gel Test: a New Way to Detect Red Cells Ag-Ab Reactions*. Lion: Centre de Transfusion Sanguine, 1989.

LEE, A. H. & REID, M. E. "ABO Blood Group System: a Review of Molecular Aspects". Em *Immunohematology*, 16 (1), 2000.

LEGER, R. M. & GARRATY, G. "Evaluation of Methods for Detecting Alloantibodies Underlying Warm Antibodies". Em *Transfusion*, nº 39, janeiro de 1999.

MORAN, A. P. "Pathogenesis of Helicobacter Pylori". Em *Current Opinion in Gasttroenterology*, vol. 14, supplement 1, 1998.

MOTA, M. *et al.* "Anti-D Alloimmunization by Weak D Type 1 Red Blood Cells with a Very Low Antigen Density". Em *Vox Sanguinis*, 88 (2), fev. 2005.

MUELLER-ECKARDT, C. & SALAMA, A. "Drug-induced Immune Citopenias: a Unifying Pathogenic Concept with Special Emphasis on the Role of Drug Metabolites". Em *Transfusion Medicine*, nº 4, 1990.

NATHALANG, O. "Comparison between the Conventional Tube Technique and the Gel Technique in Direct Antiglobulin Tests". Em *Vox Sanguinis*, nº 72, 1997.

NOVARETTI, M. C. Z. *Curso de imuno-hematologia avançada*. São Paulo: Fundação Pró-Sangue/Hemocentro de São Paulo, 1998.

OLIVEIRA, M. C. V. & GOES, S. M. P. M. *Práticas em imunologia eritrocitária*. São Paulo: MEDSI, 1999.

OLSSON, M. L. "Chester MA. A Rapid and Simple ABO Genotype Screening Method Using a Novel B/O2 Versus A/O2 Discriminating Nucleotide Substitution at the ABO Locus". Em *Vox Sanguinis*, nº 69, 1995.

_____ *et al.* "Genomic Analysis of Clinical Samples with Serologic ABO Blood Grouping Discrepancies: Identification of 15 Novel A and B Subgroup Alleles". Em *Blood*, nº 98, set. 2001.

______. "Heterogeneity of the O Alleles at the Blood Group ABO Locus in Amerindians". Em *Vox Sanguinis*, nº 74, 1998.

PETZ, L. D. *et al. Clinical Practice in Transfusion Medicine.* 3ª ed. Nova York: Churchill Livingstone, 1996.

POUBEL, Silvia M. R. *Avaliação das discrepâncias na tipagem ABO.* Monografia. Niterói: Universidade Federal Fluminense (UFF), 1996.

PRICE, K. M. "Production and Characterization of Synthetic Peptide-derived Antibodies". Em RITTER, M. A. & LADYMAN, H. M. (eds.). *Monoclonal Antibodies: Production, Engineering and Clinical Application.* Cambridge: Cambridge University Press, 1995.

REID, M. E. & LOMAS-FRANCIS, C. *The Blood Group Antigen Facts Book.* Nova York: Elsevier Academic Press, 2004.

Review: "Immune Hemolytic Anemia and/or Positive Direct Antiglobulin Tests Caused by Drugs". Em *Immunohematology*, nº 10, 1994.

ROBACK, J. D. *et al. AABB Technical Manual.* 16ª ed. Bethesda: AABB, 2008.

RODRIGUES, A. & CASTILHO, L. "Caracterização molecular das variantes do sistema Rh em pacientes portadores de anemia falciforme". Em *Rev. Bras. Hematol. Hemoter.*, 24 (2), São José do Rio Preto, abr.-jun. 2002.

RODRIGUES, A. *et al.* "Presence of the RHD Pseudogene and the Hybrid RHD-CE-Ds Gene in Brazilians with the D-Negative Phenotype". Em *Braz. J. Méd. Biol. Res.*, 35 (7), jul. 2002.

RUDMANN, S. V. *Serologic Problem Solving: a Systematic Approach for Improved Practice.* Bethesda: AABB Press, 2005.

SANTOS, J. A. *Curso de atualização em imuno-hematologia.* São Paulo: Senac, 1999.

______. *Atualização em sistemas ABO e Rh.* Curso de atualização em imuno-hematologia eritrocitária. Belo Horizonte, 2000.

______. Curso de atualização em imuno-hematologia eritrocitária. São Paulo: DiaMed Brasil/Senac, 1998.

SCOTT, M. L. *et al.* "Epitopes on Rh Proteins". Em *Vox Sanguinis*, nº 2, 2000.

SELTSAM, A. *et al.* "Systematic Analysis of the ABO Gene Diversity Within Exons 6 and 7 by PCR Screening Reveals New ABO Alleles". Em *Transfusion*, 43 (4), abr. 2003.

______. *The Blood Group Antigens & Antibodies: a Guide to Clinical Relevance & Technical Tips.* Nova York: SBB Books, 2007.

TISSOT, J. D. *et al.* "The Direct Antiglobulin Test: Still a Place for the Tube Technique?". Em *Vox Sanguinis*, nº 77, 1999.

V.v. A.a. *Manual de treinamento a distância*. Belo Horizonte: Sociedade Brasileira de Hematologia e Hemoterapia/IEA, 1996.

_____ (orgs.). *Textos de apoio em hemoterapia*, vol. 1. Rio de Janeiro: Escola Politécnica de Saúde Joaquim Venâncio/Fundação Oswaldo Cruz (Fiocruz), 2000.

VERLENGIA, R. & COSTA, C. *Fundamentos em biologia molecular aplicada ao diagnóstico laboratorial*. Curso de Aperfeiçoamento em Biologia Molecular. São Paulo: Senac, 2000.

VERRASTRO, T. *et al. Hematologia e hemoterapia*. São Paulo: Atheneu, 1996.

VOGEL, F. P. "Uber Die Populationsgenetik Der ABO Blutgruppen". Em *Acta Genetica et Statistica Medica*, nº 10, 1960.

WAGNER, F. F. & FLEGEL, W. A. "Review: the Molecular Basis of the Rh Blood Group Phenotypes". Em *Immunohematol.*, 20 (1), 2004.

WAGNER, Franz F. *et al.* "Molecular Basis of Weak D Phenotypes". Em *Blood*, 93 (1), 1º jan. 1999.

WENDEL, S. *Nomenclatura ISBT para Antígenos Eritrocitários. Manual de treinamento a distância*. Belo Horizonte: IEA/Sociedade Brasileira de Hematologia e Hemoterapia, 1996.

WILLIAMSON, L. M. *et al.* "Serious Hazards of Transfusion (SHOT) Initiative: Analysis of the First Two Annual Reports". Em *BMJ*, nº 319, 1999.

YAMAMOTO, F. *et al.* "Molecular Genetic Basis of the Histo-blood Group ABO System". Em *Nature*, nº 345, 1990.

_____ & HAKOMORI, S. "Sugar-Nucleotide Donor Specificity of Histo-Blood Group A and B Transferases is Based on Amino Acid Substitutions". Em *J. Biol. Chem.*, 265 (31), 5 nov. 1990.

_____ *et al.* "Cloning and Characterization of DNA Complementary to Human UDP-GalNac: Fuc 1,2 Gal 1,3 GalNac Transferase (Histo-Blood Group A Transferase) mRNA". Em *J. Biol. Chem.*, nº 265, 1990.

_____. "Genomic Organization of Human Histo-Blood Group ABO Genes". Em *Glycobiology*, nº 5, 1995.

ZAGO, M. A. *et al.* "Racial Heterogeneity of DNA Polymorphisms Linked to the A and the O Alleles of the ABO Blood Group Gene". Em *Ann. Hum Genet.*, 60 (Pt 1), jan. 1996.

Sites

http://jove.prohosting.com/~scarfex/blood/groups.html.

(*Site* do SCARF, grupo internacional para estudos sobre grupos sanguíneos. O grupo realiza troca de amostras de fenótipos e/ou anticorpos raros, entre outras substâncias, a fim de realizar estudos de casos complexos e pesquisas sobre as estruturas moleculares e bioquímicas, assim como a função biológica dos antígenos de grupos sanguíneos.)

http://www.il-st-acad-sci.org/blood_g1.html

(Catálogo gênico dos grupos sanguíneos humanos.)

http://www.bioc.aecom.yu.edu/bgmut/systems_info.php?system=abo

http://www.bh.rmit.edu.au/mls/subjects/abo/resources/directory.htm

(Bases moleculares do sistema ABO, em inglês.)

http://www.ncbi.nlm.nih.gov/entrez/query.fcgi

http://www.unifesp.br/dis/bibliotecas/revistas.htm

http://www.periodicos.capes.gov.br/

(página principal → "textos completos" → "*sites* com periódicos de acesso gratuito" → "revistas médicas")

(Artigos científicos, fundamentos da genética e biologia molecular.)

http://www.dnagoestoschool.org/artigo-eva.htm

http://www2.uerj.br/~labdna/bases.htm

http://www.biomol.net/

http://www2.uah.es/biomodel/

http://www.odnavaiaescola.com/

http://www.virtual.epm.br/cursos/biomol/biom.htm

http://www.healthig.com/molecular/molecular.html

http://www.thetech.org/exhibits/online/genome/DNA2.2.html

http://www2.uah.es/biomodel/model1/inicio.htm

http://www.dnaftb.org/dnaftb/15/concept/

http://molvis.sdsc.edu/dna/index.htm

http://molvis.sdsc.edu/atlas/atlas.htm

http://users.rcn.com/jkimball.ma.ultranet/BiologyPages/D/DoubleHelix.html

http://biocrs.biomed.brown.edu/Books/Chapters/Ch%208/DH-Paper.html

http://welcome.to/biomol

(Fundamentos da genética e biologia molecular.)

http://www.bioc.aecom.yu.edu/bgmut/index.htm

Blood Group Antigen Gene Mutation Database

(Base de dados sobre antígenos de grupos sanguíneos.)

http://archive.uwcm.ac.uk/uwcm/mg/search/119551.html

http://www.ncbi.nlm.nih.gov/entrez/dispomim.cgi?id=111680

(Bases de dados sobre sistema Rh.)

http://www.iccbba.com/wpantigentables.htm

G. Daniels, *Blood Group Terminology*

(Terminologia da ISBT para antígenos de grupos sanguíneos.)

http://www.uni-ulm.de/~wflegel/RH/

Rhesus

(O mais completo *site* sobre bases moleculares do sistema Rh, variantes antigênicas e modelo da proteína Rh(D).)

Sobre as autoras

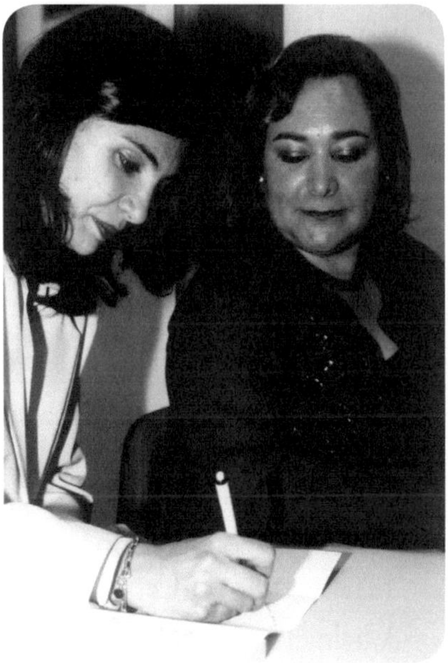

Ana Lúcia Girello

Graduada em biomedicina pela Universidade Santo Amaro (Unisa-SP) e em publicidade pela Escola Superior de Propaganda e Marketing (ESPM-SP); mestre em análises clínicas pela Universidade Santo Amaro (Unisa-SP).

Atuou como assessora científica da empresa DiaMed/Ph7, no atendimento técnico a serviços de hemoterapia do estado de São Paulo, e no setor de Imuno-hematologia da Fundação Pró-Sangue/Hemocentro de São Paulo. É consultora da área de Hemoterapia da Gerência de Desenvolvimento 4 do Senac São Paulo, onde também atuou de 1997 a 2012 como docente-coordenadora dos cursos técnicos, de extensão e pós-graduação *lato sensu* em hemoterapia. Foi docente das disciplinas de hematologia e hemoterapia nos cursos de mestrado e especialização em análises clínicas da Unisa, e de biomedicina e farmácia das Faculdades Metropolitas Unidas (UNIFMU) e Universidade Ibirapuera (UNIB-SP).

Atualmente é sócia-proprietária e diretora de marketing científico da Bioline Assessoria, Consultoria e Treinamento Ltda. (site: www.byoline.com.br), empresa com sede em São Paulo que presta consultoria nas áreas de hemoterapia e análises clínicas a diversos serviços e empresas do comércio e da indústria, além de instituições de ensino de todo o país. É docente de vários cursos de pós-graduação em hematologia e hemoterapia em vários estados do Brasil.

Telma Ingrid Borges de Bellis Kühn

Graduada em farmácia e bioquímica pela Faculdade Osvaldo Cruz, em São Paulo, com especialização em hematologia laboratorial pela Academia de Ciência e Tecnologia de São José do Rio Preto; mestre em análises clínicas pela Unisa. Cursou também MBA em gestão de saúde pela Fundação Getulio Vargas (FGV).

Atuou como biologista na Fundação Pró-Sangue e no Serviço de Hemoterapia da Real Benemérita Beneficência Portuguesa, em São Paulo. Foi diretora técnica do Hemocentro São Lucas/Terapia Celular e CordCell/ Células do Cordão Umbilical, onde fez parte da Comissão Científica do Instituto de Ensino e Pesquisa São Lucas. Atuou como docente no curso técnico em hemoterapia do Senac São Paulo e na pós-graduação *lato sensu* em hemoterapia do Centro Universitário Senac.

Atualmente é gerente da qualidade do Laboratório Cura (SP) e docente de cursos de pós-graduação na área de gestão da qualidade, hematologia e hemoterapia em várias instituições do Brasil. Também é consultora da Bioline Assessoria, Consultoria e Treinamento Ltda. e possui diversos trabalhos apresentados em congressos nacionais e internacionais na área de hemoterapia e terapia celular.

Colaboradoras

Karina Inácio Ladislau de Carvalho

Biomédica pela Universidade de Santo Amaro, doutora em ciências pela Universidade Federal de São Paulo (Unifesp) e pós-doutorada em alergia e imunopatologia pela Faculdade de Medicina da Universidade de São Paulo (USP). Atualmente é pesquisadora e orientadora de mestrado/doutorado do programa de ciência da saúde, na área de medicina do Hospital Israelita Albert Einstein.

Mayra Altobeli de Brito

Biomédica, especialista em biologia molecular pelo Instituto Nacional de Ciências Sociais (IICS). Responsável pelo Laboratório de Biologia Molecular dos Grupos Sanguíneos do Centro de Imunologia e Imunogenética e Banco de Sangue do Hospital Sírio Libanês (SP). Consultora da empresa Bioline Assessoria, Consultoria e Treinamento Ltda.

Regina Aparecida Cardoso

Biomédica, especialista em imuno-hematologia pelo Hospital do Servidor Público Estadual, mestre em biotecnologia médica pela Universidade Estadual Paulista (UNESP - Botucatu) e biomédica responsável pelo setor de imuno-hematologia do Banco de Sangue do Hospital Sírio Libanês (SP). É docente coordenadora da pós-graduação *lato sensu* em hemoterapia do Centro Universitário Senac - SP. Consultora da empresa Bioline Assessoria, Consultoria e Treinamento Ltda.

Índice geral